W0254034

Monographien aus dem Gesamtgebiete der Psychiatrie

Psychiatry Series

Band 1

Herausgegeben von

H. Hippius, München · W. Janzarik, Heidelberg
M. Müller, Rüfenacht/Bern

Klaus Hartmann

Theoretische und empirische Beiträge zur Verwahrlosungsforschung

2., neubearbeitete und erweiterte Auflage

Mit 16 Abbildungen und 34 Tabellen

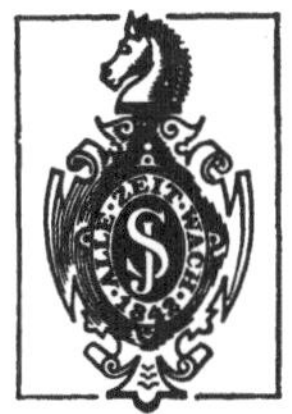

Springer-Verlag Berlin · Heidelberg · New York 1977

Professor Dr. med. KLAUS HARTMANN
Ordentlicher Professor für Psychiatrie an der Abteilung für Heilpädagogik
der Pädagogischen Hochschule Rheinland in Köln

ISBN-13:978-3-642-81058-9 e-ISBN-13:978-3-642-81057-2
DOI: 10.1007/978-3-642-81057-2

Library of Congress Cataloging in Publication Data. Hartmann, Klaus, 1925 (Jan. 23)— Theoretische und empirische Beiträge zur Verwahrlosungsforschung. (Monographien aus dem Gesamtgebiete der Psychiatrie ; Bd. 1) Summary also in English. Bibliography: p. Includes index. 1. Juvenile delinquency—Germany, West. I. Title. II. Series HV9158.H33 1976 364.36'0943 76-41833

Softcover reprint of the hardcover 2nd edition 1977

Herrn Professor Sheldon Glueck und Frau Dr. Eleanor Glueck
in Erinnerung an das Colloquium
im Hans-Zulliger-Haus in Berlin am 25. Juni 1968

Vorwort zur zweiten Auflage

Die zweite Auflage bedarf einiger Vorbemerkungen.

Zur Sache läßt sich in einem Satz berichten: Die Publikationsflut zum Forschungsbereich der Monographie ist seit ihrer ersten Auflage weiterhin gestiegen, Ergänzungen bzw. Erweiterungen wurden notwendig, das gilt hauptsächlich für die Soziologie der Verwahrlosung (Abschnitt 3.2), die Therapie der Verwahrlosung (Abschnitt 7) und die weltanschaulichen Auseinandersetzungen in der Verwahrlosungsforschung (Abschnitt 8).

Zur Institution, aus der die Arbeit hervorging, sind mehrere Sätze hinzuzufügen. Das „Hans-Zulliger-Haus“, so ist vorab nachzutragen, existiert nicht mehr, jedenfalls nicht in seiner ursprünglichen Bestimmung als Institution für die stationäre Begutachtung sogenannter erziehungsschwieriger Jungen. Die Aufgabe der Einrichtung im März 1974 reflektiert die Schwierigkeiten der Jugendhilfe heute. Die deutsche Jugendbewegung der sechziger und siebziger Jahre hatte mehrere Stichtage. Mit der Kontroverse um den Publizisten Erich Kuby an der Freien Universität Berlin im Mai 1965 läßt sich der Beginn der „Hochschulkampagne“, mit der Agitation im Erziehungsheim Staffelberg bei Biedenkopf an der Lahn im Juni 1969 der Beginn der „Heimkampagne“ markieren. Diese „Heimkampagne“ war „eine Folge der allgemeinen antiautoritären Bewegung“, wie ihre Apologeten Gothe und Kippe mit Recht feststellten. Sie richtete sich auch gegen das „Hans-Zulliger-Haus“: Die hier vertretenen Explikations- und Therapiemodelle für abweichendes Verhalten widersprachen den antiautoritären Explikations- und Therapievorstellungen. Letztlich und wesentlich ging es in der antiautoritären Bewegung jedoch um Machtablösung, nicht um Liquidation von Autorität, sondern um Übernahme von Autorität, wie beispielsweise die Entwicklung vom „Sozialistischen Deutschen Studentenverband“ (SDS) gezeigt hat, der als eine antiautoritäre Bewegung begann und großenteils in autoritäre marxistische Gruppierungen überging. Zwar war die „Heimkampagne“ die Kampagne einer Minderheit. Aber sie bewegte die pädagogische Szene in dem Maße, in dem sich der „Rausch des Veränderns“ (Fromme) auch auf das politische Management der „Öffentlichen Erziehung“ übertrug.

Mit der Auflösung der Institution erfolgte die Auflösung des Mitarbeiterteams. Doch setzten sie ihre Forschungsarbeit fort. Ich danke insbesondere Frau Balla, Herrn Adam, Eberhard, Neumann und Schultz für weiteres wissenschaftliches „feedback“ sowie den Herausgebern und dem Verlag für die Redaktion der neuen Auflage.

Köln, im Dezember 1976 Klaus Hartmann

Vorwort zur ersten Auflage

Zwei Bemerkungen seien dieser Arbeit vorausgeschickt.

Die erste Vorbemerkung ist eine Erläuterung: Es soll gesagt werden, welchen Teilen der Monographie das besondere Interesse des Autors gilt. Wie ihr Titel zum Ausdruck bringt, enthält die Arbeit theoretische und empirische Kapitel. Die *empirischen* Beiträge sind das Kapitel „Methodologie", das sich mit der Erhebung, Messung und Voraussage der Verwahrlosung befaßt, sowie das Kapitel „Untersuchungsergebnisse", welches über eine Untersuchung von 1000 verwahrlosten männlichen Minderjährigen berichtet. Von diesen beiden empirischen Beiträgen ist dem Autor besonders an dem methodischen Teil gelegen, zumal die Untersuchungsresultate nur für eine bestimmte Population gelten, aber die Untersuchungsmethoden auch bei anderen Populationen angewandt werden können. Als *theoretische* Beiträge verstehen sich die Kapitel „Phänomenologie", „Ätiologie" und „Terminologie". Bei diesen drei Kapiteln liegt dem Autor besonders an dem terminologischen Exkurs, da in der Fachliteratur in bezug auf die Verwahrlosung erhebliche Zuordnungsschwierigkeiten bestehen — unter anderem vermutlich auch deshalb, weil sich keine Wissenschaft mit diesem Forschungsbereich so recht identifizieren will: Die körperlich begründbaren Geistes- und Gemütsleiden sind bisher die einzigen von der Psychiatrie als Krankheiten akzeptierten Seelenstörungen; der neurotischen Affektionen hat sich die Psychoanalyse angenommen; die Verwahrlosungsentwicklungen werden von der Psychiatrie im allgemeinen nicht als Krankheiten und von der Psychoanalyse in der Regel nicht als Neurosen anerkannt. Eben darum erschien es dem Autor wichtig, darüber zu diskutieren, wie das Verhältnis der Verwahrlosung zur Krankheit, zur Neurose, zur Psychopathie und anderen psychopathologischen Kategorien eigentlich beschaffen ist (obwohl ihm gerade geraten wurde, diesen kontroversen Teil der Arbeit auszulassen und separatim in einer Fachzeitschrift zu publizieren).

Die zweite Vorbemerkung sei ein Wort des Dankes. Die Arbeit entstand im „Hans-Zulliger-Haus" (vormals „Grünes Haus"), einer Institution der Berliner Landesjugendbehörde für die stationäre psychiatrische und psychologische Begutachtung sogenannter erziehungsschwieriger Jungen. Der Dank des Autors gilt zunächst der Landesjugendbehörde Berlin, vor allem Herrn Senator KORBER, Herrn Senatsdirektor MÜLLER, Herrn Senatsrat ZIMMERMANN und Herrn Leitenden Sozialdirektor Dr. HOPMANN, die die Forschungsarbeit des Hans-Zulliger-Hauses förderten und unterstützten. Das Hans-Zulliger-Haus ist seit seiner Einrichtung 1960 mit Forschungsarbeiten befaßt. Ein besonders intensiver Arbeitsabschnitt ist jedoch den Forschungsmitteln zu verdanken, die dem Hans-Zulliger-Haus 1966 und 1967 zur Verfügung gestellt wurden. Sein hauptsächlicher Publikationsertrag sind neben der vorliegenden Monographie die Arbeiten von Herrn Dipl.-Psych. EBERHARD „Merkmalssyndrome der Verwahrlosung" und „Dimensionierung der Verwahrlosung", die in der „Praxis der

Kinderpsychologie und Kinderpsychiatrie" erschienen sind. Diesem hervorragenden wissenschaftlichen Mitarbeiter hat die Forschungsarbeit des Hans-Zulliger-Hauses insgesamt wesentliche Beiträge zu verdanken. Der Dank des Autors gilt sodann auch allen anderen Mitarbeitern des Hans-Zulliger-Hauses: den Ärzten, Psychologen, Fürsorgern, Erziehern und Lehrern, die sich an der Erhebung der Befunde beteiligten sowie den Studenten, die als wissenschaftliche Hilfskräfte oder Praktikanten an den statistischen Arbeiten partizipierten. Ein besonderer Dank gebührt darüber hinaus Herrn ADAM für die Dokumentation der Daten, Frau FISCHER für die Betreuung des Manuskripts, den Herausgebern für die wissenschaftliche Beratung und dem Verlag für die Drucklegung der Arbeit.

Die Diskussion über Verwahrlosungsprobleme ist heute besonders aktuell. Die vorliegende Arbeit möchte zur Diskussion beitragen, wobei sie sich — ihrem Untersuchungskollektiv entsprechend — vor allem auf die männliche Jugendverwahrlosung bezieht. Diese Diskussion wird sich erfahrungsgemäß auch mit weltanschaulichen Auseinandersetzungen verknüpfen. Mit Recht schrieb SUTTINGER im Handwörterbuch der Kriminologie: „Die Jugendkriminalität ist ein wissenschaftlich erfaßbares Phänomen, dessen Untersuchung und Bewertung dadurch erschwert wird, daß es zugleich bevorzugtes Objekt weltanschaulicher, generations- bzw. epochaltypischer und rechtlich-pädagogischer Urteile und Vorurteile ist."

Berlin-Tegel, im April 1970 KLAUS HARTMANN

Inhaltsverzeichnis

1. Einleitung

Der Anteil bundesdeutscher Minderjähriger, der *jugendamtliche Maßnahmen* in Form der „Öffentlichen Erziehung", d. h. der „Erziehungsbeistandschaft", „Freiwilligen Erziehungshilfe" und „Fürsorgeerziehung", in Anspruch nimmt, betrug 1963 etwa 0,4% und 1973 etwa 0,2% (nach Erhebungen vom Statistischen Bundesamt über Öffentliche Jugendhilfe). Der Anteil bundesdeutscher Minderjähriger, der *sonderschulischer Maßnahmen* in Form der Beschulung durch Sondereinrichtungen für Verhaltensgestörte bedarf, wurde 1973 mit 1—2% angegeben (nach einem Gutachten von SANDER). Das sind bemerkenswerte Zahlen: Ein Prozentsatz von 0,4% entspricht dem Bevölkerungsanteil an Epileptikern (SELBACH, FRIEDEL), ein Prozentsatz von 1—2% dem Bevölkerungsanteil an Schizophrenen (BLEULER, BENEDETTI).

Es fragt sich, was hinter diesen Zahlen steht. Die zitierten jugendamtlichen und sonderschulischen Maßnahmen sind zumeist Reaktionen auf einen Notstand, der mit dem Begriff „*Verwahrlosung*" umschrieben wird. Während seine genaue Definition, wie sich zeigen wird, Schwierigkeiten bereitet, ist seine ungefähre Bedeutung geläufig: Verwahrlosung meint viele und verschiedene Weisen des Ungenügens und Versagens, vor allem ein soziales Ungenügen und Versagen, d. h. bei Kindern und Jugendlichen – jedenfalls zum Teil – den weiten Bereich der Verhaltensstörungen von den „Erziehungsschwierigkeiten" bis zur „Jugendkriminalität". Es handelt sich also um ein psychopathologisches Phänomen und offenbar um ein relativ häufiges psychopathologisches Phänomen. Um so mehr muß es überraschen, daß die Verwahrlosung in der Psychopathologie nicht jene Beachtung gefunden hat, die ihre erhebliche Verbreitung und Sozialgefährlichkeit beanspruchen.

In psychiatrischen Lehrbüchern, jedenfalls in deutschsprachigen psychiatrischen Lehrbüchern, wird die Verwahrlosung häufig kaum erwähnt. Das gilt selbst für die „Allgemeine Psychopathologie" von JASPERS. Das Kapitel über asoziales und antisoziales Verhalten ist vergleichsweise kurz und überwiegend historisch gehalten, von Verwahrlosung ist lediglich in einer Fußnote die Rede. In anderen Darstellungen wird die Verwahrlosung nur beiläufig beschrieben, explizite oder implizite unter bestimmten psychopathologischen Syndromen oder Typen abgehandelt, obwohl die Verwahrlosung ein eigenes psychopathologisches Syndrom und der Verwahrloste einen eigenen psychopathologischen Typus abgeben. Das trifft beispielsweise auch auf das psychiatrische Lehrbuch von WEITBRECHT zu, das die Psychopathentypologie von KURT SCHNEIDER übernimmt. Hier wird der Verwahrloste teils den Willensschwachen, teils den Gemütlosen und Geltungssüchtigen zugeordnet, als ob er nicht einen eigenen Typus konstituierte, welcher Willensschwäche, Gemütlosigkeit und Geltungssucht unter Umständen vereinigt.

Diese relative Vernachlässigung der Verwahrlosung in der psychiatrischen Lehre hat vermutlich viele Gründe. Einerseits ist zu bedenken, daß sich die psychiatrische Lehre historisch zunächst vorzugsweise mit den hirnorganischen und prozeßpsychotischen Erkrankungen befaßte. Andererseits ist zu berücksichtigen, daß viele psychiatrische Schulen auch nur diejenigen psychologischen Aberrationen als Krankheiten akzeptieren, bei denen eine somatische Genese nachgewiesen war oder hypostasiert wurde. Außerdem mag die relative

Vernachlässigung der Verwahrlosung in der psychiatrischen Lehre damit zusammenhängen, daß Verwahrloste prima vista tatsächlich nicht krank erscheinen. Das mag dazu geführt haben, daß sich der Arzt für sie nicht zuständig fühlte. „The physician was not concerned", beschreibt KANNER diese Einstellung. Die Verwahrlosung erschien zunächst mehr als eine Angelegenheit von Erziehern und Fürsorgern. Letztlich mögen moralische Vorurteile die Auseinandersetzung mit der Verwahrlosung behindert haben.

Die vorliegende Arbeit soll die Psychopathologie der Verwahrlosung ergänzen. Sie enthält Beiträge zur Phänomenologie, Ätiologie, Terminologie und Methodologie der Verwahrlosungsforschung sowie die Beschreibung einer Untersuchung von 1059 verwahrlosten männlichen Minderjährigen. Die Untersuchung erfolgte z. T. mit Hilfe eigener Dokumentations- und Quantifikationsmethoden und informiert vor allem über die familiären, körperlichen, intellektuellen, schulischen, kriminellen und psychologischen Merkmale der Probanden.

2. Phänomenologie

Zunächst werden verschiedene Definitionen der Verwahrlosung behandelt. Hierbei ist zwischen juristischen, etymologischen und psychopathologischen Definitionsversuchen zu unterscheiden. Anschließend folgen Ausführungen über den Beitrag von SHELDON und ELEANOR GLUECK, dem für die Phänomenologie der Verwahrlosung eine entscheidende Bedeutung zukommt.

2.1 Die juristische Definition

Das Jugendwohlfahrtsgesetz (JWG) in der Fassung vom 6. August 1970, zuletzt geändert durch Gesetz vom 18. Dezember 1975, verwendet den Begriff „Verwahrlosung" nur noch in der Vorschrift des § 64. Darin heißt es aufgrund des Gesetzes zur Neuregelung des Volljährigkeitsalters vom 31. Juli 1974: „Das Vormundschaftsgericht ordnet für einen Minderjährigen, der das 17. Lebensjahr noch nicht vollendet hat, Fürsorgeerziehung an, wenn sie erforderlich ist, weil der Minderjährige zu verwahrlosen droht oder verwahrlost ist." Was unter „Verwahrlosung" oder „drohender Verwahrlosung" zu verstehen ist, wird im Gesetz nicht definiert oder umschrieben. Aus Kommentierungen zum Jugendwohlfahrtsgesetz ergibt sich, daß es sich hierbei um einen sogenannten unbestimmten Rechtsbegriff handelt. Dies ist ein Begriff, den Gerichte und Verwaltungsbehörden nach durchschnittlicher sozialer, wirtschaftlicher oder technischer Anschauung mit einem hinreichend bestimmten Rechtsgehalt ausfüllen und damit den dem Willen des Gesetzgebers entsprechenden Inhalt geben; vgl. Entscheidungen des Bundesverwaltungsgerichts (BVerwGE), 2, 313. Die Ausfüllung des Begriffs „Verwahrlosung" hat sich nach POTRYKUS (Jugendwohlfahrtsgesetz, § 64 Anm. 4) an der Vorschrift in § 1 Abs. 1 JWG zu orientieren, wonach jedes deutsche Kind ein Recht auf Erziehung zur leiblichen, seelischen und gesellschaftlichen Tüchtigkeit hat. Diese Vorschrift enthält nach POTRYKUS ein allgemeines Erziehungsziel; Verwahrlosung im Sinne von § 64 Satz 1 JWG ist daher ein diesem Erziehungsziel entgegengesetzter Entwicklungsprozeß, „ein Zustand von einiger Dauer, in dem der davon

Betroffene in erheblichem Umfange derjenigen körperlichen, geistigen oder sittlichen Eigenschaften ermangelt, die bei einem Minderjährigen seines Alters unter sonst gleichen Verhältnissen als Ergebnis einer ordnungsmäßigen Erziehung vorausgesetzt werden müssen" (POTRYKUS).

Bemerkenswert ist übrigens, daß der Sachverhalt der Verwahrlosung im englischen und französischen Schrifttum durch die Begriffe „Delinquency" bzw. „Délinquance" bezeichnet wird. Während „Delinquenz" in der deutschen Begriffskonvention mit Kriminalität identifiziert wird, sind „Delinquency" bzw. „Délinquance" im englischen bzw. französischen Sprachgebrauch also nicht mit Kriminalität identisch [1].

Das zeigt sich u. a. darin, daß GLUECK und GLUECK in ihrer Monographie „Unraveling Juvenile Delinquency" einerseits inkriminierte Tatbestände, wie gelegentliche Diebstähle, nicht unter „Delinquency" abhandeln, andererseits nicht inkriminierte Tatbestände, wie häufiges Fortlaufen, durchaus unter „Delinquency" subsumieren.

2.2. Die etymologische Definition

Etymologisch wird das Wort Verwahrlosung aus dem althochdeutschen „wara" abgeleitet, welches „Achtung" bedeutet und auch den Worten „Gewahrsam" und „Wahrnehmung" zugrunde liegt; „waralos" bedeutet „achtlos" (KLUGE). Nach MUCHOW hat das Wort Verwahrlosung später einen bemerkenswerten Bedeutungswandel erfahren. Im mittelhochdeutschen Sprachgebrauch war „verwarlôsen" noch ein transitives, d. h. zielendes Zeitwort. Es konnte gesagt werden: Eltern „verwarlôsen" ihre Kinder. Wenn von einem verwahrlosten Kind die Rede war, wurden folglich seine Erzieher verantwortlich gemacht. In unserem gegenwärtigen Sprachgebrauch ist „verwahrlosen" nur ein intransitives, d. h. zielloses Zeitwort. Es kann allenfalls gesagt werden: Eltern lassen ihre Kinder verwahrlosen. Wenn von einem verwahrlosten Kind gesprochen wird, werden seine Erzieher nicht mehr unmittelbar belastet. Es scheint also, als ob das Bewußtsein für die Verantwortlichkeit der Erzieher im Laufe der Zeit aus dem Bedeutungsfeld der Verwahrlosung verdrängt worden ist. Ein Definitionsversuch der Verwahrlosung, welcher ihre ursprüngliche, weitere Bedeutung berücksichtigt, ist beispielsweise die Begriffsbestimmung von NASS [1]: „In jedem Falle ist Verwahrlosung ein Mangelzustand, bei dem es dem Individuum an etwas mangelt, das ihm zuteil geworden wäre, wenn es die nötige Wahrung erhalten hätte." Oder: „Verwahrlosung ist ein Zustand, genauer ein Folgezustand, der entsteht, wenn ein Individuum ohne die für seine Erhaltung und Entwicklung nötige Wahrung ist." Für die jugendpsychiatrische Praxis ist es zweckmäßig, von solchen oder ähnlichen Verwahrlosungsdefinitionen auszugehen, also die ursprüngliche, weitere Bedeutung des Verwahrlosungsbegriffes zu erinnern: Wer dies tut,

[1] Vgl. SPECHT: „Man spricht dort (im angelsächsischen und französischen Schrifttum) schlechthin von Delinquenz (delinquency, délinquance) und meint damit Verhaltensweisen, mit denen die gesellschaftliche Ordnung gestört wird; unabhängig davon, ob sie einen Verstoß gegen die Strafgesetzgebung (Kriminalität i. e. S.) darstellen oder nicht" (S. 1).

Vgl. auch SCHÜLER-SPRINGORUM und SIEVERTS: „Im angelsächsischen Sprachgebrauch steht hierfür (nämlich für „diese über die Kriminalität hinausgehenden Formen der Dissozialität") meistens „delinquency", ein schwer zu übersetzendes Wort, das schlechthin das Nicht-gut-Tun im sozialen Bereich meint und die Kriminalität mit einbegreift" (S. 23).

wird eine Verwahrlosung besser erkennen, weil seine Untersuchung nicht bei dem verwahrlosten Kind beginnt, besser behandeln, weil seine Betreuung nicht auf das verwahrloste Kind beschränkt bleibt, und besser verstehen, weil er den Verwahrlosten nicht nur als „Störer", sondern auch als „Gestörten" begreift.

2.3 Psychopathologische Definitionsversuche

Manche psychopathologischen Definitionen halten sich weniger, andere mehr an die ursprüngliche etymologische Wortbedeutung der Verwahrlosung. Das gilt sowohl für ältere als auch für neuere Begriffsbestimmungen. Als ältere Begriffsbestimmungen werden häufig die Definitionen von GREGOR und VOIGTLÄNDER sowie von GRUHLE zitiert. GREGOR und VOIGTLÄNDER identifizierten Verwahrlosung mit einem „sittlichen Verfall" (Die Verwahrlosung, ihre klinisch-psychologische Bewertung und ihre Bekämpfung, 1918). GRUHLE bezeichnete die Verwahrlosung dagegen als einen „Zustand von Aufsichtslosigkeit und Erziehungsbedürftigkeit, der dadurch bedingt ist, daß das Kind nicht das Mindestmaß an Erziehung findet, das seiner Veranlagung entspricht" (Die Ursachen der jugendlichen Verwahrlosung und Kriminalität, 1912). Bezüglich der neueren Begriffsbestimmungen sind die beiden letzten Ausgaben vom „Fachwörterverzeichnis für Jugendhilfe und Jugendrecht", Teil II, bemerkenswert. Die vorletzte Ausgabe (1955) enthält Definitionsversuche von VILLINGER und HAPKE. VILLINGER versteht unter Verwahrlosung „eine abnorme charakterliche Ungebundenheit und Bindungsunfähigkeit, die auf eine geringe (oder geringer gewordene) Tiefe und Nachhaltigkeit der Gemütsbewegungen und der Willensstrebungen zurückgeht und zu einer Lockerung (oder Unterentwicklung) der inneren Beziehung zu sittlichen Werten – wie Liebe, Rücksicht, Verzicht, Opfer, Recht, Wahrheit, Pflicht, Verantwortung, Ehrfurcht – führt". HAPKE schreibt: „Beim Verwahrlosten sind Überich und Gewissen unzulänglich entwickelt ... Der Verwahrloste handelt ... gemeinschaftswidrig, weil in ihm keine innere sittliche Autorität hat entstehen können, die ihn als Gewissen anspräche, im Gegensatz zum Neurotiker, der mit seinen Symptomen unbewußt gegen die Forderung eines zu strengen und starren Überich rebelliert." Die letzte Ausgabe des Verzeichnisses (1967) beschränkt sich auf eine einzige, sehr bündige Definition von STUTTE. STUTTE unterscheidet bei der Verwahrlosung zwischen Befindlichkeit und Verhalten. Er definiert Verwahrlosung 1. als einen „Zustand mangelnden Bewahrtseins (‚wahrlos-sein') durch Mängel in der familialen, soziologischen oder epochalen Situation des Kindes" und 2. als das „bei entsprechender Disposition aus diesem Zustand erwachsende Versagen des Kindes gegenüber den Anforderungen des Gemeinschaftslebens, woraus sich seine besondere erzieherische Hilfsbedürftigkeit ergibt".

2.4 Ein phänomenologischer Definitionsversuch

OPITZ resumiert in einer Übersicht von Verwahrlosungsdefinitionen: „Überraschenderweise muß festgestellt werden, daß es eine einheitliche Definition des Begriffes ‚Verwahrlosung' nicht gibt." Das zeigt sich übrigens auch bei internationalen Kongressen über Verwahrlosung bzw. Kriminalität, wie beispielsweise HOPMANN in seinem Bericht über den ersten dieser Kongresse der Vereinten Nationen darlegte. Trotzdem lassen sich vielleicht doch einige Grundkriterien der Verwahrlosung herausarbeiten, in bezug auf welche die meisten Verwahrlosungsdefinitionen explizite oder implizite übereinstimmen.

Erstens sind sich z. B. die meisten Verwahrlosungsdefinitionen darüber einig, daß es sich bei der Verwahrlosung um eine Abweichung von sozialen Verhaltenserwartungen, also um Dissozialität, handelt: Wer von Verwahrlosung spricht, meint etwa Unordnung, Unzuverlässigkeit, Unehrlichkeit, überhaupt Unregelmäßigkeiten in bezug auf soziale Normen.

Zweitens sind sich die meisten Verwahrlosungsdefinitionen darüber einig, daß Verwahrlosung eine persistente Dissozialität darstellt: Wer von Verwahrlosung spricht, meint nicht einmalige, auch nicht gelegentliche, sondern wiederholte, ja, fortgesetzte Unregelmäßigkeiten in bezug auf soziale Normen.

Drittens sind sich die meisten Verwahrlosungsdefinitionen darüber einig, daß Verwahrlosung eine persistente und generalisierte Dissozialität bezeichnet: Wer von Verwahrlosung spricht, meint nicht nur ein fortgesetztes, sondern auch ein allgemeines Ungenügen, nicht nur ein im Verhaltenslängsschnitt, sondern auch im Verhaltensquerschnitt ausgedehntes Sozialversagen. Man denke etwa an das Beispiel eines rückfälligen Exhibitionisten. Sein Verhalten impliziert eine fortgesetzte Dissozialität, nämlich eine fortgesetzte Kriminalität, aber nicht notwendigerweise eine Verwahrlosung. Um in einem bestimmten Fall außer einer Sexualdelinquenz auch eine Verwahrlosung zu diagnostizieren, muß die Dissozialität über den sexuellen auf andere Sozialbereiche übergegriffen haben, müssen außer den sexuellen auch andere Sozialschwierigkeiten beobachtet worden sein, wie beispielsweise Arbeitsscheu oder Trunksucht, um einige grobe Auffälligkeiten zu zitieren.

Zusammenfassend definieren wir also Verwahrlosung als fortgesetztes und allgemeines Sozialversagen.

Diese Verwahrlosungskonzeption verweist die Verwahrlosung weitgehend in den Bereich der psychischen Abnormität: Solange dissoziales bzw. kriminelles Verhalten nur *limitiert,* d. h. nur in einem einzelnen Verhaltensbereich, auftritt, kann es noch durch banale Konditionen, wie etwa Unwissenheit oder Mutwilligkeit, bedingt sein. Wenn dissoziales bzw. kriminelles Verhalten jedoch *generalisiert,* d. h. in vielen verschiedenen Verhaltensbereichen, erscheint, kann es im allgemeinen nicht mehr ohne psychische Abnormität verstanden werden, jedenfalls nicht mehr ausschließlich durch banale Konditionen, wie etwa Unwissenheit oder Mutwilligkeit, begründet sein. Nur in wenigen Verwahrlosungsfällen, insbesondere in Verwahrlosungsfällen aus religiöser oder politischer Überzeugung, mag Verwahrlosung auch ohne psychische Abnormität einhergehen.

Diese Verwahrlosungskonzeption entspricht auch der Verwahrlosungskonzeption von SCHÜLER-SPRINGORUM und SIEVERTS, welche die Verwahrlosung als einen Entwicklungsrückstand auffassen. Sie schreiben: „Die Handlungen dissozialer Jugendlicher bewegen sich zumeist auf einem sozialen Niveau, das hinter dem für ihr Lebensalter ‚normalen' zurückbleibt; der Erwachsene findet sie deshalb ‚unverständig' in der Motivation, ‚kurzschlüssig' in der Reaktion, überhaupt schwer einfühlbar. In Wirklichkeit handelt es sich um ‚kindische' Verhaltensweisen schon ‚Jugendlicher' oder um ‚jugendtümliche' Verhaltensweisen schon Heranwachsender oder Jungerwachsener."

Diese Verwahrlosungskonzeption entspricht letztlich auch der Verwahrlosungskonzeption von PRICHARD, der die Verwahrlosung als Defekt, als Schwäche, nämlich als „moralischen Schwachsinn" („moral insanity") verstand. Zwar glauben wir nicht, daß seine Erblichkeitshypothese zutrifft. Aber wir glauben wie er, daß wir das moralische Ungenügen, das wir als Verwahrlosung definieren, nach dem Vorbild des intellektuellen Ungenügens verstehen können; wir meinen, daß wir das moralische Ungenügen, jedenfalls das persistente und generalisierte moralische Ungenügen, in ähnlicher Weise als Defekt interpretieren können, wie wir auch das intellektuelle Ungenügen als Defekt zu interpretieren pflegen. Über den Begriff der „moral insanity" von PRICHARD vergleiche übrigens BLEULER: „Name und Begriff sind wegen vielfachen praktischen und theoretischen Mißbrauchs in Mißkredit gekommen. Der Begriff ist immerhin in der Psychiatrie nicht zu entbehren, weil er einen bestimmten Zustand bezeichnet; daß aber der Name ersetzt werden sollte, darüber ist man einig."

Jedenfalls wird die Verwahrlosung in der Psychiatrie zumeist als eine psychische Abnormität verstanden, insofern sie nach der Klassifikation von KURT SCHNEIDER entweder unter den abnormen Persönlichkeiten oder unter den abnormen Erlebnisreaktionen klassifiziert zu werden pflegt. Das Verwahrlosungskonzept von PRICHARD ist ein Beispiel für den ersten Klassifikationsmodus, weil es die Verwahrlosung hauptsächlich als eine konstitutionelle Aberration versteht, das Verwahrlosungskonzept von SCHÜLER-SPRINGORUM und SIEVERTS mag als ein Paradigma für den zweiten Klassifikationsmodus gelten, da es die Verwahrlosung mehr als eine erlebnisbzw. milieureaktive Störung auffaßt.

2.5 Ein Beitrag von SHELDON und ELEANOR GLUECK

Ein Standardwerk der Verwahrlosungsforschung ist die Untersuchung von SHELDON und ELEANOR GLUECK: „Unraveling Juvenile Delinquency" (1. Aufl. 1950). Sie ist bedauerlicherweise noch nicht ins Deutsche übertragen worden. (Bisher liegt nur „Delinquents in the making", eine Zusammenfassung und Erläuterung des Hauptwerkes, unter dem Titel „Jugendliche Rechtsbrecher" in einer deutschen Übersetzung vor.)

In einem Übersichtsreferat von BORDUA über die kriminologische Forschung in den USA seit 1930 heißt es über „Unraveling Juvenile Delinquency": „Es steht außer Zweifel, daß dieses Werk mehr Aufsehen erregt hat und mehr besprochen und diskutiert worden ist als irgendein anderes seit dem Krieg und vielleicht überhaupt in den USA erschienenes Werk über Kriminalität." Warum hat das Werk dieser Autoren solches Aufsehen erregt? Weil die Autoren eine stattliche Untersuchungsgruppe von 500 „Delinquents" aufbrachten; weil sie eine ebenso beachtliche Vergleichsgruppe von 500 „Non-Delinquents" zusammenstellten; weil sie beide Gruppen hinsichtlich der sozialen Verhältnisse, der Nationalität, des Alters und des Intelligenzquotienten aufeinander abstimmten; weil sie beide Gruppen systematisch bezüglich ihrer soziologischen, biologischen und psychologischen Kondition untersuchten; weil sie sämtliche Untersuchungsergebnisse sorgfältig auf ihre statistische Relevanz überprüften; und weil sie mit diesem spektakulären Aufwand eine spektakuläre Anzahl von Merkmalen ermittelten, die signifikant zwischen verwahrlosten und nicht-verwahrlosten Minderjährigen diskriminieren. Wie groß der Aufwand gewesen ist, mögen nur drei Umstände erhellen:

1. Um beide Gruppen hinsichtlich der sozialen Verhältnisse, der Nationalität, des Alters und des Intelligenzquotienten aufeinander abzustimmen, wurde die Gruppe der „Delinquents" mit der Gruppe der „Non-Delinquents" nach diesen Merkmalen gepaart, d. h. beispielsweise für jeden „Delinquent" aus unterprivilegierten Wohnverhältnissen, von italienischer Nationalität, im Alter von 16 Jahren und mit einem Intelligenzquotienten von 105 ein entsprechender „Non-Delinquent" selegiert, der aus den gleichen unterprivilegierten Wohnverhältnissen stammte, die gleiche Nationalität aufwies und annähernd das gleiche Alter und den gleichen Intelligenzquotienten erreichte (sog. Vergleich in „matched pairs").

2. Um beide Gruppen bezüglich ihrer soziologischen, biologischen und psychologischen Kondition zu untersuchen, wurden über 20 Experten der Soziologie, Psychologie, Anthropologie und Medizin herangezogen.

3. Um das ganze Projekt durchzuführen, wurden von der Vorbereitung 1936 bis zur ersten Veröffentlichung 1950 14 Jahre gebraucht.

Wie groß der Ertrag dieser Anstrengungen gewesen ist, läßt sich aus dem Inhaltsverzeichnis des Werkes ablesen. Das Opus ist wesentlich ein Tabellenwerk, besteht hauptsächlich aus tabellarischen Darstellungen von Befunden bei „Delinquents" und Vergleichsbefunden bei „Non-Delinquents". Der Vergleich erfolgt immer in derselben Weise: Es wird angegeben, wie oft sich ein bestimmtes Merkmal bei „Delinquents" und „Non-Delinquents" manifestiert, wie groß die Differenz der Merkmalsmanifestation ist und wie hoch die Irrtumswahrscheinlichkeit der Differenz veranschlagt werden kann. Beispiele: Über das Merkmal „Placement in Special Classes for Retarded Boys" wird in Tab. XII-6 angegeben, daß es bei 107 (21,4%) von 500 „Delinquents" und bei 50 (10,0%) von 500 „Non-Delinquents" zu erheben war, daß die Manifestationsdifferenz also 11,4% beträgt und daß ihre Irrtumswahrscheinlichkeit sehr gering ist ($p < 0,01$). Über das Merkmal „Boy living with own Mother" ist in Tab. VIII-17 zu erfahren, daß es bei 422 (84,4%) von 500 „Delinquents" und bei 464 (92,8%) von 500 „Non-Delinquents" gefunden wurde, daß die Manifestationsdifferenz somit —8,4% ausmacht und daß ihre Irrtumswahrscheinlichkeit ebenfalls minimal erscheint ($p < 0,01$). Nach Art dieser Beispiele werden „Delinquents" und „Non-Delinquents" in bezug auf 12 Bereiche miteinander verglichen, nämlich bezüglich der Bereiche: „Home Conditions", „Setting of Family Life", „Quality of Family Life", „the Boy in the Family", „the Boy in School", „the Boy in the Community", „Physical Condition", „Bodily Constitution", „Verbal and Performance Intelligence", „Qualitative and Dynamic Aspects of Intelligence", „Character and Personality Structure", „Dynamics of Temperament". Diese Kapitel resumieren zahlreiche Erhebungen über die 500 „Delinquents" und 500 „Non-Delinquents", unter anderem die Ergebnisse von 1000 anthropometrischen Examina (in Kap. XV), von 998 neurologischen Untersuchungen (in Kap. XIV), von 997 psychiatrischen Explorationen (in Kap. XIX), von 959 „Stanford Achievement Tests" (in Kap. XII), von 1000 „Wechsler-Bellevue Scales" (in Kap. XVI) und von 991 Rorschach Tests (in Kap. XVII und XVIII).

Unerreicht ist das Opus jedoch nicht durch diese Details, sondern durch den „Matched-Pair-Vergleich" von „Delinquents" und „Non-Delinquents". Soweit übersehbar, ist jedenfalls ein Matched-Pair-Vergleich, der 500 Delinquents und 500 „Non-Delinquents" so exakt auf ihre Umwelt, Nationalität, Altersgruppe und Intelligenz abstimmt, nicht wiederholt worden und auch schwer zu wiederholen. In dieser Vergleichsuntersuchung liegt gleichzeitig die besondere psychopathologische Bedeutung des Werkes. Erst und nur die Vergleichsuntersuchung ließ feststellen, welche Symptome als typische Verwahrlosungssymptome gelten können. Wie WEITBRECHT darlegte, gibt es in der Psychopathologie keine pathognostischen Merkmale im Sinne von *spezifischen* Symptomen, sondern nur pathognostische Merkmale im Sinne von *typischen* Symptomen. „Typische" Merkmale einer Schizophrenie sind beispielsweise Symptome, die auch bei anderen Seelenstörungen, aber nach psychiatrischer Erfahrung besonders häufig bei Schizophrenien auftreten. „Typische" Merkmale einer Verwahrlosung sind gleichsinnig Symptome, die auch bei anderen Seelenstörungen, aber nach psychiatrischer Erfahrung besonders häufig bei Verwahrlosungen vorkommen. Was hier „psychiatrische Erfahrung" genannt wurde, ist allerdings recht divergent. Bei vielen Krankheitsbildern ist das empirische Urteil niemals durch Vergleichsuntersuchungen kontrolliert worden. Bei der Verwahrlosung wurde das empirische Urteil vor allem durch die Vergleichsuntersuchung von S. und E. GLUECK überprüft. Indem S. und E. GLUECK verwahrloste und nicht-verwahrloste Minderjährige systematisch miteinander verglichen, konnten sie verifizieren, welche Symptome überzufällig häufiger bei Verwahrlosten auftraten und somit als typische Verwahrlosungssymptome bezeichnet werden können. *Mit „Unraveling Juvenile Delinquency" wurde also die Diagnostik der Verwahrlosung komplettiert.* Prima vista fällt der Verwahrloste nur durch die Verwilderung seines sozialen Verhaltens auf; die Untersuchung von S. und E. GLUECK zeigte, daß dieses bestimmte soziale Verhalten mit einem bestimmten emotionalen Befinden assoziiert ist, und daß dieses bestimmte emotionale Befinden wiederum mit einem besonderen anamnestischen Schicksal zusammenhängt. *Mit „Unraveling Juvenile Delinquency" wurde damit auch die Prognostik der Verwahrlosung verbessert.* Indem es S. und E. GLUECK nachzuweisen gelang, daß der Verwahrloste nicht nur durch ein bestimmtes Verhalten, sondern auch durch ein bestimmtes Befinden und Schicksal gekennzeichnet ist, machten sie es möglich, die Verwahrlosung bereits aus der Anamnese zu prognostizieren.

Welche Merkmale können nun nach „Unraveling Juvenile Delinquency" als pathognostische Verwahrlosungssymptome gelten?

Es ist evident, daß hier nicht die Gesamtheit der Befunde dargestellt werden kann, sondern eine Auswahl getroffen werden muß. Das fällt recht schwer. Die Autoren haben selbst eine Auswahl versucht, und zwar in ihrer Monographie „Delinquents in the making" („Jugendliche Rechtsbrecher"). Aber sie umfaßt über 200 Seiten, ist also auch noch zu umfänglich. Wir müssen und können uns kürzer fassen. Nach „Delinquents in the making", Kap. II, wurden in „Unraveling Juvenile Delinquency" 402 Faktoren untersucht. Diese 402 Faktoren brauchen jedoch nicht alle zitiert zu werden. Zunächst können alle Faktoren unberücksichtigt bleiben, die bei dem Vergleich von „Delinquents" und „Non-Delinquents" nicht für die Verwahrlosung pathognostisch erscheinen, d. h. nicht statistisch signifikant zwischen „Delinquents" und „Non-Delinquents" unterscheiden. Sodann können auch diejenigen Faktoren außer acht gelassen werden, die auf amerikanische Verhältnisse beschränkt sein dürften (wie das Merkmal „After-School-Employment" aus Tab. XIII-6) oder schwer zu verifizieren sind (wie das Merkmal „Inferiority Feelings" aus Tab. XIX-9) oder mehrfach erhoben worden sind und daher durch einen einzigen Faktor repräsentiert werden können. Das gilt zum Beispiel für die Tatbestände des oppositionellen Verhaltens. Es wird durch folgende Befunde aus Tab. XII-28 repräsentiert: Defiance, Disobedience, Stubbornness, Resentfulness, Quarrelsomeness. Alle Befunde fanden sich überzufällig häufiger bei den „Delinquents". Man braucht aber nicht alle Befunde, sondern nur einen einzigen, beispielsweise den ersten Befund, um das oppositionelle Verhalten der „Delinquents" zu charakterisieren. Wenn die verbleibenden Merkmale noch nach ihrer mutmaßlichen Zusammengehörigkeit geordnet werden, läßt sich die Symptomatik der Verwahrlosung nach „Unraveling Juvenile Delinquency" vielleicht in der Weise resumieren, wie es in der folgenden Übersicht versucht wird.

1. *Vorbemerkung:* Die nicht eingeklammerten Zahlen bezeichnen die prozentuale Häufigkeit der Merkmale bei „Delinquents" und „Non-Delinquents". (Die Zahlen 14,4 : 4,4 hinter dem Merkmal „Depressive Verstimmung" geben also an, daß dieses Merkmal bei 14,4% der „Delinquents" und bei 4,4% der „Non-Delinquents" erhoben wurde.) Wie diese Prozentzahlen zeigen, ist die Manifestationsfrequenz der Merkmale unterschiedlich, finden sich manche Merkmale, beispielsweise das Merkmal „Schulschwänzen", bei vielen Verwahrlosten und manche Merkmale, beispielsweise das Merkmal „Depressive Verstimmung", nur bei wenigen von ihnen. Trotzdem können alle, also nicht nur die frequenten, sondern auch die infrequenten Merkmale, als pathognostische Verwahrlosungsmerkmale gelten, insofern sie sämtlich bei dem Vergleich von „Delinquents" und „Non-Delinquents" überzufällig häufiger bei den „Delinquents" nachgewiesen worden sind.

2. *Vorbemerkung:* Die eingeklammerten Zahlen sind bibliographische Hinweise. Die erste Zahl ist ein Hinweis auf „Unraveling Juvenile Delinquents", sie gibt die Tabelle an, auf welche sich das Merkmal bezieht. Die zweite Zahl ist ein Hinweis auf unsere in Kap. 5.1 beschriebene „Jugendpsychiatrische Befundkarte", sie gibt die Nummern an, unter welcher das Merkmal auf der Befundkarte registriert worden ist. Der nachfolgende Merkmalskatalog weicht aber in mancher Hinsicht von dem Merkmalskatalog der Befundkarte ab. Er präsentiert nicht nur gelegentlich eine andere Ordnung und Bezeichnung der Merkmale, sondern enthält auch Merkmale, die auf der Befundkarte als „unbestätigte" Merkmale registriert sind (gilt für die Merkmale „Mangelhafte Versuchungstoleranz" und „Kränklichkeit in der Kindheit") oder in der Befundkarte überhaupt nicht aufgenommen wurden (gilt für die Merkmale des kriminellen Verhaltens sowie für die Merkmale „Mesomorphe Konstitution", „Intensive oder persistente Verhaltensstörungen in der Schule", „Tod eines Elters oder beider Eltern" und „Separation oder Scheidung der Eltern").

Soweit die im folgenden aufgeführten Merkmale jedoch auf der Befundkarte enthalten sind, werden sie übrigens in Kap. 5.1 im „Kommentar zu den Befundkartenmerkmalen" mit der amerikanischen Originalbezeichnung und weiteren statistischen Angaben noch einmal zitiert.

3. *Vorbemerkung:* Die Gruppierung der im folgenden aufgeführten Merkmale erfolgt, wie bereits erwähnt, nach ihrer mutmaßlichen Zusammengehörigkeit. So wurde beispielsweise vermutet, daß die Merkmale aus Tab. XII-28 der amerikanischen Monographie „Unsociability" (Ungeselligkeit) und „Laziness" (Faulheit) zusammengehören, nämlich beide in einer Bindungsstörung gründen. Diese Vermutung führte dazu, daß beide Merkmale unmittelbar nacheinander zitiert wurden und auch gleichlautend als „Mangelhafte Kontaktbindung" bzw. „Mangelhafte Arbeitsbindung" übersetzt worden sind. Ob diese mutmaßliche Zusammengehörigkeit tatsächlich zutrifft, bedürfte jedoch einer Überprüfung, u. a. durch eine Clusteranalyse. Nach einer in Kap. 6.9 referierten Clusteranalyse unserer eigenen Befunde scheint es gerade für diese beiden Symptome nicht der Fall zu sein, gehören sie vielmehr zwei verschiedenen Symptomclustern an. Das gilt aber nur für die von uns ermittelten Merkmalshäufigkeiten und Merkmalsinterkorrelationen der beiden Symptome, nicht notwendigerweise auch für ihre Merkmalshäufigkeiten und Merkmalsinterkorrelationen in der amerikanischen Untersuchung. Da diese noch nicht clusteranalytisch untersucht worden sind, kann die ursprüngliche, nach ihrer mutmaßlichen Zusammengehörigkeit vorgenommene Gruppierung der amerikanischen Befunde vorerst beibehalten werden.

Nach „Unraveling Juvenile Delinquency" fanden sich folgende Befunde überzufällig häufiger bei verwahrlosten Minderjährigen („Delinquents"):

„Labilität"

Depressive Verstimmung	14,4 : 4,4 (XII-28) (8)
Mangelhafte Entmutigungstoleranz	17,6 : 8,0 (XII-28) (9)

Mangelhafte Versuchungstoleranz	19,9 : 6,0 (XIX-2) (11)
Mangelhafte Kontaktbindung	12,4 : 6,0 (XII-28) (12)
Mangelhafte Arbeitsbindung	38,8 : 19,0 (XII-28) (13)

„Impulsivität“

Bummeln	91,0 : 6,8 (XIII-13) (24)
Weglaufen	59,0 : 1,2 (XIII-13) (25)
Schulschwänzen	94,8 : 10,8 (XII-26) (26)
Freizeitinteresse vorzugsweise für Abenteuer und Sensation	47,9 : 9,5 (XIII-11) (20)
Berufsinteresse vorzugsweise für Abenteuer und Sensation	20,9 : 12,2 (XII-20) (21)

„Aggressivität“

Jähzorniges Verhalten	12,8 : 2,6 (XII-28) (33)
Oppositionelles Verhalten	13,6 : 5,8 (XII-28) (34)
Aggressionen gegen Objekte	61,8 : 3,8 (XIII-13) (35)
Aggressionen gegen Personen	6,4 : 0,8 (XII-28) (36)

„Kriminalität“

Nach „Unraveling Juvenile Delinquency“ ist kriminelles Verhalten in der Verwahrlosung typisch:

Von den 500 „Delinquents“ wurden u. a. bei der ersten Gerichtsverhandlung angeklagt: 65% wegen Eigentumsdelikten, 12% wegen Schädigungsdelikten, 2% wegen Sexualdelikten (vgl. „Unraveling Juvenile Delinquency“ Tab. A 2).

Nach „Unraveling Juvenile Delinquency“ erscheint kriminelles Verhalten in der Verwahrlosung besonders häufig als:

Eigentumskriminalität: 65% der 500 „Delinquents“ begingen einfache oder schwere Diebstähle (vgl. „Unraveling Juvenile Delinquency“ Tab. A 2);

Frühkriminalität: 88% der „Delinquents“ zeigten kriminelle Handlungen vor dem vollendeten 10. Lebensjahr (vgl. „Unraveling Juvenile Delinquency“ Tab. IV-1);

Wiederholungskriminalität: 73% der 500 „Delinquents“ hatten mehr als 2 Gerichtsverhandlungen (vgl. „Unraveling Juvenile Delinquency“ Tab. A 6).

(Die Zahlen von S. und E. Glueck in bezug auf Frühkriminalität und Wiederholungskriminalität sind allerdings zu relativieren, weil sie sich, wie u. a. aus Tab. A 7 hervorgeht, auch auf solche Verhaltensweisen wie Schulschwänzen beziehen, die in Massachusetts inkriminiert sind, aber in Deutschland nicht oder nur unter besonderen Umständen inkriminiert werden.)

„Schlechter Umgang“

Anschluß an dissoziale Kameraden	98,4 : 7,4 (XIII-16) (29)
Anschluß an dissoziale Gruppen (Banden)	56,0 : 0,6 (XIII-16) (31)

Athletischer Körperbau

Mesomorphe Konstitution	60,1 : 30,7 (XV-1)

Gesundheitsstörungen in der Kindheit	
„Kränklichkeit“ in der Kindheit	14,6 : 9,6 (XIV-1) (54)
Einnässen in der Kindheit	28,2 : 13,6 (XIV-2) (52)
Schwere Unfälle in der Anamnese	33,2 : 15,4 (XIII-15) (55)
Verhaltensstörungen in der Schulzeit	
Intensive oder persistente Verhaltensstörungen in der Schule	95,6 : 17,2 (XII-22)
Verhaltensstörungen in der Schule vor dem 8. Geburtstag	29,5 : 8,1 (XII-23) (60)
Leistungsstörungen in der Schulzeit	
Hilfsschulbesuch	21,4 : 10,0 (XII-6) (57)
Schlechtes Abgangszeugnis	41,4 : 8,2 (XII-10) (59)
Schwere physische Krankheiten in der biologischen Familie (ausschließlich Epilepsie)	
der biologischen Mutter	48,6 : 33,0 (IX-10) (96)
des biologischen Vaters	39,6 : 28,6 (IX-10) (97)
der biologischen Geschwister	41,2 : 23,8 (IX-11) (98)
Psychische Störungen in der biologischen Familie (einschließlich Epilepsie)	
der biologischen Mutter	40,2 : 17,6 (IX-10) (76)
des biologischen Vaters	44,0 : 18,0 (IX-10) (77)
der biologischen Geschwister	37,2 : 11,4 (IX-11) (78)
Straffälligkeit in der biologischen Familie	
der biologischen Mutter	44,8 : 15,0 (IX-10) (81)
des biologischen Vaters	66,2 : 32,0 (IX-10) (82)
der biologischen Geschwister	65,2 : 25,8 (IX-11) (83)
Trunksucht in der biologischen Familie	
der biologischen Mutter	23,0 : 7,0 (IX-10) (86)
des biologischen Vaters	62,8 : 39,0 (IX-10) (87)
der biologischen Geschwister	21,4 : 6,4 (IX-11) (88)
Schwachbegabung in der biologischen Familie	
der biologischen Mutter	32,8 : 9,0 (IX-10) (91)
des biologischen Vaters	18,4 : 5,6 (IX-10) (92)
der biologischen Geschwister	50,4 : 25,2 (IX-11) (93)
„Dissoziation“ der soziologischen Familie	
Dissoziation der Eltern-Kind-Gemeinschaft	60,4 : 34,2 (XI- 8) (101)
Tod eines Elters oder beider Eltern	20,0 : 13,6 (XI-11)
Separation oder Scheidung der Eltern	22,2 : 12,8 (XI-11)
„Abnormität“ der soziologischen Familie	
Mangelhafte Verträglichkeit der Eltern	63,2 : 34,7 (X-7) (102)
Mangelhaftes Sozialverhalten der Familie	90,4 : 54,0 (X-6) (145)
Mangelhafter Zusammenhalt der Familie	84,0 : 38,2 (X-14) (146)

Mangelhafte Haushaltsordnung der Familie	75,6 : 50,9 (X-2) (147)
Nachlässige Aufsicht der Mutter	93,0 : 34,8 (X-10) (127)
Subjektive Fürsorgemängel der Mutter	77,5 : 29,0 (XI-19) (128)
Objektive Führungsmängel der Mutter	95,8 : 34,4 (XI-22) (129)
Nachlässige Arbeit des Vaters	62,4 : 28,9 (IX-18) (134)
Subjektive Fürsorgemängel des Vaters	80,6 : 35,1 (XI-19) (135)
Objektive Führungsmängel des Vaters	94,3 : 44,5 (XI-22) (136)

1. Nachtrag: Bei dieser Befundübersicht wurden die drei von S. und E. Glueck herangezogenen psychologischen Tests — der Stanford-Achievement-Test, die Wechsler-Bellevue Scale und der Rorschach-Test — nicht berücksichtigt. Diese Auslassung ist näher zu begründen.

Der Informationsertrag des Stanford-Achievement-Tests ist begrenzt, insofern seine Ergebnisse den Erhebungen der Autoren über die Schulleistung der „Delinquents" nichts grundsätzlich Neues hinzufügen. Diese Erhebungen hatten ermittelt, daß die „Delinquents" häufiger die Hilfsschule besuchten und öfter schlechte Abgangszeugnisse erhielten. Der Stanford-Achievement-Test bestätigte nurmehr die Schulleistungsswäche der „Delinquents", indem er ihnen schlechte Lese- und Rechenleistungen attestierte. (So fanden sich ein „Reading Quotient" unter 80 bei 53,5% der „Delinquents" und 35,7% der „Non-Delinquents" und ein „Arithmetic Quotient" unter 80 bei 81,4% der „Delinquents" und 61,9% der „Non-Delinquents".) Der Informationsertrag des Stanford-Achievement-Tests ist auch dadurch begrenzt, daß für diesen Schultest — im Gegensatz zu den beiden folgenden Tests — keine deutsche Fassung vorliegt.

Der Informationsertrag der Wechsler-Bellevue Scale ist begrenzt, insofern die Auswahl der „Delinquents" und „Non-Delinquents" u. a. nach ihrem Intelligenzquotienten erfolgte, so daß die Testuntersuchung keine Unterschiede im Intelligenzquotienten, sondern allenfalls nur Unterschiede im Intelligenzprofil ergeben konnte. Solche Unterschiede im Intelligenzprofil ließen sich in der Tat auch feststellen. Nach der Terminologie der deutschen Fassung zeigten die „Delinquents" eine relative Unterlegenheit im Allgemeinen Wissen (Information), im Allgemeinen Verständnis (Comprehension), im Wortschatz (Vocabulary) und Zahlen-Symbol-Test (Digit Symbol) sowie eine relative Überlegenheit im Mosaik-Test (Block-Design).

Der Informationsertrag des Rorschach-Tests ist begrenzt, insofern nicht die Befunde, sondern nur die Befundinterpretationen mitgeteilt werden. Es wird beispielsweise angegeben, daß die „Delinquents" häufiger zur Opposition (Tab. XVIII-3), Destruktivität (Tab. XVIII-24) oder Impulsivität (Tab. XVIII-37) neigen; es wird aber nicht mitgeteilt, aus welchen Rorschach-Befunden diese Angaben abgeleitet wurden. Zwar geht aus den beiden im Anhang (Appendix E) geschilderten Fallbeispielen hervor, daß die Oppositionstendenz u. a. aus den „Space responses" (S), also den „Zwischenformantworten" (Zw), abgeleitet worden ist. Doch wird diese Aufklärung nicht durch Angaben über die Häufigkeit von Zwischenformantworten bei Delinquents und „Non-Delinquents" ergänzt und bei den meisten anderen Interpretationen überhaupt nicht gegeben.

Von diesen Mängeln abgesehen, geben die drei psychologischen Testuntersuchungen jedoch auch bemerkenswerte Einzelergebnisse ab, deren Zusammenfassung aber einer separaten Darstellung vorbehalten werden muß.

2. Nachtrag: Eine englische Kurzfassung der Befunde von „Unraveling Juvenile Delinquency" findet sich in dem Aufsatz von S. und E. Glueck „Zum Problem einer Typologie jugendlicher Rechtsbrecher". Hierin heißt es: „The delinquents as a group are distinguishable from the nondelinquents: (1) physically, in being essentially mesomorphic in constitution (solid, closely knit, muscular); (2) temperamentally, in being restlessly energetic, impulsive, extroverted, aggressiv, destructive (often sadistic); (3) attitudinally, in being hostile, defiant, resentful, suspicious, stubborn, socially assertive, adventurous, unconventional, nonsubmissive t' authority; (4) psychologically, in tending to direct and concrete rather than symbolic, intellectual expression, and in being less methodical in their approach to problems; (5) socioculturally, in having been reared in homes of little understanding, affection, stability, or moral fibre by parents usually unfit to be effective guides and protectors".

Diese Befundauswahl unterscheidet sich von unserer Befundauswahl, resumiert jedoch die wichtigsten Befunde aus „Unraveling Juvenile Delinquency". Allerdings werden die Tabellen und Tabellenbefunde, auf die sich diese Kurzfassung bezieht, nicht angegeben.

3. Ätiologie

Während die Symptomatologie der Verwahrlosung recht gut bekannt ist, jedenfalls durch die Untersuchungen von S. und E. GLUECK weit besser als die Symptomatologie vieler anderer psychopathologischer Phänomene identifiziert wurde, ist die Ätiologie der Verwahrlosung nach wie vor umstritten. Von den vielen verschiedenen Einflüssen, die in diesem Zusammenhang diskutiert werden, seien im folgenden einige angesprochen. Hierbei wird auffallen, daß zwischen Verwahrlosung und Kriminalität zunächst nicht unterschieden wird. Das entspricht einer Gepflogenheit der Fachdiskussion, die bei ätiologischen Analysen Verwahrlosung und Kriminalität zusammenzufassen pflegt. Daß trotzdem Unterschiede zu bedenken sind, wird abschließend im Kommentar hervorgehoben werden. Einer weiteren Gepflogenheit der Fachdiskussion entsprechend wird der nachfolgende Exkurs zwischen psychologischen, soziologischen und biologischen Theorien der Verwahrlosung bzw. Kriminalität differenzieren.

3.1 Psychologische Theorien

Zum Einfluß von Konflikten: Manche psychologischen Theorien der Dissozialität verstehen die Dissozialität als Entäußerung von Konflikten bzw. als Bewältigungsversuch von Problemen. MARTIN und FITZPATRICK nannten diese Theorien daher auch „problem-solving theories". „Problem-solving theories" wurden zunächst von FREUD und seinen Schülern AICHHORN [1, 2, 3, 4], ZULLIGER [1, 2], REDL u. a. entwickelt, dann aber auch von anderen Autoren vertreten, die sich nicht zu seinen Schülern zählten. FREUD [1] erkannte den Einfluß von Schuldgefühlen. Er berichtete, wie ein Patient aus unbewußten, von ödipalen Konflikten abgeleiteten Schuldgefühlen kriminell wurde, um sich durch Bestrafung zu entlasten. ADLER beschrieb den Einfluß von Minderwertigkeitsgefühlen. Er schilderte einen Patienten, der aus Minderwertigkeitsgefühlen gegenüber seiner älteren Schwester Diebstähle beging, damit er „den großen Herrn spielen könnte" (S. 170—171). STOTT betonte die Bedeutung von (mehr oder minder unbewußten) Depressionen. Er machte deutlich, daß Kriminalität, vor allem impulsive Kriminalität, sehr oft ein Versuch ist, Depressionen durch „excitement", also Exzitation und Abenteuer, abzuwehren: „My principal thesis is that delinquent breakdown is an escape from an emotional situation which, for the particular individual with the various conditionings of his background, becomes at least temporarily unbearable" (S. 10). STOTT sprach in diesen Fällen von „avoidance-excitement" oder einfach von „avoidance cases". Er beschrieb übrigens auch andere Motive dissozialen Verhaltens. So fand er bei 102 eingehend explorierten Jungen als häufigste Motive dissozialen Verhaltens:

1. in 55 Fällen den Versuch, die Trennung von den Angehörigen zu erzwingen (Fälle von „wish to secure removal from home");

2. in 53 Fällen den Versuch, Depressionen durch Exzitation und Abenteuer abzuwehren (Fälle von „avoidance-excitement“);

3. in 42 Fällen den Versuch, Aggressionen gegen die Angehörigen abzuführen (Fälle von „resentment directed against parents“);

4. in 21 Fällen den Versuch, Minderwertigkeitsgefühle zu kompensieren (Fälle von „inferiority-compensation“);

5. in 20 Fällen den Versuch, Aufmerksamkeit herauszufordern (Fälle von „delinquent-attention“ bzw. von „testing the parents loyality“).

Nach zahlreichen, teilweise durch psychoanalytische Therapie vertieften eigenen Beobachtungen sind diese Motive, vor allem das von STOTT besonders herausgearbeitete und hervorgehobene „avoidance-excitement-Syndrom“ in der Tat sehr oft als Motive von Straftaten wirksam[1]. Jedenfalls gebührt den Theorien von STOTT unter den „problem-solving-theories“ der Dissozialität ein prominenter Platz.

Zur (Sozial-)Psychologie kriminologisch relevanter Konflikte vergleiche im übrigen die Studie von QUENSEL: „Sozialpsychologische Aspekte der Kriminologie.“

Zum Einfluß von Führungsmängeln: Andere psychologische Theorien wollen Verwahrlosung bzw. Kriminalität vor allem durch Führungsmängel erklären. In diesem Sinne reduzierte REHM die Verwahrlosung auf einen „Mangel an Erziehung“, in diesem Sinne führte auch AICHHORN die Verwahrlosung auf ein „Zuwenig an Erziehung“ zurück. Vgl. AICHHORN [2]: „Wir wissen, daß ein Übermaß an Erziehung in die Neurose und ein Zuwenig an Erziehung in die Verwahrlosung führen kann“ (S. 172). (AICHHORN hat also Verwahrlosung nicht nur aus Konflikten, sondern auch aus Führungsmängeln zu erklären versucht.) Manche psychoanalytische Autoren, u. a. wiederum AICHHORN, verbanden diese u. ä. Hypothesen mit einer weiteren Hypothese, nämlich mit der Annahme, daß der Mensch von Natur aus asozial triebhaft sei. Wer dies annimmt, muß schließen, daß Führungsmängel nicht nur Unerzogenheit, sondern Durchbrüche asozialer Triebhaftigkeit zur Folge haben.

Zum Einfluß von Fürsorgemängeln: Die psychologischen Theorien der Verwahrlosung bzw. Kriminalität, welche dissoziales Verhalten explizite oder implizite auf emotionale Frustrationen insbesondere in der frühen Kindheit zurückführen, dürften heute die größte Bedeutung und Verbreitung beanspruchen. Es ist jedenfalls unübersehbar, daß die Struktur und/oder das Binnenleben der Familie bei Verwahrlosten außerordentlich häufig gestört ist. Mit Recht folgerte daher SPECHT in seiner Untersuchung von Fürsorgezöglingen: „Wenn wir als gemeinsames Merkmal bei 97% aller männlichen und 96,5% der weiblichen Probanden die ‚gestörte Familie‘ ... gefunden haben, so liegt es in der Tat nahe, bei diesem Phänomen auch die Erklärung für die Gemeinsamkeit im Verhalten aller Verwahrlosten zu suchen.“ Zwar werden diese Zusammenhänge von manchen Autoren auch in Frage gestellt (vgl. MIDDENDORFF [3]: „Die Scheidungsquote ist in Dänemark die höchste von allen Ländern, die dem Europarat angehören, während sie in Belgien nur etwa ein Drittel

[1] Über die eigenen Erfahrungen soll separatim publiziert werden. Bemerkenswert erscheint in diesem Zusammenhang eine Arbeit von STARK über „Sexuelle Entsagung als Ursache für nichtspezifische Straftaten“. Obwohl er das „avoidance-excitement-Syndrom“ nicht erwähnt und die Frustration der von ihm beschriebenen Probanden nur als sexuelle Frustrationen deutet, imponieren seine Fälle recht eigentlich als „avoidance cases“.

davon beträgt, die Jugenddelinquenz ist in beiden Ländern gering und sehr ähnlich"). Doch dürften sich solche Divergenzen zum Teil auflösen, wenn Jugendkriminalität und Jugendverwahrlosung auseinandergehalten werden. Was über die Störung des Familienlebens gesagt wurde, gilt nur für die Jugendverwahrlosung im besonderen, nicht für die Jugendkriminalität im allgemeinen.

Die emotionalen Pflegeschäden sind in der Literatur auch unter den Bezeichnungen „psychischer Hospitalismus" und „seelische Inanition" subsumiert worden. KÖTTGEN schrieb 1958: „Der Begriff ‚psychischer Hospitalismus' trifft nicht immer das Rechte, der Name ‚seelische Inanition' erscheint nicht sehr glücklich. Wir möchten von Verkümmerung sprechen, da mit diesem Worte in besonders glücklicher Weise Entstehung und Folgen umfaßt werden: Der Kummer als Grundlage des ganzen Geschehens, das sich dann zur körperlichen und seelischen Verkümmerung fortentwickelt."

HARBAUER gibt an, daß die Bedeutung solcher Verkümmerung zuerst von Kinderärzten erkannt worden sei, obwohl das Problem dann am Ende des zweiten Weltkrieges durch die Arbeiten von SPITZ und BOWLBY einen „neuen Auftrieb" erhalten habe. Er fährt fort: „Der von der Psychoanalyse geprägte Beitrag beider Autoren kam an sich für eine Forschungsrichtung, die der Umwelt und ihren Einflüssen so große Bedeutung beimißt, spät, aber er wirkte anregend für die systematisierten Nachuntersuchungen in unserem Kulturbereich." Diese Feststellung ist nicht ganz zutreffend. Zwar sind die Studien von SPITZ und BOWLBY in der Tat vergleichsweise spät publiziert worden. So erschienen die Arbeiten „Hospitalism" von SPITZ 1945, „Anaclitic Depression" von SPITZ 1946 und „Maternal Care and Mental Health" von BOWLBY erst 1951. Doch sind die Veröffentlichungen von SPITZ und BOWLBY keineswegs die ersten psychoanalytischen Beiträge zu diesem Thema. Die psychoanalytische Theorie des Hospitalismus subsumiert zwei Konzepte, einerseits das Konzept von der Bedeutung der Frustration, andererseits das Konzept von der Bedeutung der frühen Kindheit. Zumindest das Konzept von der Bedeutung der frühen Kindheit ist ein altes Konzept der psychoanalytischen Interpretation von Symptom- und Charakterneurosen. Aber auch die Bedeutung der Frustration in der frühen Kindheit wurde nicht erst „am Ende des zweiten Weltkrieges" von der Psychoanalyse entdeckt. So haben ABRAHAM („Die Geschichte eines Hochstaplers im Lichte psychoanalytischer Erkenntnis") und AICHHORN („Verwahrloste Jugend") bereits 1925 auf den Zusammenhang zwischen emotionalen Entbehrungen in der frühen Kindheit und dissozialen Entgleisungen in der späteren Entwicklung hingewiesen.

Zur Orientierung über psychoanalytische Interpretationen der Dissozialität sei im übrigen auf die Übersicht von DRÄGER sowie insbesondere auf die „klassischen" Einführungen von ALEXANDER und HEALY, EISSLER, FRIEDLÄNDER und GLOVER verwiesen.

Die meisten psychoanalytischen Autoren vertreten heute konflikt- oder bzw. und frustrationstheoretische Ansätze. Wenn weniger nach den Ursachen zirkumskripter Dissozialität, mehr nach den Ursachen persistenter und generalisierter Dissozialität im Sinne einer Verwahrlosung gefragt wird, erscheint der frustrationstheoretische Aspekt möglicherweise ergiebiger als der konflikttheoretische Ansatz, der Dissozialität auf singuläre Motive wie Schuldgefühle oder Minderwertigkeitsgefühle zu reduzieren versucht. Solche Motive reichen wohl zur Erklärung einzelner Verhaltensweisen, aber schwerlich zur Erklärung einer ganzen Entwicklung aus. Sie begründen vielleicht, warum ein Minderjähriger stiehlt oder betrügt. Sie begründen aber nicht oder nicht ausreichend, warum er sich außerdem betrinkt, sich herumtreibt, die Schule schwänzt, die Arbeit vernachlässigt usw.

3.2 Soziologische Theorien

Bezüglich der Theorien, „die den sozialen oder sonstigen Umweltverhältnissen und Vorgängen den größten Einfluß auf die Entstehung der Kriminalität beimessen", empfiehlt RECKLESS [1] eine Unterscheidung zwischen „Drucktheorien" und „Zugtheorien". „Drucktheorien" heißen beispielsweise die Theorien, welche die kriminogene Bedeutung ungünstiger Verhältnisse betonen, weil das Individuum nach dieser Auffassung zu kriminellen Verhaltensweisen gedrängt wird. „Zugtheorien" heißen etwa die Theorien, die den kriminogenen Einfluß ungünstiger Vorbilder hervorheben, insofern das Individuum nach dieser Vorstellung zu kriminellem Verhalten verleitet wird.

Zum Einfluß ungünstiger Vorbilder: Die Schule, die den kriminogenen Einfluß ungünstiger Vorbilder betont, ist in Amerika besonders einflußreich. Als ihr Vorläufer kann TARDE zitiert werden, der in seinem Hauptwerk bereits 1890 den Einfluß der Nachahmung betonte und viele Beispiele dafür anführte, wie bestimmte Kriminalitätsformen durch Nachahmung entstehen. RECKLESS: „Nach seiner Darstellung werden kriminelle und delinquente Verhaltensmuster in der gleichen Weise erlernt und übernommen wie etwa die Mode." RECKLESS fährt fort: „Der Prozeß des Erlernens geht entweder als bewußte (Imitation) oder als unbewußte Nachahmung (Suggestion) eines Verhaltens vor sich, gleichgültig ob es sich um Hoola Hoop, Sackkleidmode, Schlager, Rock an' Roll, Beatniks, Teddyboys, Gefängnisaufstände und Selbstmordverabredung oder um andere kriminelle oder nicht kriminelle Verhaltensweisen handelt."

Zugtheorien im Sinne von RECKLESS sind vor allem die Theorie der differentiellen Assoziation von SUTHERLAND sowie die Theorie der differentiellen Identifikation von GLASER, welche Kriminalität aus der Assoziation bzw. Identifikation mit kriminellen Verhaltensmustern ableiten. In diesem Zusammenhang sind auch die Theorien zu diskutieren, welche den kriminogenen Einfluß der Massenmedien betonen. (Vgl. hierzu HELLMER [2], GERCHOW und HALLERMANN, GRÜNHUT, KEILHACKER und LAWIES, ferner die amerikanischen Arbeiten von TRASHER, WERTHAM, BLOCH und FLYNN, STEIN und MARTIN.)

Die „Zugtheorien" erfuhren eine entscheidende Akzentuierung, als die Psychologie Bestätigungen für imitatives Lernen erbrachte. Psychoanalytiker sprechen von Identifikation, BANDURA und WALTERS bezeichnen es als „Beobachtungslernen", aber beide Begriffe meinen etwas ähnliches. „Beide Begriffe beziehen sich ... auf dasselbe Phänomen im Verhalten, nämlich die Tendenz eines Individuums, Handlungen, Einstellungen oder emotionale Reaktionen zu reproduzieren, die von symbolisierten oder realen Modellen gezeigt werden" (BANDURA und WALTERS zitiert nach SKOWRONEK). Das „Beobachtungslernen" kommt nach BANDURA und WALTERS auch ohne Verstärkung zustande und ist deshalb vom sogenannten „Verstärkungslernen" zu unterscheiden.

Die Bedeutung imitativer Lernprozesse wurde paradigmatisch durch die „Drogenwelle" demonstriert, die sich in den sechziger Jahren wie eine Epidemie in Europa ausbreitete. Die sprunghafte Ausbreitung des Drogenkonsums war nicht durch eine sprunghafte Veränderung individueller Charakterstrukturen, sondern offenbar nur durch eine sprunghafte Veränderung kollektiver Verhaltensmodelle, eben als Modephänomen, erklärbar. Es ist eine „kaum mehr zu übersehende Tatsache", schrieb SCHMIDBAUER 1970, „daß ‚links' sein, Haschischrauchen, von Repression reden heute eben einfach schick ist." Vgl. SCHEUCH 1970: „Die größten Schwierigkeiten ergeben sich dadurch, daß Haschisch und LSD zu Modedrogen wurden ... Für Haschisch zu sein, und möglichst auch noch für LSD wird so hochstilisiert zu dem, was sich ‚progressiv' nennt." Diese „Epidemie" zeigte deutlich, daß kollektive Vorbilder nicht nur auf die Kleidung, sondern auch auf das Sozialverhalten und nicht nur auf Einzelne, sondern auch und gerade auf Massen einen ganz entscheidenden Einfluß ausüben. (Über die epidemiologische Methode bei der Analyse sozialpsychologischer Phänomene vergleiche REMSCHMIDT: „Die enge Verbindung des Wortes Epidemie mit dem Vorliegen einer Infektionskrankheit hat sich seit langem gelöst, die epidemiologische Methode hat sich beim Studium zahlreicher anderer Erkrankungen und auch bei der Analyse sozialpsychologischer Phänomene bewährt.")

Zum Einfluß ungünstiger Verhältnisse: RECKLESS zitiert in diesem Zusammenhang die Arbeiten von ASCHAFFENBURG, FERRI, HANS VON HENTIG. Zwar geben diese Autoren zum Teil verschiedene Milieufaktoren an; auch unterscheiden sie sich in ihrer Gewichtung. Doch ist ihnen gemeinsam, daß sie die Kriminalität vor allem auf ungünstige Verhältnisse zurückführen (vgl. Abb. 1).

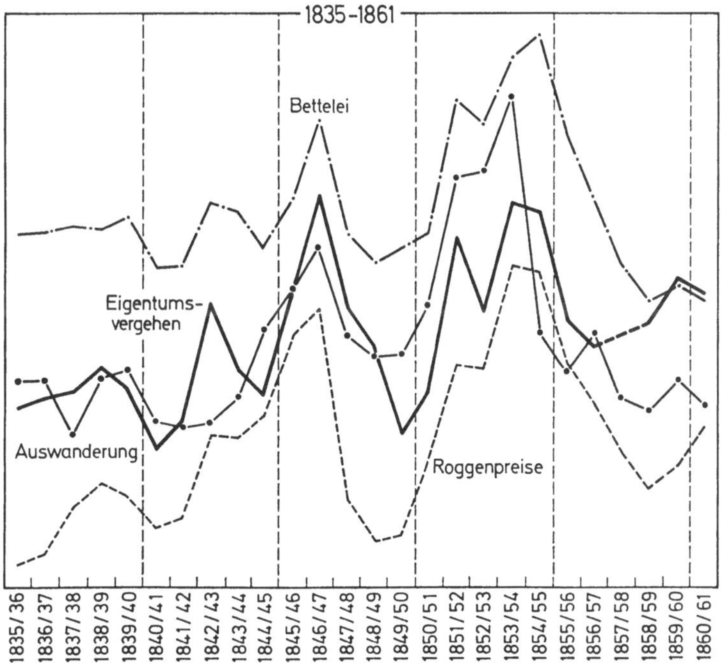

Abb. 1. Korrelationen zwischen Roggenpreisen und polizeilich registrierten Häufigkeiten von Eigentumsvergehen, Bettelei und Auswanderung in Bayern 1835—1861 (nach W. BONGER 1936)

Explizit wurde der Einfluß ungünstiger Verhältnisse in dem sog. „area approach" von SHAW und MCKAY betont, der Kriminalität als Funktion des ökologischen Areals versteht. BORDUA bezeichnete ihn als „einen der wichtigsten soziologischen Beiträge zum Denken und zur Forschung über Kriminalität".

Drucktheorien im Sinne von RECKLESS sind ferner die Theorien, die Kriminalität in der Tradition von DÜRKHEIM auf „Anomie", auf Zustände mangelnder Regelung, zurückführen. Ein hervorragender Vertreter ist MERTON, welcher die Diskrepanz zwischen kulturellen Erwartungen und sozialstrukturellen Chancen als wesentliche Bedingung der Anomie behauptet: „Die Sozialstruktur wirkt sich entweder hemmend oder fördernd bei der Erfüllung kultureller Erwartungen aus. Wenn die kulturelle und soziale Struktur schlecht integriert sind, wenn die erstere Verhalten und Einstellungen verlangt, die die zweite verhindert, dann folgt daraus eine Tendenz zum Zusammenbrechen der Normen, zur Normlosigkeit" (MERTON [1]). Aus der Interaktion von „kulturellen Zielen" und „institutionalisierten Mitteln" hat MERTON außer der „Innovation" (wozu u. a. die Kriminalität gerechnet wird) auch andere Phänomene, beispielsweise die Rebellion, zu erklären versucht.

Drucktheorien im Sinne von RECKLESS sind schließlich die Theorien, die unsere Sozial- und Wirtschaftsordnung als Ursache von Verwahrlosung und Kriminalität erklären. Hier sei kursorisch auf die Studie von EBERHARD und KOHLMETZ „Verwahrlosung und Gesellschaft" eingegangen, die, wie die vorliegende Monographie, aus der gemeinsamen Arbeit im „Hans-Zulliger-Haus" in Berlin entstand. EBERHARD und KOHLMETZ setzten sich insbesondere mit jenen Theorien auseinander, nach denen (Jugend)-Dissozialität aus der Klassenteilung, dem Kapitalismus, der Leistungsorientierung, der Unterschichtsituation, der Familiendesintegration entsteht.

These: (Jugend-)Dissozialität ist durch die Klassenteilung bestimmt.

Argument: Die These ist empirisch nicht prüfbar, weil bisher keine klassenlose menschliche Gesellschaft nachgewiesen werden konnte. Zwar postuliert der Marxismus eine klassenlose Urgemeinschaft. Doch konnte dieses Postulat bisher nicht bestätigt werden. Alle menschlichen Gesellschaften waren und sind Klassengesellschaften.

These: (Jugend-)Dissozialität ist durch den Kapitalismus bestimmt.

Argument: Die These ist falsifizierbar, insofern Kriminalität auch in nicht-kapitalistischen Staaten nicht nur auftritt, sondern überdies zunimmt. Daß Kriminalität in sozialistischen Ländern vorkommt, wird von ihnen vielfach als Relikt ihrer kapitalistischen Vergangenheit zu erklären versucht. Daß Kriminalität in sozialistischen Ländern zunimmt, kann jedoch nicht mehr ihrer kapitalistischen Vergangenheit angelastet werden.

These: (Jugend-)Dissozialität ist durch die Leistungsorientierung bestimmt.

Argument: Die These ist nach EBERHARD und KOHLMETZ ebenfalls eher widerlegt als bestätigt: Die Autoren verweisen beispielsweise darauf, daß manche deutschen Bundesländer mit hoher wirtschaftlicher Leistungsorientierung niedrigere Kriminalitätsziffern demonstrieren als weniger leistungsorientierte Gebiete.

These: (Jugend-)Dissozialität ist durch die Unterschichtsituation bestimmt.

Argument: EBERHARD und KOHLMETZ haben diese Theorie empirisch geprüft. Sie bezogen sich auf ein im „Hans-Zulliger-Haus" entwickeltes Intensitätsmaß der Verwahrlosung, das sog. Meßverfahren der Soziallabilität (vgl. Kap. 5.2), und verglichen die Verwahrlosungsintensität von Unterschichtkindern mit der Verwahrlosungsintensität von Mittelschichtkindern. Der Vergleich ermittelte keinen Unterschied zwischen beiden Kollektiven: Hinsichtlich ihrer Verwahrlosungsintensität ließen sich Unterschichtkinder und Mittelschichtkinder nicht differenzieren [1].

These: (Jugend-)Dissozialität ist durch die Familiensituation bestimmt.

Diese „Familientheorie“ ist von der „Unterschichttheorie“ abzuheben. In der „Unterschichttheorie“ wird die Unterschichtzugehörigkeit als Hauptstörung und die Familie nur als ihr Vehikel verstanden; „... demgegenüber benennt die allgemeine Familientheorie der Verwahrlosung keine bestimmte Ursache für die Familiengestörtheit, sondern hält die verschiedensten soziologischen, psychologischen, somatischen und genetischen Beeinträchtigungen — einzeln oder kombiniert — für mögliche Ursachen“ (Eberhard und Kohlmetz).

Argument: Eberhard und Kohlmetz haben auch die Familientheorie empirisch geprüft. Sie bezogen sich wiederum auf das im „Hans-Zulliger-Haus“ entwickelte Intensitätsmaß der Verwahrlosung und verglichen die Verwahrlosungsintensität von Unterschichtkindern aus stark gestörten Familienverhältnissen mit der Verwahrlosungsintensität von Unterschichtkindern aus weniger stark gestörten Familienverhältnissen. Der Vergleich ergab einen signifikanten Unterschied zwischen beiden Populationen: Hinsichtlich ihrer Verwahrlosungsintensität differierten die Unterschichtkinder aus stark gestörten Familienverhältnissen deutlich von den Unterschichtkindern aus weniger stark gestörten Familienverhältnissen.

In diesem Zusammenhang ist eine Kontroverse von Interesse. Eberhard und Kohlmetz schlossen aus ihrer Untersuchung, „daß die Familientheorie in der gleichen Prüfsituation weitaus treffendere Voraussagen ermöglicht als die Unterschichttheorie.“ Ihre Auffassung steht im Gegensatz zu der Auffassung anderer Autoren, die insistieren, daß nicht die Familiensituation, sondern die Unterschichtsituation entscheidender, ja, entscheidend sei. In einer Streitschrift über die Fürsorgeerziehung von Ahlheim u. a. heißt es: „Jede individualisierende Betrachtung, wie sie besonders in kriminologischen Forschungen psychoanalytischer Orientierung vertreten ist, geht hier fehl. Gleiches gilt für die Theorien ..., die Verwahrlosung und Kriminalität vorrangig aus psychischen Prozessen im familiären Erziehungsfeld ableiten wollen; auch sie treffen nur ein Vermittlungsglied zwischen gesellschaftlichen Widersprüchen, Klassenlage und individueller Genese bestimmter Verhaltensmuster.“ Ein anderes Pamphlet beklagt sich über die Familiensoziologie: „Die ökonomisch-politische Dimension verschwindet in einem Nebel purer Individualpsychologie von Eltern und Kindern“ (Aktionskommittee der Heime und Kindertagesstätten Berlins: Randnotizen zum Heimbericht des Senats für Familie, Jugend und Sport, Berlin 1971). Bemerkenswert erscheint in diesem Kontext die Studie „Jugendkriminalität und Gesellschaftsstruktur“ des Sozio-

[1] Eberhard und Kohlmetz formulierten ihre „Prüfhypothese“ folgendermaßen: „Wenn zwei Stichproben vom verwahrlosten Jugendlichen, wovon eine aus Mittelschichtangehörigen und die andere aus Unterschichtangehörigen besteht, hinsichtlich ihrer Verwahrlosungsintensität verglichen werden, dann muß die Gruppe der Unterschichtangehörigen stärker verwahrlost sein, als die Gruppe der Mittelschichtangehörigen.“ Eberhard und Kohlmetz erläuterten ihren Untersuchungsplan durch folgendes Beispiel: „Zur Prüfung stehe eine Theorie, die eine bestimmte Genmutation zum wesentlichsten Bedingungsfaktor für Lernschwierigkeiten erklärt. Daraus ließe sich folgende Prüfhypothese ableiten: wenn man aus einer Kindergruppe mit unterschiedlich starken Lernschwierigkeiten die Kinder mit der spezifischen Mutation heraussucht, dann dürfte man erwarten, daß deren Lernschwierigkeiten im Durchschnitt intensiver sind als die Lernschwierigkeiten der anderen Kinder, denen die als wesentlich erachtete Genmutation fehlt.“

logen und Psychoanalytikers TILMANN MOSER. Sie reflektiert augenfällig die Kontroverse zwischen beiden Positionen. Für den Soziologen MOSER sind die von der Unterschichttheorie betonten extrafamiliären Bedingungen, für den Psychoanalytiker MOSER die von der Familientheorie akzentuierten intrafamiliären Bedingungen vorrangig. Es scheint, daß es ihm schwer fällt sich zu entscheiden, daß er in manchen Absätzen die intrafamiliären über die extrafamiliären, in anderen Passagen und vor allem in seinen Zusammenfassungen die extrafamiliären über die intrafamiliären Bedingungen stellt. Im Klappentext heißt es dann jedoch prononciert: „Die Mythologie des individuellen Defekts erweist sich ... als die pure Ideologie. Kriminalität ist ein sozialer Defekt, der sich, über die Agentur der Familie, zielsicher seine ‚Opfer' sucht: an der sogenannten Basis unserer Gesellschaftspyramide." Hier wird der Unterschichtsituation schließlich die Hauptrolle, der Familie nur eine Vermittlerrolle („Agentur") zugeordnet.

Soweit die Zug- und Drucktheorien der Kriminalsoziologie. Was sie auseinanderhalten, läßt sich auch verbinden und ist bereits zu integrieren versucht worden. Als Beispiel kann die Chancenstrukturtheorie von CLOWARD und OHLIN verstanden werden, die Druck- und Zugtheorien unter Chancenaspekten zu integrieren versuchten, nämlich ungünstige Verhältnisse (etwa im Sinne von MERTON) als Situationen erschwerten Zugangs zu legitimen Mitteln und ungünstige Vorbilder (etwa im Sinne von SUTHERLAND) als Situationen erleichterten Zugangs zu illegitimen Mitteln definierten. In einer Arbeit von CLOWARD heißt es, er habe „durch die Verbindung von Annahmen, die den Zugang zu sowohl legitimen wie auch illegitimen strukturell differenzierten Zugangschancen betreffen, eine Grundlage zur Synthese verschiedener Traditionen soziologischen Denkens über abweichendes Verhalten geschaffen". Der Integrationsversuch besticht; es ist einsichtig, daß Druckfaktoren und Zugfaktoren bzw. der erschwerte Zugang zu legitimen Mitteln und der erleichterte Zugang zu illegitimen Mitteln zusammenwirken. Doch bleibt die Validität der Druck- und Zugtheorien prinzipiell beschränkt: Ein „Druck" im Sinne ungünstiger Verhältnisse bzw. eines erschwerten Zugangs zu legitimen Mitteln kann, aber muß nicht regelmäßig zur Aufgabe sozialen Verhaltens führen. Ein „Zug" im Sinne ungünstiger Vorbilder bzw. eines erleichterten Zugangs zu illegitimen Mitteln kann, aber muß nicht regelmäßig zur Annahme dissozialen Verhaltens verleiten. Mit anderen Worten: Die Druck- und Zugtheorien der Kriminalsoziologie vermögen nicht zu erklären, warum nur ein Teil, zumeist nur ein kleiner Teil der Betroffenen, kriminell wird. Das wird z. B. von EBERHARD und KOHLMETZ insbesondere jenen Drucktheorien vorgehalten, die (Jugend-)Dissozialität auf die Klassenteilung, den Kapitalismus, die Leistungsorientierung oder die Unterschichtsituation zurückführen. Solche Beobachtungen nötigen dazu, einen *dispositionellen Faktor* in die Kausalgleichung einzuführen. Es nimmt daher nicht wunder, daß dispositionelle Faktoren bereits in der älteren Kriminalsoziologie angesprochen wurden und auch in der neueren Kriminalsoziologie eingehend diskutiert werden.

Hierbei sind zwei entgegengesetzte Positionen auszumachen: eine Position, die die Disposition in individuellen *Problemen* sieht, sowie eine Position, die die Disposition in individuellen *Defiziten* postuliert. Für die erste Position ist die Theorie der Bandenkriminalität von COHEN zu zitieren. Er vermutet die individuelle Disposition in Statusproblemen: „Nach unserer Meinung ist die Kultur der Bande ein Weg, mit den von uns beschriebenen Anpassungsproblemen fertig zu werden. Es handelt sich dabei hauptsächlich um Status-Probleme: Gewissen Kindern und Jugendlichen wird in der

‚angesehenen' Gesellschaft Status verwehrt, weil sie nicht den Kriterien des ‚angesehenen' Statussystems entsprechen können. Die Kultur der Bande löst dieses Problem, indem sie Statuskriterien schafft, nach denen diese Kinder und Jugendlichen zu leben imstande sind." Für die zweite Position kann die Theorie der Bandenkriminalität von JABLONSKI angeführt werden. Er hypostasiert die individuelle Disposition in einer psychopathischen Persönlichkeit: „The extent of the gang youth's soziopathic personality is a determinant of the level of participation and involvement of the individual in the violent gang."

Zu dieser Diskussion läßt sich Verschiedenes assoziieren:

Daß die Verknüpfung situativer und individueller Faktoren eine Verknüpfung soziologischer und psychologischer Interpretationen bedeutet...

Daß die Verknüpfung situativer und individueller Faktoren auf ein kriminologisches „causal law" hinausläuft, beispielsweise das von ABRAHAMSEN. Nach ABRAHAMSEN wird C bestimmt von $\frac{T+S}{R}$ (C = crime, T = tendencies, S = situation, R = resistance)...

Daß diese Bedingungsgleichung der Kriminologie an Bedingungsgleichungen der Psychologie erinnert, etwa die von KANFER. Nach KANFER wird Verhalten bestimmt durch S–O–R–K–C (S = Stimulus, O = Organismus, R = Reaktion, K = Konstante, C = Konsequenzen bzw. „consequences")...

Daß die Spezifikation des dispositionellen Faktors auf individuelle Probleme oder individuelle Defizite den beiden hauptsächlichen psychologischen Interpretationen der Dissozialität entspricht. Wer wie COHEN die Disposition in Statusproblemen behauptet, vertritt einen konflikttheoretischen Ansatz, wer wie JABLONSKI die Disposition in Sozialisationsdefiziten sieht, bezieht einen frustrationstheoretischen Standpunkt...

Daß sich die Kontroverse zwischen beiden Ansätzen vielleicht auf die Frage reduzieren läßt, ob Kriminalität Krankheit ist. Psychologen und Soziologen, die einen frustrationstheoretischen Ansatz vertreten, gehen davon aus, daß das Ich des Verwahrlosten dekompensiert ist, neigen eher dazu, ihn für krank zu halten; Psychologen und Soziologen, die einen konflikttheoretischen Ansatz vertreten, gehen davon aus, daß das Ich des Verwahrlosten noch nicht dekompensiert ist, neigen weniger dazu, ihn für krank zu halten...

Zum Einfluß der Etikettierung: In einem Beitrag „Neue Perspektiven in der Kriminologie" bezeichnet SACK die Erhebungen über die Unterschichtzugehörigkeit und Familienzerrüttung Krimineller als ein bedeutendes Ergebnis, aber gleichzeitig als eine verhängnisvolle Täuschung der Kriminalsoziologie. Kriminalität sei nur das Resultat einer bestimmten Schicht oder Familiensituation insofern sie aus bestimmten Zuschreibungsprozessen in dieser Schicht oder Familiensituation resultiere. Es sei nicht so, „daß die Schichtzugehörigkeit oder die Familiensituation im Individuum eine erhöhte Motivation zu abweichendem Verhalten erzeugt"; es sei vielmehr so, „daß jemand, der diesen sozialen Situationen entstammt, damit rechnen muß, daß sein Verhalten eine größere Wahrscheinlichkeit in sich trägt, von anderen, insbesondere aber von den Trägern der öffentlichen sozialen Kontrolle, als abweichend bzw. kriminell definiert zu werden..." Kriminalität sei „keine Eigenschaft oder ein Merkmal, das dem Verhalten als solchem zukommt, sondern das an das jeweilige Verhalten herangetragen wird". Nach den Druck- und Zugtheorien wurde diese „Etikettierungstheorie" ein weiteres wesentliches Thema der kriminalsoziologischen Diskussion. Die „Etikettierungstheorie" führte zu einer wissenschaftlichen Kampagne gegen jedwede Diagnose von Abweichung. Während SACK die „Etikettierungstheorie" als die „neue", die „richtige" Theorie akklamiert, haben andere Soziologen, so MOSER, die „Etikettierungstheorie" entschieden relativiert. MOSER: „Päpstlicher läßt sich der Monopolanspruch einer Einzeldisziplin in einer Zeit beginnender interdisziplinärer Kooperation kaum anmelden." MOSER hält zwar dafür, daß kriminelles Verhalten durch Zuschreibungsprozesse verfestigt werden kann, aber bezweifelt, daß kriminelles Verhalten erst durch Zuschreibungsprozesse entsteht: „Es wäre absurd, den ... ‚Prozeßcharakter' der Definition, Selektion, Verfolgung, Abstempelung und Verurteilung, also der Rollenzuweisung von Kriminellen, zu leugnen. Nur muß festgehalten werden, daß diese Prozesse der Zuweisung in den meisten Fällen ‚Besiegelungs'-Vorgänge sind, denen Entfaltungs- bzw. Deformationsprozesse lebensgeschichtlicher Art vorausgegangen sind ... Die juristische ‚Besiegelung' und Abstempelung vollzieht sich an bereits Gezeichneten ... " (vgl. S. 150).

SACK zitiert die Wissenschaftstheorie von THOMAS S. KUHN, „die den Fortschritt von einer Theorie zu einer anderen Theorie nicht als evolutionistisches Modell konzipiert, das ein ständiges Näherkommen an die Wahrheit verwirklicht, sondern von der Vorstellung ausgeht, daß jede Zeit und historische Situation ihre eigene Wahrheit habe, ohne daß es möglich wäre, sie an einem einzigen gültigen Maßstab zu skalieren". In der Tat lassen sich manche Wendungen der Kriminalsoziologie nur verstehen, wenn ihre „historische Situation" und „ihre eigene Wahrheit" bedacht werden. Das scheint jedenfalls sowohl für die Kampagne gegen die Diagnose als auch für die Kampagne gegen die Familientheorie in der Kriminologie zu gelten. Indessen dürften beide durch verschiedene, aber miteinander verknüpfte Motivationsstrukturen beeinflußt worden sein, die Kampagne gegen die Familientheorie mehr mit dem Stichwort „Soziologismus", die Kampagne gegen die Diagnose eher mit dem Stichwort „Antiautoritarismus" zu charakterisieren sein. Der Exkurs über „konzeptionelle Kontroversen" im 8. Kapitel wird darauf eingehen.

3.3 Biologische Theorien

Zum Einfluß von Hirnschäden: Den Zusammenhang zwischen frühkindlicher Hirnschädigung und Dissozialität haben u. a. BRADLEY, GÖLLNITZ, ENKE, HENCK, KOCH und LEMPP [1, 2] untersucht. Während die ersten die kriminogene Bedeutung solcher Schäden sehr hoch einschätzten, ist LEMPP in dieser Hinsicht vergleichsweise zurückhaltend. Recht zurückhaltend hat sich auch STUTTE [5] hierzu geäußert (vgl. seine „epikritischen Betrachtungen zur Psychopathologie der kindlichen Hirnschädigungen": „Wir zögern ..., das Zusammentreffen geringfügiger neurologischer, encephalographischer usw. Normalabweichungen mit Verhaltensabartigkeiten schon als Beweis der hirnpathologischen Genese der letzteren hinzunehmen").

Zum Einfluß von Entwicklungsstörungen: Bei den Entwicklungsstörungen ist zwischen Verfrühungen und Hemmungen zu unterscheiden. Der pathogene Einfluß der Entwicklungsbeschleunigung ist z. B. von LEUNER beschrieben worden. Die kriminogene Bedeutung der Entwicklungsverzögerung unterstrichen u. a. KRETSCHMER, HALLERMANN, ILLCHMANN-CHRIST, ACHENBACH, VILLINGER und STUTTE [3, 4]. STUTTE [2], MUNKWITZ [1, 2] und GERSON betonten in diesem Zusammenhang, daß es außerdem auch auf die seelische Verarbeitung solcher Entwicklungsstörungen ankomme. Zusammenfassend hat HARBAUER über die Reifungspathologie referiert. Eine Übersicht über reifungspathologische und andere pathologische Bedingungen der Jugendkriminalität gibt auch STUTTE [6].

Zum Einfluß von Chromosomenaberrationen: Unter den Chromosomenaberrationen haben insbesondere die Chromosomenaberrationen mit überzähligen Geschlechtschromosomen, wie die XXY-Konstitutionen mit überzähligem X-Chromosom und die XYY- und XYYY-Konstitutionen mit überzähligem Y-Chromosom kriminologische Diskussionen ausgelöst. Bei Konstitutionen mit überzähligem Y-Chromosom erscheinen die Aggressivität und Kriminalitätsanfälligkeit gesteigert. Bei Konstitutionen mit überzähligem X-Chromosom sind die Aggressivität und Kriminalitätsanfälligkeit eher vermindert, „wenn sie auch mit gewissen Delikten, z. B. Unzucht mit Kindern, etwas zu häufig auffallen mögen" (BRAUNECK [2]). Nach den vorliegenden Befunden dürfte diesen Chromosomenaberrationen also eine Relevanz für das Legalverhalten einzuräumen sein. Es ginge jedoch nicht an, aus ihrer *Relevanz* eine *Präponderanz* für das Legalverhalten abzuleiten.

Zum Einfluß des Geschlechts: Die Kriminalität der Mädchen liegt weit unter der Kriminalität der Jungen. Ihr Anteil an der Jugendkriminalität entspricht nach SCHÜLER-SPRINGORUM und SIEVERTS etwa dem Anteil weiblicher Straffälliger an der Gesamtkriminalität überhaupt und „beläuft sich konstant auf rund 10% oder leicht darüber". Die Autoren fahren fort: „Mit der gleichen Genauigkeit haben die Mädchen auch die Expansion der Jugendkriminalität mitgemacht. Sie bestätigen damit jene seit langem erkannte merkwürdige Gesetzmäßigkeit, daß es im Hinblick auf ein Straffälligwerden rund 9mal riskanter ist, ein Mann anstatt eine Frau zu sein."

Zum Einfluß des Lebensalters: Wie die Entwicklung anderer psychopathologischer Phänomene so zeigt auch die Entwicklung der Verwahrlosung bzw. Kriminalität eine Abhängigkeit vom Lebensalter. Die Sittlichkeitskriminalität hat Schwerpunkte im Reifealter und Rückbildungsalter; die Raubkriminalität konzentriert sich auf die Altersklasse der Siebzehn- bis Dreißigjährigen (NASS [2]). Bekannt ist auch die Altersabhängigkeit des Weglaufens (HILDEBRAND).

Zum Einfluß der Konstitution: Nach KARKUT ergaben konstitutionspathologische Untersuchungen „bei Verbrechern ein Hervortreten der Athleten auf Kosten der Leptosomen". KARKUT kam aufgrund einer eigenen Untersuchung zu dem gleichen Ergebnis: Er fand 1965 unter 326 straffälligen Jungen in einem Berliner Heim 38,9% Athletiker, 16,0% Leptosome und 7,0% Pykniker. Als Vergleichspopulationen zitiert er u. a. die Untersuchung von CATCH (1941) mit 27,5% Athletikern, sowie von COERPER, HAGEN u. THOMAE (1955) mit 24,7% Athletikern. Diese Ver-

Tabelle 1. *Verteilung der Konstitutionstypen bei Straffälligen und Nicht-Straffälligen*

Autor	Straffällige					Autor	Nicht-Straffällige				
	Zahl d.Vp.	Athl. (Mes.)	Lept. (Ekt.)	Pyk. (End.)	„Sonstige"		Zahl d.Vp.	Athl. (Mes.)	Lept. (Ekt.)	Pyk. (End.)	„Sonstige"
KARKUT	326	*38,9%*	16,0%	7,0%	38,0%	COERPER	368	*34%*	42%	11%	13%
GLUECK	496	*60,1%*	14,4%	11,8%	13,5%	GLUECK	482	*30,7%*	39,6%	15,0%	14,7%
SHELDON	200	*70%*	17,5%	12,5%	—	SHELDON	4000	*43%*	34%	23%	—

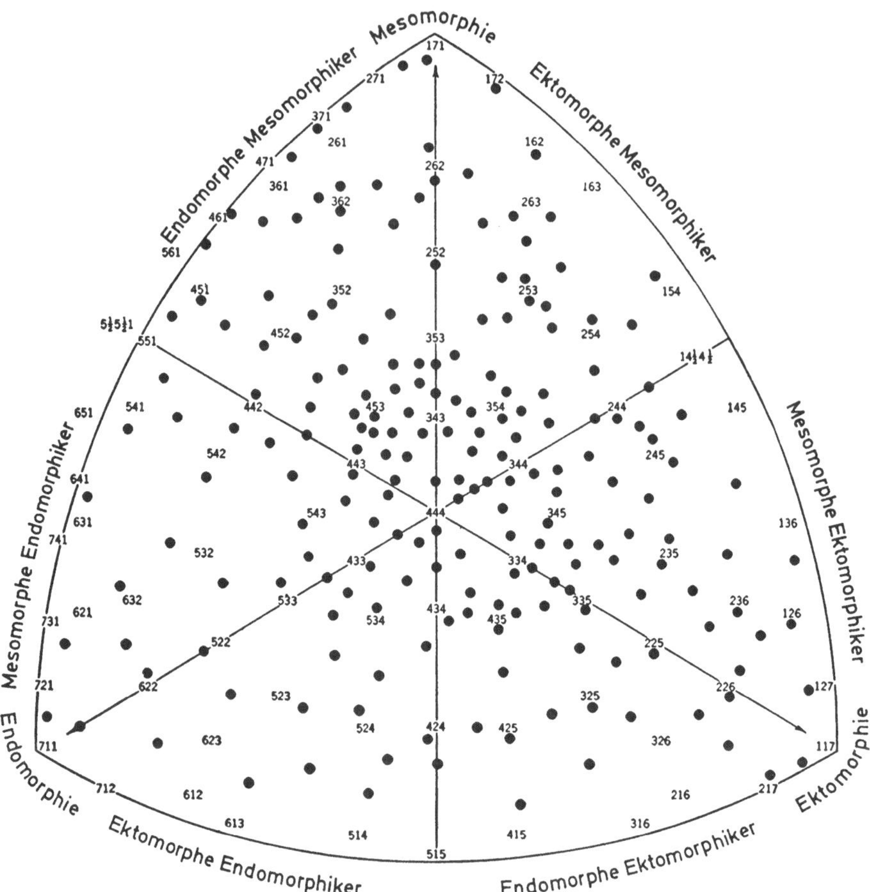

Abb. 2. Verteilung der Konstitutionstypen in einer Population von 4000 männlichen College-studenten (nach SHELDON)
(jeder schwarze Punkt repräsentiert 20 Fälle)

gleichspopulationen sind jedoch anfechtbar, insofern sich das erste Kontrollkollektiv aus Erwachsenen, das zweite Kontrollkollektiv aus Schulkindern rekrutiert und beide Kontrollkollektive auch weibliche Probanden einbeziehen. Viel geeigneter sind andere Vergleichsdaten aus der von COERPER, HAGEN u. THOMAE herausgegebenen Monographie, nämlich ein Teilbefund aus Abb. 46 a (S. 312), der sich auf 368 14jährige Knaben bezieht. Bei diesen 368 14jährigen Knaben fanden sich 34% Athletiker. Am überzeugendsten sind indessen die Vergleichsuntersuchungen von S. und E. GLUECK [1] (erste Publikation 1950) sowie von SHELDON (erste Publikation 1949). Sie benutzen die Einteilung in Mesomorphe, Ektomorphe und Endomorphe, die etwa der deutschen Einteilung in Athletiker, Leptosome und Pykniker entspricht. S. und E. GLUECK fanden bei 496 „Delinquents" 60,1% Mesomorphe, dagegen bei 482 „Non-Delinquents" nur 30,7% Mesomorphe. SHELDON fand bei 200 Delinquenten 70% Mesomorphe und bei 4000 College-Schülern 43% Mesomorphe (zitiert

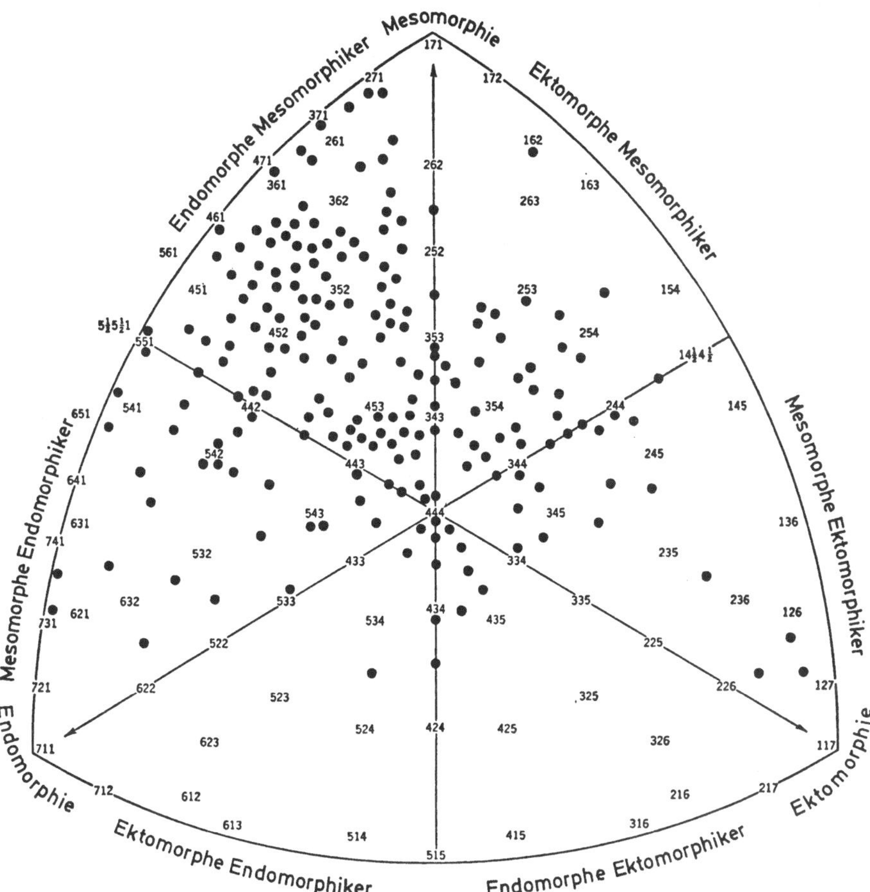

Abb. 3. Verteilung der Konstitutionstypen in einer Population von 200 männlichen Delinquenten (nach SHELDON)

nach KARKUT). Tabelle 1 demonstriert eine Übersicht der wesentlichen Untersuchungsergebnisse.

Die nachfolgenden Abb. 2 und 3 zeigen zwei Scattergramme mit Befunden von SHELDON. Über das erste Scattergramm der 4000 College-Schüler schreibt SHELDON: „In der College-Population scheinen annähernd ebenso viele Ektomorphe wie Endomorphe vorzukommen, und auch die Endomorphie folgt, obwohl merklich weniger Endomorphe auftreten, fast dem gleichen symmetrischen Verteilungsmuster wie es in der Umgebung der anderen beiden Pole beobachtet wird“ (S. 726). Über das zweite Scattergramm der 200 „Delinquents“ führt SHELDON aus: „Die Population der 200 ... unterscheidet sich mit einer distinkten und recht intensiven Massierung in der nordwestlichen Richtung ziemlich deutlich vom College-Kollektiv ... Verallgemeinernd ließe sich sagen, die 200 Delinquenten sind entschieden mesomorph“ (S. 728—729). Es könnte erwartet werden, daß SHELDON aus diesen Befunden eine ausschlaggebende Bedeutung der Konstitution für das kriminelle Verhalten folgert. Die Interpretation seiner Ergebnisse ist jedoch recht vorsichtig. SHELDON schreibt: „Es sollte klar sein, daß der Konstitutionstyp allein im Grunde genommen keine prognostische Bedeutung hat. Wer es versucht und unternimmt, Kriminalität aus dem Konstitutionstyp zu prognostizieren, würde demjenigen gleichen, der den Treffpunkt einer Kugel nur aus dem Gewehr, aus der Kugel und aus der Pulverladung vorherzubestimmen versucht. Man muß immer noch mit solchen Variablen wie der Zielrichtung des Gewehrs rechnen. Wer aber die letztere Variable berücksichtigt und jene Variable außer acht läßt, die in der ‚Konstitution' der Waffe liegt, weiß ebensowenig vorauszusagen" (S. 745).

Bemerkenswert in diesem Zusammenhang ist eine Untergruppe seiner 200 Delinquenten von 16 Probanden mit sog. „primärer" Kriminalität. SHELDON meint damit (S. 105) „persistentes Fehlverhalten ohne relevante Insuffizienz oder klinisch identifizierte Psychopathologie" („persistent misbehavior without evidence either of a condoning insufficiency or of clinically recognized psychiatric pathology"). Alle 16 Probanden zeigten eine ganz ausgeprägte athletische bzw. mesomorphe Konstitution. SHELDON präsentierte diese Probanden als Beispiele dafür, daß Kriminalität durchaus mit guter geistiger Gesundheit und mit physischer Superiorität („physical superiority") einhergehen kann. Er ist jedoch nicht ganz überzeugend. Einerseits machen die 16 Probanden nur 8 Prozent der Gesamtversuchsgruppe aus, andererseits erscheinen sie bei näherer Inspektion weniger intakt — jedenfalls hinsichtlich ihrer geistigen Gesundheit und Familienvorgeschichte als sie nach der Definition der „primären" Kriminalität sein müßten. Das Unterscheidungsmerkmal bleibt eigentlich nur die Persistenz ihrer Kriminalität. Das aber spricht dafür, daß der Konstitution doch nur ein modifizierender Einfluß zukommt. Derselbe Eindruck entsteht, wenn man alle Krankengeschichten seiner Delinquenten zu resumieren versucht. Wenn man aus diesen Biographien das Fazit zieht, dann findet man, daß alle in mehr oder minder desolaten Familienverhältnissen groß geworden sind, daß alle mehr oder minder psychiatrisch auffällig sind und daß die Konstitution nur mehr die Intensität und Persistenz der Kriminalität beeinflußt.

Zum Einfluß der Vererbung: Über den Einfluß der Vererbung schreibt SUTTINGER [4] im Handwörterbuch der Kriminalität: „Versuche der Erklärung der Jugendkriminalität unter vorwiegend erbbiologischen oder -psychologischen Gesichtspunkten sind in jüngster Zeit nicht mehr gemacht worden." Diese Feststellung bedarf nach einer Veröffentlichung von YOSHIMASU (1961) einer gewissen Einschränkung.

YOSHIMASU resumierte in dieser Publikation die Resultate eigener einschlägiger Zwillingsforschungen und verglich sie mit den Ergebnissen anderer vergleichbarer Untersuchungen. In einer Übersicht (vgl. Tabelle 2) konfrontierte er 135 eineiige Zwillingspaare mit 135 zweieiigen gleichgeschlechtlichen Zwillingspaaren. Die Übersicht zeigt einen augenfälligen und signifikanten Unterschied zwischen beiden Gruppen. Die Kriminalitätskonkordanz der eineiigen Zwillingspaare betrug durchschnittlich 66,7%, die Kriminalitätskonkordanz der zweieiigen Zwillinge erreichte durchschnittlich nur 30,4%. Dies spricht zweifellos für einen Einfluß der Vererbung auf die Kriminalität. Aber wie hoch ist der Stellenwert dieses Einflusses einzuschätzen? Das ist schwer zu sagen. Vorab muß einschränkend festgestellt werden, daß Kriminalität und Verwahrlosung keineswegs immer identisch sind, daß also das, was für Kriminalität gilt, keineswegs für Verwahrlosung zu gelten braucht. Aber selbst wenn man Kriminalität und Verwahrlosung identifizieren wollte, läßt das angegebene Konkordanzverhältnis noch keine eindeutige Entscheidung zu. Wie schwierig

Tabelle 2. *Ergebnisse von Untersuchungen bei kriminellen Zwillingen* (nach YOSHIMASU, 1961)

Autoren		Eineiige Z.		Zweieiige, gleichgeschl. Z.	
		Zahl der Paare	davon konkordant	Zahl der Paare	davon konkordant
Lange, J. (Deutschland)	1929	13	10 (76,9%)	17	2 (11,8%)
LE GRAS, A. M. (Holland)	1929	4	4 (100,0%)	5	0 (0,0%)
ROSANOFF, A. J. (USA)	1934	37	25 (67,6%)	28	5 (17,9%)
STUMPFL, F. (Deutschland)	1936	18	11 (61,1%)	19	7 (36,8%)
KRANZ, H. (Deutschland)	1936	31	20 (64,5%)	43	23 (53,5%)
BORGSTRÖM, G. A. (Finnland)	1939	4	3 (75,0%)	5	2 (40,0%)
YOSHIMASU, S. (Japan)	1961	28	17 (60,6%)	18	2 (11,1%)
Insgesamt		135	90 (66,7%)	135	41 (30,4%)
		$\chi^2=35,54$	$P < 0,001$		

diese Entscheidung ist, zeigt das Beispiel der Tuberkulose. Nach KALLMANN beträgt die Tuberkulosekonkordanz bei eineiigen Zwillingen 87%, bei zweieiigen Zwillingen nur 25,6% (zitiert nach RICHTER). Trotzdem ist nicht die Disposition, sondern die Infektion die unerläßliche Bedingung der Tuberkulose, trotzdem gilt die Tuberkulose immer noch zunächst und vor allem als eine Infektionskrankheit. Daß die Konkordanzrate bei eineiigen Zwillingen signifikant höher liegt als die Konkordanzrate bei zweieiigen Zwillingen, räumt also nicht die Möglichkeit aus, daß peristatische Einflüsse schließlich doch den Ausschlag geben. Was für die Tuberkulose gilt, ist gleichfalls für die Kriminalität und übrigens auch für die Schizophrenie zu bedenken, weil hier ähnliche Konkordanzverhältnisse vorliegen. Solche Konkordanzverhältnisse lassen also der Interpretation anscheinend doch noch einen recht breiten Spielraum. Eine weit verbreitete Auffassung wird in folgender Formulierung von STUTTE [7] ausgedrückt: „Es wurde hier die Bedeutung von Erbeinflüssen diskutiert und auch von wissenschaftlicher Seite darauf hingewiesen, daß wir in dieser Beziehung doch einen Stellungswandel vollzogen haben, indem wir heute nicht mehr der Ansicht sind, daß Kriminalität erblich sei, daß aber natürlich die Bedeutung erblich verankerter, von einer Generation auf die andere übertragener Dispositionen ... auch in der sozialen Haltung ein wesentliches Bedingungsmoment für die Delinquenz der Kinder sein könne." Ähnlich äußerten sich beispielsweise auch SUTTINGER [3] sowie HONNEGGER-LAFATER und BURLA. STRÖMGREN hat dagegen in seinem Handbuchbeitrag in der „Psychiatrie der Gegenwart" (1967) diese allgemein gehaltene Formulierung kritisiert. Er schreibt: „Es ist seit langem ein Schlagwort, daß es sich in der Frage Erbe-Umwelt nicht um ein Entweder-oder, sondern um ein Sowohl-als-auch handele; keine Anlage kann sich ohne Wechselwirkung mit der Umwelt manifestieren, und umgekehrt: die Umwelteinflüsse müssen jedenfalls ursprünglich ein genetisches, von jeher vorhandenes Etwas getroffen haben. Diese Formulierung ist selbstverständlich und sehr konziliant, aber nicht besonders hilfreich. Es bleibt doch die Tatsache bestehen, daß einige Eigenschaften mehr erbbedingt sind als andere, daß einige für alle praktischen Zwecke als rein erbbedingt angesehen werden müssen und andere als eben so rein umweltbedingt."

In diesem Sinne versuchte er auch den Einfluß der Vererbung auf die Kriminalität zu spezifizieren. Er meint, „daß der Hintergrund ganz verschieden ist, für Leicht- und Schwerkriminelle bzw. Erstmaligbestrafte und Rückfallsverbrecher, Spät- und Frühkriminelle". Er fährt fort: „Für die gutartigen Kriminalitätsformen scheinen Milieufaktoren entscheidend zu sein, während genetische Faktoren eine weit größere Bedeutung für die Schwerkriminellen haben."

3.4 Kommentar

Wie dieser sehr kurze Überblick zeigt, werden viele verschiedene Determinanten der Verwahrlosung bzw. Kriminalität diskutiert. Hierbei ließen sich bislang gewisse Unterschiede zwischen der kontinentaleuropäischen und amerikanischen Fachdiskussion feststellen. So schrieb RECKLESS 1964: „Zusammenfassend läßt sich sagen, daß es augenblicklich drei Auffassungen gibt, die um die Vorherrschaft bei der Erklärung kriminellen Verhaltens streiten: die Konstitutions-Schule, die psychogenetische Schule und die soziologische Schule. In den Vereinigten Staaten wird wahrscheinlich der Hauptkampf zwischen der soziologischen und der psychogenetischen Schule ausgefochten. Die Konstitutions-Schule ist verhältnismäßig schwach vertreten. Auf der anderen Seite hat die Konstitutions-Schule (Kriminalbiologie) in Europa jedoch das Übergewicht, und die psychogenetische und soziologische Schule nehmen einen schwachen, wenn nicht sehr schwachen zweiten und dritten Platz ein." In jüngerer Zeit scheinen sich diese Unterschiede indessen zu verwischen. Jedenfalls gewinnen in Deutschland psychologische und soziologische Interpretationen der Delinquenz mehr und mehr an Boden. Charakteristisch für diese Entwicklung sind, um nur einige wenige herauszugreifen, die Monographien von SCHÜLER-SPRINGORUM (1964), QUENSEL (1964), SPECHT (1967), KLUGE (1969), MOLLENHAUER (1969) und MOSER (1970).

Im folgenden soll die Diskussion in zweifacher Hinsicht spezifiziert werden (vgl. HARTMANN [5]). Die erste Spezifikation betrifft das Diskussionsthema. Als Diskussionsthema soll nicht der Gesamtbereich der Dissozialität, sondern nur jener Teilbereich der Dissozialität gewählt werden, der durch fortgesetzte und allgemeine Dissozialität gekennzeichnet ist und hier Verwahrlosung genannt wird. Die zweite Spezifikation betrifft die Diskussionsvorlage. Als Diskussionsvorlage sollen vor allem die Befunde von S. und E. GLUECK in „Unraveling Juvenile Delinquency" zugrunde gelegt werden.

Aus „Unraveling Juvenile Delinquency" sind folgende Befunde von besonderer Bedeutung:

1. Bei verwahrlosten Jugendlichen findet sich keine überzufällige Häufung von körperlichen Krankheiten.

2. Bei verwahrlosten Jugendlichen findet sich (dagegen) eine überzufällige Häufung von peristatischen Belastungen, insonderheit der Befundkomplexe „broken

home“ (Dissoziation der Eltern-Kind-Gemeinschaft) und „bad companionship“ (Anschluß an delinquente Kameraden).

3. Bei verwahrlosten Jugendlichen findet sich (außerdem) eine überzufällige Häufung von mesomorphen bzw. athletischen Konstitutionen. Diese Ergebnisse aus „Unraveling Juvenile Delinquency“ lassen verschiedene Interpretationen zu.

Erste Interpretationsmöglichkeit: Wenn die konstitutionsbiologischen Befunde aus „Unraveling Juvenile Delinquency“ nicht berücksichtigt werden, kann die Verwahrlosung als eine ausschließlich psychosoziale Störung erklärt werden. Kontrovers könnte allenfalls sein, ob der Faktor „broken home“ oder „bad companionship“ bedeutsamer ist. Diese Kontroverse spielt in der Kriminologie in der Tat eine Rolle. Der schlechte Umgang ist vor allem von der soziologischen Schule hervorgehoben worden, die Verwahrlosung durch Identifikation mit ungünstigen Vorbildern erklärt. Das dissoziierte Elternhaus wird dagegen insbesondere von der psychologischen Schule betont, die Verwahrlosung auf Frustration, zumal in der Kindheit, zurückführt. Wie sich die beiden Auffassungen in der Laienmeinung darstellen, hat COHEN in seiner Monographie „Kriminelle Jugend“ skizziert. Die Identifikationstheorie äußert sich in der Laienmeinung vielleicht folgendermaßen: „Mein Johnny ist eigentlich in Ordnung; er ist nur in schlechte Gesellschaft gekommen, und das brachte ihn in Schwierigkeiten!“ Die Frustrationstheorie stellt sich dagegen etwa so dar: „Dauernd haben seine Eltern Streit miteinander. Und wie sie immer auf ihm herumhacken! Was ihm eigentlich seit je fehlt, ist ein bißchen wirklicher Liebe.“

Die Bedeutung des frustrationstheoretischen Ansatzes folgt nicht nur aus der Häufigkeit familiärer Störungen in der Anamnese von Verwahrlosten, sondern auch und insbesondere aus den Beobachtungen über ausgesetzte Kinder, sog. „Wolfskinder“ (vgl. SINGH, ITARD und LUTZ), über Kinder aus Heimen (vgl. SPITZ [1], DÜHRSSEN [2], MEIERHOFER und KELLER, D. BURLINGHAM und A. FREUD), über Kinder aus Konzentrationslagern (vgl. STRAUSS, KORNHUBER, TRAUTMANN, VON BAEYER) sowie schließlich von HARLOW u. a. über Affenkinder, die ohne Mutter oder nur mit Mutterattrappen aufgezogen wurden. Ihre Ergebnisse wurden größtenteils in der Monographie von SCHMALOHR „Frühe Mutterentbehrung bei Mensch und Tier“ zusammengefaßt. Sie belegen, daß Deprivationen in der frühen Kindheit zu schweren Fehlentwicklungen im Sinne der Verwahrlosung zu führen pflegen. Um so mehr muß es überraschen, daß MIDDENDORFF [4] der Frustrationshypothese „tatsächliche Beweise“ abspricht. Die vorzitierten Beobachtungen und Untersuchungen können sehr wohl als „tatsächliche Beweise“ gelten, wobei die Experimente von HARLOW besonders beeindrucken, insofern sie, wie SCHMALOHR [1] hervorhebt, designiert waren, die Frustrationshypothese zu widerlegen, aber dazu führten, die Frustrationshypothese zu bestätigen. Die Korrelation zwischen Fürsorgemängeln und Verwahrlosung ist auch so groß, daß Verwahrlosung vorausgesagt werden kann, wenn wesentliche Fürsorgemängel vorliegen: In den statistischen Prognoseverfahren von GLUECK spielen Fürsorgemängel als prognostische Faktoren beispielsweise eine große Rolle (vgl. Abschnitt 5.3 Prädiktion der Verwahrlosung).

Die Bedeutung des identifikationstheoretischen Ansatzes ist ebenso augenfällig. RECKLESS ordnete 107 Befunde aus „Unraveling Juvenile Delinquency“ in eine Rangordnung nach ihren Chi-Quadrat-Maßen, also nach ihrer Korrelationssignifikanz. Darin erhielten der schlechte Umgang den 1. Rangplatz, das dissoziierte Elternhaus nur den 46. Rangplatz. RECKLESS folgerte: ... the companionship factor ... „is the most telling force in male delinquency and crime" (RECKLESS [2]). Seine Argumentation hat etwas für sich. Zwar läßt sich gegen seine Rangordnung einwenden, daß sie sich aus seiner Befundauswahl ergibt; doch ist nicht abzuweisen, daß der Befund „bad companionship" in „Unraveling Juvenile Delinquency" auf jeden Fall eine größere Manifestationshäufigkeit erzielt als der Befund „broken home". Andererseits übersieht die Argumentation von RECKLESS einen wesentlichen Sachverhalt: Die Interpretation der Befunde aus „Unraveling Juvenile Delinquency" muß davon ausgehen, daß in der untersuchten Delinquentenpopulation beide Befunde nebeneinander erhoben wurden. Hieraus folgt, daß sich die Interpretation nicht auf die Erklärung beschränken darf, wie „bad companionship" und „broken home" separatim wirken, sondern um die Interpretation bemühen muß, wie „bad companionship" und „broken home" nebeneinander wirksam werden können. Wenn so auf die Interaktion der beiden Faktoren abgestellt wird, erscheint evident, daß „broken home" vor „bad companionship" prävaliert, weil „broken home" als Ursache von „bad companionship", aber „bad companionship" nicht als Ursache von „broken home" vorgestellt werden kann. Mit dieser Überlegung konsoniert, daß das Merkmal „bad companionship" bei den „Delinquents" in „Unraveling Juvenile Delinquency" erst ziemlich spät in ihrer Verwahrlosungsentwicklung erhoben wurde. S. und E. GLUECK resümieren in „Physique and Delinquency": „... we found that, in the vast majority of instances among our delinquents, gang membership occurred after the onset of delinquency and it could not therefore have been causal ..."

So weit die Kontroverse zwischen der psychologischen und soziologischen Schule, zwischen dem frustrationstheoretischen und identifikationstheoretischen Ansatz, über „broken home" und „bad companionship". Die Kontroverse kann hier nicht ausdiskutiert werden. Darauf kommt es in diesem Zusammenhang auch nicht an, zumal hier mehr die Gemeinsamkeiten als die Divergenzen der beiden Schulen interessieren, nämlich, daß beide von den konstitutionsbiologischen Befunden aus „Unraveling Juvenile Delinquency" absehen und Verwahrlosung als eine ausschließlich psychosoziale Störung verstehen.

Zweite Interpretationsmöglichkeit: Wenn dagegen die konstitutionsbiologischen Befunde aus „Unraveling Juvenile Delinquency" berücksichtigt werden, kann die Verwahrlosung nicht mehr als eine ausschließlich psychosoziale Störung verstanden werden. Diese Frage, wie die konstitutionsbiologischen Befunde in das Konzept der Verwahrlosung integriert werden können, wiegt ungleich schwerer als die Frage, wie die psychologischen und soziologischen Befunde in das Konzept der Verwahrlosung einzuordnen sind, weil sie dazu zwingt, außer der psychosozialen Dimension auch die biologische Dimension für das Verwahrlosungskonzept anzuziehen. Das Problem hat S. und E. GLUECK ebenfalls besonders beschäftigt. Auf „Unraveling Juvenile Delinquency" folgten 1956 „Physique and Delinquency" und 1962 „Family Environment and Delinquency". In „Physique and Delinquency" ging es speziell um die Bedeutung konstitutioneller Faktoren, in „Family Environment and Delinquency" insbesondere um die Relevanz peristatischer Einflüsse. Die Untersuchungen erbrachten zahlreiche Details, jedoch keine einfache Prioritätsentscheidung. So untersuchten S. und E. GLUECK in „Family Environment and Delinquency" 66 Merkmale aus „Unraveling Juvenile Delinquency" hinsichtlich ihrer Beziehung zu den Konstitutionstypen und hinsichtlich ihrer Beziehung zu 44 Milieufaktoren. Sie fanden sehr verschiedene Beziehungsmöglichkeiten: anscheinend überwiegend anlagebedingte Merkmale, anscheinend überwiegend umweltbedingte Merkmale, sowie mehrere Merkmalskategorien zwischen den beiden „Polen" des „biosozialen Kontinuums".

Was ist angesichts dieser Befunde über die Ätiologie der Jugendverwahrlosung auszumachen?

Einerseits ist festzustellen, daß nicht von einer ausschließlich psychosozialen Verursachung der Verwahrlosung gesprochen werden kann, weil auch konstitutionelle Dispositionen für Verwahrlosungsentwicklungen nachgewiesen werden können. Es geht nicht an, die psychosozialen Befunde aus „Unraveling Juvenile Delinquency" zu zitieren, und die konstitutionellen Befunde derselben Enquete zu verdrängen, zumal auch die nachfolgenden Untersuchungen, „Physique and Delinquency" und „Family Environment and Delinquency", eine enge Verflechtung von Umwelt und Anlage in der Entwicklung von Verwahrlosung bestätigten.

Andererseits ist es vielleicht möglich, von einer hauptsächlich psychosozialen Verursachung der Verwahrlosung zu sprechen, insofern keine körperlichen Krankheiten für Verwahrlosungsentwicklungen pathognostisch sind. Mit dieser Feststellung wird allerdings eine Differenzierung der somatischen Determinanten vorgenommen: Die somatischen Konstitutionen erhalten einen anderen nosologischen Stellenwert als die somatischen Krankheiten. Daß bei Verwahrlosungsentwicklungen neben den zahlreichen psychosozialen Faktoren auch somatische Determinanten im Sinne von Konstitutionsfaktoren zu erheben sind, nötigt dazu, eine ausschließlich psychosoziale Verwahrlosungsgenese abzulehnen. Daß bei Verwahrlosungsentwicklungen neben den zahlreichen psychosozialen Faktoren keine somatischen Determinanten im Sinne von Krankheiten festgestellt werden können, erlaubt es, eine hauptsächlich psychosoziale Verwahrlosungsgenese zu hypostasieren.

Eduard Spranger schrieb über die Diskussion des Zusammenhangs von Hormonsekretion und Pubertät: „Die Psychologie der Jugendlichen ist bisher nicht weitergekommen, weil sie in der Regel ... bemüht war, die seelischen Veränderungen der Pubertätszeit aus den körperlichen Veränderungen zu ‚erklären' ... Aber was heißt dieses ‚Erklären'? Wird mir die große seelische Veränderung, die beim Übergang aus dem Kindesalter in das Pubertätsalter vor sich geht, irgendwie psychologisch klarer dadurch, daß bestimmte Drüsen eine verstärkte Tätigkeit entfalten oder nicht entfalten? Diese Erklärung leistet ebenso viel wie die Behauptung, Sokrates sitze deshalb im Gefängnis, weil er seine Beinmuskeln bewegt habe ...". Eduard Spranger wollte damit die Hauptursache von den Hilfsursachen abheben. Ich meine, in dem Sinne wie Sokrates nicht durch seine Beinbewegung ins Gefängnis geriet, in dem Sinne gerät auch der delinquente Jugendliche nicht durch seine Konstitution an diesen Ort. Seine Konstitution ist eine Hilfsursache. Die „causa efficiens" der Jugendverwahrlosung liegt im psychosozialen Bereich.

Freilich kommt an dieser Stelle, bei der Akzentuierung bzw. Interpretierung der Befunde, auch Ermessen ins Spiel. Wie unterschiedlich solche Interpretationen ausfallen können, hat Shields am Beispiel einer Monographie von Freeman, Holzinger und Newman über eineiige Zwillinge demonstriert. Obwohl es sich bei dieser Monographie um ein gemeinsames Werk der drei Autoren handelte, unterschieden sie sich doch in der Bewertung ihrer Ergebnisse. Shields schreibt: „Freeman the psychologist considers it showed ‚that human nature may be improved or debased to a degree that many have thought impossible'. Holzinger the statistician points out ‚that relatively great environmental differences must be present to produce a noticeable effect'. Newman the biologist confesses to have been ,much more impressed with the very great intrapair similarities after the twins had been exposed to all sorts of environmental differences' than he was with the differences between them."

In diesem Zusammenhang ist eine Anmerkung angezeigt: Im Handbuch der Psychiatrie „Psychiatrie der Gegenwart" fordern ERHARDT und VILLINGER im 3. Band in ihrem Kapitel über die „Forensische Beurteilung und Behandlung von Jugendlichen" eine polykausale Betrachtung der jugendlichen Dissozialität. Wer die Ursachen jugendlicher Dissozialität diskutiere, habe nicht eine Determinante, sondern verschiedene Determinanten ins Auge zu fassen, also bezüglich der Determinanten Anlage und Umwelt nicht zwischen Anlage und Umwelt zu entscheiden, sondern beide, Anlage und Umwelt, gleichermaßen zu berücksichtigen. Dieses polykausale Konzept ist durchaus berechtigt, solange sich die Diskussion auf sämtliche Dissozialitätsphänomene bezieht. Derjenige, der nach einer ätiologischen Formel für sämtliche Phänomene von Dissozialität sucht, gleicht indessen demjenigen, der nach einer ätiologischen Formel für sämtliche Phänomene von Krankheit fragen würde. Auf eine so allgemeine Frage kann nur eine so allgemeine Antwort gegeben werden, daß eben viele Faktoren als Ursache von Dissozialität bzw. Krankheit in Erwägung zu ziehen sind. Das polykausale Konzept wird jedoch problematisch, wenn sich die Diskussion auf bestimmte Dissozialitätsphänomene einschränkt. Dann dürfte für den Bereich der Dissozialität mutatis mutandis das gleiche gelten, was STRÖMGREN im 1. Band desselben psychiatrischen Handbuches für den Bereich der Krankheiten postulierte und in Kap. 3.3 der vorliegenden Arbeit bereits zitiert wurde: „Es ist seit langem ein Schlagwort, daß es sich in der Frage Erbe–Umwelt nicht um ein Entweder-oder, sondern um ein Sowohl-als-auch handele; keine Anlage kann sich ohne Wechselwirkung mit der Umwelt manifestieren, und umgekehrt: die Umwelteinflüsse müssen jedenfalls ursprünglich ein genetisches, von jeher vorhandenes Etwas getroffen haben. Diese Formulierung ist selbstverständlich und sehr konziliant, aber nicht besonders hilfreich. Es bleibt doch die Tatsache bestehen, daß einige Eigenschaften mehr erbbedingt sind als andere, daß einige für alle praktischen Zwecke als rein erbbedingt angesehen werden müssen und andere als eben so rein umweltbedingt." Es gibt mit anderen Worten durchaus Fälle, in denen überwiegend Umwelteinflüsse oder überwiegend Anlageeinflüsse an der Genese einer Störung beteiligt sind, also Fälle, in denen das pluralistische Konzept zugunsten eines monistischen Konzepts aufgegeben werden kann. Ein solcher Fall ist eben die Verwahrlosung: In bezug auf die Ätiologie der Verwahrlosung spielen Milieuschäden, insbesondere Fürsorgemängel, eine überragende Rolle, in bezug auf die Ätiologie der Verwahrlosung könnte also das pluralistische Konzept zugunsten eines monistischen Konzepts aufgegeben werden.

Hier zeigt sich allerdings eine Inkonsequenz der meisten Autoren, welche die polykausale Betrachtung der Verwahrlosung empfehlen. Mit derselben Nachdrücklichkeit, mit der das pluralistische Konzept bezüglich der Verwahrlosung gefordert wird, wird es bezüglich der Schizophrenien verworfen. So verfahren übrigens auch EHRHARDT und VILLINGER im vorzitierten Handbuchbeitrag. Während sie davor warnen, die Genese der Verwahrlosung auf einen einzigen Ursachenkomplex zurückzuführen, zögern sie nicht, die Genese der Schizophrenien monokausal zu erklären, nämlich auf einen somatischen Prozeß zu spezifizieren.

Wenn abschließend versucht wird, die allgemeinen „trends" der psychiatrischen Explikation abweichenden, insbesondere dissozialen Verhaltens auszumachen, so wären in den letzten Dekaden dieses Jahrhunderts recht verschiedene Tendenzen anzugeben.

Nach dem zweiten Weltkrieg prävalierten in Deutschland zunächst die biologischen Aspekte. Ein Assistent erzählte von einem kasuistischen Seminar über Verwahrlosung, der Dozent, eine Autorität des Faches, habe die Verwahrlosung eines Jugendlichen mit dem Ausruf erklärt: „Sehen Sie, er schleift ad sinistram!" Die Verwahrlosung des Jugendlichen wurde primär auf eine neurologische Symptomatik zurückgeführt. Das war sozusagen „epochaltypisch": Es wurde vor allem nach körperlichen Befunden gefahndet und Verwahrlosung vor allem durch körperliche Befunde zu explizieren versucht. Zwar waren die für das psychoanalytische Verwahrlosungsverständnis bestimmenden Arbeiten von RENÉ SPITZ über den Einfluß emotionaler Frustrationen schon in den vierziger Jahren und die für das soziologische Konzept entscheidenden Untersuchungen von ROBERT MERTON über die Bedeutung sozialstruktureller Benachteiligungen bereits in den dreißiger Jahren publiziert worden, doch nahm sie die deutsche Psychiatrie verzögert zur Kenntnis. In den sechziger Jahren setzten sich dann zunächst psychoanalytische Interpretationen, später auch soziologische Interpretationen mehr und mehr durch, so daß sich, wie am Eingang dieses Kapitels vermerkt, die Unterschiede zwischen deutscher bzw. kontinentaleuropäischer und amerikanischer Kriminologie auszugleichen begannen. In den siebziger Jahren gewann die biologische Schule indessen mit der Konzeption der minimalen cerebralen Dysfunktion (der „minimal brain dysfunction" der englischsprachigen Literatur) wieder an Boden. Hier ist auf das Kapitel „Biologische Theorien" zu verweisen. Hier sei auch das Zitat von STUTTE wiederholt: „Wir zögern ..., das Zusammentreffen geringfügiger neurologischer, encephalographischer usw. Normalabweichungen mit Verhaltensabartigkeiten schon als Beweis der hirnpathologischen Genese der letzteren hinzunehmen."

Der Wandel der ätiologischen Interpretation der Verwahrlosung beeinflußte auch die Beurteilung ihres Krankheitswertes. Gutachter, die eine Verwahrlosungsentwicklung primär hirnorganisch verursacht finden, und Gutachter, die eine Verwahrlosungsentwicklung primär psychodynamisch determiniert sehen, unterstellen ihr Krankhaftigkeit, obwohl das biologische und psychodynamische Konzept von Krankheit wesentlich differieren (vgl. Kap. 4.2). Von denen, die Verwahrlosung vor allem soziologisch, insbesondere durch ungünstige gesellschaftliche Verhältnisse erklären, wird Verwahrlosung dagegen häufig unterschiedlich beurteilt: *Vor* der Revolutionierung der Gesellschaft als quasi soziale Reaktion auf asoziale Verhältnisse, *nach* der Revolutionierung der Gesellschaft als asoziale Reaktion auf soziale Verhältnisse. Vgl. FISCHER-HOMBERGER über die soziologische Interpretation der Neurose: „Nach der Revolution wird es keine Neurotiker mehr geben! Tatsächlich wird man dann wohl wieder von Asozialen sprechen statt von Kranken."

4. Terminologie

Wie auf anderen Gebieten, so sind auch auf dem Gebiet der Verwahrlosung viele theoretische Kontroversen letztlich auf terminologische Differenzen zurückzuführen. Es ist evident, daß dies besonders für diejenigen Verwahrlosungsdiskussionen gilt, welche die Zuordnung der Verwahrlosung zu solchen Kategorien wie Dissozialität, Kriminalität, Abnormität, Krankheit usw. betreffen. Es ist deshalb evident, weil diese Kategorien selbst terminologische Abstraktionen bzw. Konventionen darstellen. Vergleiche AMELUNXEN: „Die große Gefahr für das kriminologische Gespräch ist der ‚versteckte Dissens': man übernimmt Definitionen des Partners der anderen Fakultät in dem Glauben, sie deckten sich mit den eigenen Vorstellungen — um dann entsetzt zu erkennen, daß man von höchst verschiedenen Voraussetzungen und Ideen ausgegangen ist." Es ist daher gerade bei allen Klassifikationsdiskussionen unerläßlich, zunächst die diskutierten Kategorien zu definieren, wie dies im folgenden versucht werden soll.

4.1 Verwahrlosung, Dissozialität, Kriminalität, Abnormität

Die Beziehung der Verwahrlosung zur Dissozialität, Kriminalität und Abnormität hängt von der Definition der Begriffe ab. In der vorliegenden Arbeit wird von folgenden Definitionen ausgegangen:

Der Begriff *„Dissozialität"* bezeichnet alle Abweichungen von der sozialen Norm.
Der Begriff *„Kriminalität"* bezeichnet die inkriminierten Abweichungen von der sozialen Norm.
Der Begriff *„Verwahrlosung"* bezeichnet die persistenten und generalisierten Abweichungen von der sozialen Norm.
Der Begriff *„Abnormität"* bezeichnet alle Störungen der psychischen Gesundheit.

Die Beziehung der Verwahrlosung zur Dissozialität, Kriminalität und Abnormität stellt sich folgendermaßen dar:

Verwahrlosung und Dissozialität: Wenn „Verwahrlosung" das persistente und generalisierte Sozialversagen und „Dissozialität" alle Ordnungsverstöße umfaßt, dann ist Verwahrlosung eine Subkategorie der Dissozialität: Wer verwahrlost ist, ist auch dissozial, wer dissozial ist, muß nicht verwahrlost sein.

Verwahrlosung und Kriminalität: Wenn „Verwahrlosung" das persistente und generalisierte Sozialversagen und „Kriminalität" das inkriminierte Fehlverhalten kennzeichnet, dann überschneiden sich Verwahrlosung und Kriminalität: In vielen Verwahrlosungsfällen ist Verwahrlosung mit Kriminalität verbunden. In manchen Verwahrlosungsfällen kann Verwahrlosung aber auch ohne Kriminalität vorkommen.

Verwahrlosung und Abnormität: Wenn „Verwahrlosung" das persistente und generalisierte Sozialversagen und „Abnormität" alle psychischen Störungen subsumiert, dann überschneiden sich auch Verwahrlosung und Abnormität: In den meisten Verwahrlosungsfällen ist Verwahrlosung mit psychischer Abnormität verknüpft, insofern persistentes und generalisiertes Sozialversagen zumeist nicht mehr ausschließlich durch banale Konditionen, wie etwa Mutwilligkeit oder Unwissenheit, erklärt werden kann. In wenigen Verwahrlosungsfällen, insbesondere in Verwahrlosungsfällen aus religiöser oder politischer Überzeugung, mag Verwahrlosung aber auch ohne psychische Abnormität einhergehen. Die Dissozialität dieser Verwahrlosungsfälle pflegt zwar in Einzelheiten von der Verwahrlosungsdissozialität abzuweichen, muß aber im Prinzip auch als Verwahrlosungsdissozialität klassifiziert werden, solange sie das Klassifikationskriterium des persistenten und generalisierten Sozialversagens erfüllt.

Was über das Verhältnis der Verwahrlosung zur Dissozialität gesagt wurde, bestimmt auch das Verhältnis der Kriminalität zur Dissozialität: Kriminalität ist eine Subkategorie der Dissozialität.

Und was über das Verhältnis der Verwahrlosung zur Abnormität gesagt wurde, gilt auch für das Verhältnis der Dissozialität und Kriminalität zur Abnormität: Dissozialität und Kriminalität überschneiden sich mit Abnormität. Es gibt Fälle, in denen Dissozialität und Kriminalität mit Abnormität identisch sind, und Fälle, in denen Dissozialität und Kriminalität nichts mit Abnormität zu tun haben.

Diese Interaktionen werden in Abb. 4 darzustellen versucht. (Sie zeigt ein vereinfachtes Modell ohne Berücksichtigung der quantitativen Proportionen.)

Erstens veranschaulicht das Diagramm, wie sich die Bereiche der Dissozialität, Kriminalität, Abnormität und Verwahrlosung zueinander verhalten.

Da Verwahrlosung und Kriminalität als Subkategorien der Dissozialität definiert worden sind, sind Verwahrlosung und Kriminalität auf dem Diagramm als Teilbereiche der Dissozialität dargestellt.

Da Verwahrlosung und Kriminalität als konfluierende Kategorien konzipiert werden, sind Verwahrlosung und Kriminalität auf dem Diagramm als überlappende Bereiche dargestellt.

Da auch Dissozialität und Abnormität als konfluierende Kategorien konzipiert werden, sind Dissozialität und Abnormität auf dem Diagramm ebenfalls als überlappende Bereiche dargestellt.

Zweitens zeigt das Diagramm, welche Möglichkeiten aus der Interaktion von Dissozialität, Kriminalität, Abnormität und Verwahrlosung für die Individuen eines Sozialverbandes resultieren.

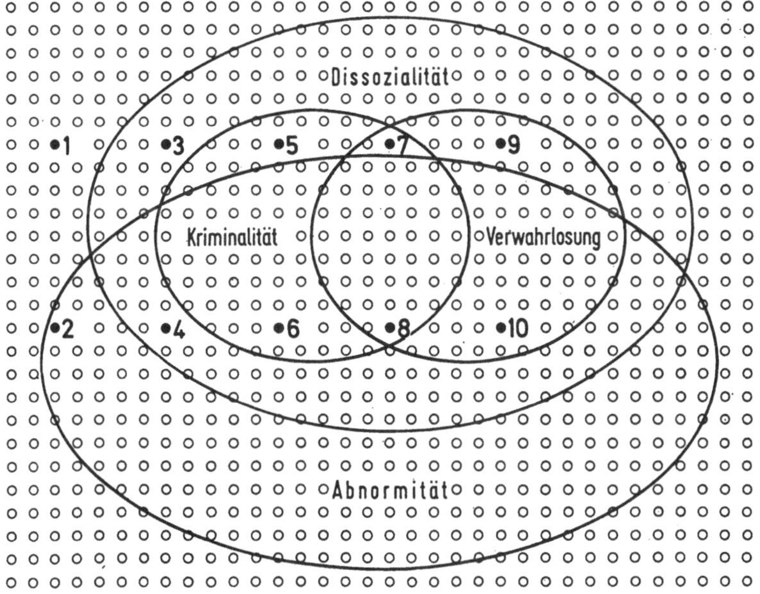

Abb. 4. Interaktion von Dissozialität, Kriminalität, Abnormität und Verwahrlosung

Die kleinen Kreise des Diagramms sollen die Individuen eines Sozialverbandes bezeichnen. Die numerierten Fälle repräsentieren folgende prinzipielle Möglichkeiten:

1. Fall: nicht dissozial, nicht kriminell, nicht verwahrlost, nicht abnorm.
2. Fall: nicht dissozial, nicht kriminell, nicht verwahrlost, *abnorm.*
3. Fall: dissozial, nicht kriminell, nicht verwahrlost, nicht abnorm.
4. Fall: dissozial, nicht kriminell, nicht verwahrlost, *abnorm.*
5. Fall: dissozial, kriminell, nicht verwahrlost, nicht abnorm.
6. Fall: dissozial, kriminell, nicht verwahrlost, *abnorm.*
7. Fall: dissozial, kriminell, verwahrlost, nicht abnorm.
8. Fall: dissozial, kriminell, verwahrlost, *abnorm.*
9. Fall: dissozial, nicht kriminell, verwahrlost, nicht abnorm.
10. Fall: dissozial, nicht kriminell, verwahrlost, *abnorm.*

4.2 Verwahrlosung und Krankheit

Es fällt nicht allzu schwer, die Verwahrlosung, jedenfalls die Verwahrlosung im Sinne des fortgesetzten und generalisierten Sozialversagens, in der Mehrzahl der Fälle den psychologischen Abnormitäten zuzuordnen, weil ein solches fortgesetztes und generalisiertes Sozialversagen zumeist mehr oder minder einen Entwicklungsrückstand oder Entwicklungsdefekt impliziert. Aber wie steht es mit der Beziehung der Verwahrlosung zur Krankheit? Der Krankheitsbegriff der deutschen Psychiatrie wird wesentlich von KURT SCHNEIDER bestimmt. Charakteristisch für die Konzeption und Anwendung seines Krankheitsbegriffs sind etwa folgende Zitate aus der 8. Auflage seiner Monographie „Klinische Psychopathologie“:

„‚Krankhaft‘ sind für uns die seelischen Störungen, die durch Organprozesse, ihre funktionalen Folgen und lokalen Residuen bedingt sind. Wir fundieren also den Krankheitsbegriff in der Psychiatrie ausschließlich auf krankhafte Veränderungen des Leibes“ (S. 7—8).

„Die der Zyklothymie und Schizophrenie zugrunde liegenden Krankheitsvorgänge kennen wir nicht. Daß ihnen aber Krankheiten zugrunde liegen, ist ein sehr gut gestütztes Postulat, eine sehr gut begründete Hypothese“ (S. 8).

„Abnorme (und damit psychopathische) Persönlichkeiten sind in unserem Sinne nichts ‚Krankhaftes‘. Es besteht keinerlei Anlaß, sie auf Krankheiten oder auch Mißbildungen zurückzuführen“ (S. 18).

Nach dieser Konzeption von KURT SCHNEIDER kann die Verwahrlosung nicht als Krankheit gelten. Zwar mag vielleicht bezweifelt werden, ob der Verwahrloste mit den abnormen Persönlichkeiten im Sinne von KURT SCHNEIDER identifiziert werden kann. Doch ist sicher, daß die Verwahrlosung nicht zu den Seelenstörungen mit nachweislichen oder mutmaßlichen „krankhaften Veränderungen des Leibes“ zählt. Es lassen sich allerdings verschiedene Einwände gegen die Thesen von KURT SCHNEIDER geltend machen, sowohl bezüglich der Konzeption, als auch bezüglich der Anwendung seines Krankheitsbegriffs.

Einwände bezüglich der *Konzeption* seines Krankheitsbegriffs: Der Krankheitsbegriff von KURT SCHNEIDER erscheint biologistisch, insofern er die erlebnisreaktiven Seelenstörungen nicht als Krankheiten gelten läßt. Mit Recht sagte HANS THOMAE gelegentlich einer Erörterung der Vorschläge zur Strafrechtsreform über diese biologistische Einschränkung des Krankheitsbegriffes: „Wie gering denkt man doch hier von dem, was einen Menschen innerlich bewegen, was ihn aus seelischen Motiven heraus zur Verzweiflung und Besinnungslosigkeit treiben kann ... Erst wenn sich der kleinste Schaden im biologischen Bereich zeigt, werden Existenzangst, Zorn und Verzweiflung anthropologisch wie juristisch erheblich." Der Krankheitsbegriff von KURT SCHNEIDER ist auch inkonvenant. So hat er u. a. in der deutschen Gerichtspraxis, offenbar weil er für sie nicht ausreichte, zu einer Unterscheidung von Krankheit, Krankhaftigkeit und Krankheitswertigkeit geführt, die verwirrend ist. Nach dieser Unterscheidung sind zum Beispiel Neurosen in Strafprozessen allenfalls als „Formen von Abartigkeit" zu exkulpieren, „die Krankheitswert haben, ohne selbst krankhaft zu sein" (EHRHARDT und VILLINGER).

Einwände bezüglich der *Anwendung* seines Krankheitsbegriffes: KURT SCHNEIDER ist nicht konsequent, wenn er die Schizophrenien als krankhaft erklärt, aber die Psychopathie nicht als krankhaft gelten läßt. Entweder er läßt nur die *nachweislich* körperlich begründbaren Seelenstörungen als Krankheiten gelten, dann müßte die Schizophrenie ausgeschlossen werden [1]. Oder er läßt auch die *mutmaßlich* körperlich begründbaren Seelenstörungen als Krankheiten gelten, dann müßte nicht nur die Schizophrenie, sondern auch die Psychopathie eingeschlossen werden, da er die Psychopathie letztlich doch als eine erbliche Affektion versteht und die Wirkung der Erbfaktoren nach HOFSTÄTTER „kaum anders als im Sinne eines chemischen Vorganges verstanden werden kann".

Vielleicht trifft die Vermutung von FRITZ BAUER zu: „Die Psychopathen *dürfen* nicht ‚krank' sein. Werden sie für krank erklärt, leeren sich die Gefängnisse und füllen sich die Heil- und Pflegeanstalten mit Menschen, ‚whom the psychiatrist does not know what to do with'." Vgl. auch LEFERENZ: „Der Richter war zunächst geneigt ... den kriminellen Psychopathen ... nicht oder milder zu bestrafen und ihn u. U. in eine Heil- und Pflegeanstalt einzuweisen. Dies hat, obwohl die sog. verminderte Zurechnungsfähigkeit (§ 51 Abs. 2 StGB) im Hinblick auf die kriminellen Psychopathen gerade auf psychiatrische Anregung hin in das Strafgesetzbuch eingeführt worden war, sehr bald zu einer starken Reaktion der Psychiater geführt, die feststellen konnten, daß ein immer größerer Prozentsatz ihrer Anstaltsinsassen durch die kriminellen Psychopathen gebildet wurde."

Im übrigen ist anzumerken, daß der psychiatrische Krankheitsbegriff von KURT SCHNEIDER keineswegs den einzigen und einzig möglichen Krankheitsbegriff repräsentiert (über konkurrierende Krankheitsbegriffe siehe BEHNE, SCHELLWORTH, MEINERTZ und ZEISE). Am weitesten gefaßt ist der Krankheitsbegriff, den die Gesundheitsdefinition der Weltgesundheitsorganisation impliziert. Gesundheit ist nach dieser Definition „der Zustand des vollständigen körperlichen, geistigen und sozialen Wohlbefindens" (zitiert nach MENG). Relativ weit ist ferner der Krankheitsbegriff vom Bundessozialgericht (BSG), der gleichfalls für die Reichsversicherungsordnung (RVO) maßgeblich ist. Hiernach ist unter Krankheit „der regelwidrige Körper- oder Geisteszustand zu verstehen, dessen Eintritt entweder allein die Notwendigkeit einer Heilbehandlung oder zugleich oder ausschließlich Arbeitsunfähigkeit zur Folge hat" (HESS). Relativ weit ist schließlich auch der juristische Krankheitsbegriff in

[1] Vgl. THOMAE und SCHMIDT: „Soweit das Kriterium der ‚Nachweisbarkeit' angelegt wird, würden somit die eigentlichen Geisteskrankheiten, nämlich Schizophrenie und manisch-depressives Irresein, auch nicht als ‚krankhaft' zu bezeichnen sein."

bezug auf den § 51 StGB. So können nach einer Entscheidung des Bundesgerichtshofes (BGHSt 14, 30) unter anderem auch „schwere seelische Fehlanlagen und Fehlentwicklungen“ als krankhafte Störungen der Geistestätigkeit im Sinne des § 51 StGB gelten (EHRHARDT und VILLINGER). In allen diesen Definitionen wird der Krankheitsbegriff im Gegensatz zum Krankheitsbegriff von KURT SCHNEIDER keineswegs auf körperliche Störungen eingeschränkt.

Man sieht, es kommt ganz auf die Begriffskonvention an. Mit Recht sagt DÜHRSSEN [1]: „Wie überall im lebendigen Leben, kennzeichnen fließende Übergänge auch die Grenze von gesund und krank, und meist handelt es sich um das Resultat stillschweigender oder ausdrücklicher Konvention, wenn eine festgelegte Demarkationslinie unseren Beschreibungen Ordnung verleiht.“ Nach der an KURT SCHNEIDER orientierten psychiatrischen Begriffskonvention ist die Verwahrlosung grundsätzlich nicht krankhaft, allenfalls „krankheitswertig“, nach anderen Begriffskonventionen kann die Verwahrlosung durchaus krankhaft sein.

4.3 Verwahrlosung und „Krankheitseinheit“

In der psychiatrischen Diagnostik lassen sich drei verschiedene diagnostische Stufen unterscheiden:

Die erste diagnostische Stufe besteht in der Erkennung eines Einzelsymptoms = *symptomatische Diagnose.*

Die zweite diagnostische Stufe ist erreicht, wenn die Feststellung eines Einzelsymptoms zur Feststellung eines Symptomverbandes oder Syndroms weiterführt = *syndromatische Diagnose.*

Die dritte diagnostische Stufe wird verwirklicht, wenn die Identifizierung eines Syndroms zur Identifizierung einer Krankheitseinheit fortschreitet = *nosologische Diagnose.*

Was nennen wir eine Krankheitseinheit? Wodurch unterscheiden wir den Merkmalskomplex einer Krankheitseinheit von dem Merkmalskomplex eines Syndroms? Nach KRAEPELIN finden wir in einer Krankheitseinheit bzw. in einer nosologischen Entität „die gleichen Ursachen, das gleiche körperliche und psychische Zustandsbild, den gleichen Verlauf, den gleichen pathologisch-anatomischen Befund“ (zitiert nach RÜMKE). Nach dieser klassischen Begriffsbestimmung unterscheidet sich der Merkmalskomplex eines Syndroms von dem Merkmalskomplex einer Krankheitseinheit vor allem dadurch, daß der Merkmalskomplex einer Krankheitseinheit umfänglicher ist, und zwar in einer bestimmten Hinsicht umfänglicher erscheint: Syndrome oder syndromatische Entitäten subsumieren nur einen bestimmten Status praesens; Krankheitseinheiten oder nosologische Entitäten subsumieren auch eine bestimmte Anamnese und Katamnese. Während von einer syndromatischen Diagnose nur verlangt werden muß, daß sie einen bestimmten Krankheitszustand charakterisiert, muß von einer nosologischen Diagnose erwartet werden, daß sie auch eine bestimmte Krankheitsursache und einen bestimmten Krankheitsverlauf angibt.

Mit jeder diagnostischen Stufe nimmt also die Anzahl der Merkmale zu: Die symptomatische Kategorie ist eine Einheit in bezug auf ein einzelnes Symptom. Die syndromatische Kategorie ist eine Einheit in bezug auf mehrere Symptome. Die nosologische Kategorie ist eine Einheit in bezug auf viele Symptome, insbesondere zur Anamnese und Katamnese. Mit jeder diagnostischen Stufe nimmt ferner der Erkenntniswert der Diagnose zu. Die symptomatische Diagnose sagt: Dieser Fall teilt mit vielen anderen Fällen das gleiche Einzelmerkmal. Die syndromatische Diagnose sagt: Dieser Fall teilt mit vielen anderen Fällen den gleichen Merkmalsverband. Die nosologische Diagnose sagt: Dieser Fall teilt mit vielen anderen Fällen den gleichen Zustand, die gleiche Verursachung und den gleichen Verlauf. Die nosologische Diagnose ist also die vollkommene Diagnose, insofern sie alle Aspekte beschreibt, die eine Krankheit charakterisieren können: einen bestimmten Krankheitszustand, eine bestimmte Krankheitsursache und einen bestimmten Krankheitsverlauf.

Diese diagnostischen Einheiten der Psychiatrie sind indessen in mancher Hinsicht problematisch. Das gilt vor allem für die *symptomatischen* und *nosologischen* Entitäten.

Die *symptomatischen* Entitäten der Psychiatrie sind problematisch, insofern sich fragen läßt, ob sich in der Psychopathologie überhaupt einzelne Symptome isolieren lassen. Bedenken wir etwa die sogenannten „Symptome ersten Ranges“, welche KURT SCHNEIDER für die Schizophrenie postulierte: „Gedankenlautwerden, Hören von Stimmen in der Form von Rede und Gegenrede, Hören von Stimmen, die das eigene Tun mit Bemerkungen begleiten, leibliche Beeinflussungserlebnisse, Gedankenentzug und andere Gedankenbeeinflussungen, Gedankenausbreitung, Wahnwahrnehmung sowie alles von andern Gemachte und Beeinflußte auf dem Gebiet des Fühlens, Strebens (der Triebe) und des Wollens“... Recht verstanden ist jedes dieser Phänomene so komplex, daß es kaum als eine ausschließliche Störung des Wahrnehmens oder des Denkens oder des Fühlens, sondern nur ganz global als eine „Störung des Erlebens“ abgehandelt werden könnte. Recht verstanden ist also jedes dieser Phänomene eher ein Merkmalsverband als ein Einzelmerkmal, eher ein Syndrom als ein Symptom im Sinne unserer Begriffsbestimmung.

Die *nosologischen* Entitäten der Psychiatrie sind gleichfalls problematisch, insofern die Ursachen psychischer Störungen komplex und daher diagnostisch schwer faßbar sind. BLEULER beschreibt diese diagnostischen Schwierigkeiten folgendermaßen: „Eine Noxe setzt niemals eine von der Persönlichkeit unabhängige seelische Krankheitserscheinung. Sie kann nur die bevorstehende Persönlichkeit verändern. Niemals hängen die psychischen Folgen einer Noxe nur von der Noxe ab, sondern immer sehr weitgehend auch von der betroffenen Persönlichkeit, wie sie aufgrund von individuellen Dispositionen und der besonderen Lebensgeschichte geworden ist. Außerdem wird die Folge einer psychischen Noxe auch stark von allen anderen Einflüssen gestaltet, die gleichzeitig auf die Psyche wirken. Unter den krankheitsgestaltenden Faktoren ist das Lebensalter besonders wichtig. — Eine der wesentlichen Eigenarten der Psychiatrie gegenüber anderen ärztlichen Fachgebieten liegt gerade darin, daß sie in erster Linie mit der einmaligen Persönlichkeit des Kranken zu rechnen hat und viel weniger mit unpersönlichen und regelmäßigen Folgen von typischen Noxen.“ JASPERS äußert sich ähnlich: „Die Idee der Krankheitseinheit ist in Wahrheit eine Idee im Kantischen Sinne: Der Begriff einer Aufgabe, deren Ziel zu erreichen unmöglich ist.“ Diese Resignation ist jedoch nicht ganz berechtigt. Es läßt sich zumindest folgendes einwenden:

Einerseits ist BLEULER gewiß zuzugeben, daß keine neuropsychiatrische Affektion von einer einzigen Noxe verursacht wird, daß vielmehr jede neuropsychiatrische Affektion von sämtlichen binnenseelischen und außenweltlichen Einflüssen determiniert wird, die jeweils gerade zusammentreffen. Die somatogenen Affektionen sind auch von psychischen Einflüssen, die psychogenen Affektionen auch von physischen Einflüssen abhängig. Wenn wir daher die progressive Paralyse den somatogenen oder die Agoraphobie den psychogenen Affektionen zuordnen, so können wir nur meinen, daß die progressive Paralyse *hauptsächlich* in körperlichen, die Agoraphobie *hauptsächlich* in seelischen Schädigungen gründet.

Andererseits ist nicht einzusehen, warum die progressive Paralyse oder die Agoraphobie trotz dieser diagnostischen Schwierigkeiten nicht als nosologische Entitäten im Sinne unserer Begriffsbestimmung gelten sollen. Bei der progressiven Paralyse finden wir zumindest „die gleichen Ursachen", „den gleichen pathologisch-anatomischen Befund" sowie „das gleiche körperliche und psychische Zustandsbild", sofern wir die gemeinsame hirnorganische Signatur bedenken, welche die vielfältigen psychopathologischen Manifestationen früher oder später zu charakterisieren und zu verbinden pflegt. Bei der Agoraphobie konstatieren wir ebenfalls zumindest symptomatologische und ätiologische Gemeinsamkeiten. Beide sind also Einheiten nicht nur bezüglich bestimmter Krankheitserscheinungen, sondern auch bezüglich bestimmter Krankheitsursachen. Wenn dieses Kriterium als zureichendes Unterscheidungskriterium zwischen syndromatischen und nosologischen Entitäten akzeptiert wird, müssen beide als nosologische Entitäten gelten, auch wenn ihre obligaten Krankheitsursachen von Fall zu Fall von fakultativen anderen Einflüssen überlagert werden.

Dies wird übrigens anscheinend auch von BLEULER konzidiert. Trotz seiner Bedenken räumt er ein, daß es einige „Krankheitsformen" gebe, „die dem Begriff der ‚Krankheitseinheit' nahekommen, indem sich bei ihnen Ursache, Genese, Krankheitsbild und -verlauf häufig und in großen Zügen entsprechen". Auffällig ist jedoch, daß BLEULER nur körperlich begründbare Affektionen wie die Erbchorea als Exempel zitiert. Dabei läßt sich ebenso für manche erlebnisreaktiven Affektionen, also zum Beispiel auch für die Agoraphobie, geltend machen, daß „sich bei ihnen Ursache, Genese, Krankheitsbild und -verlauf häufig und in großen Zügen entsprechen", daß sie also „dem Begriff der ‚Krankheitseinheit' nahekommen".

Wie der diagnostische Prozeß in der Psychiatrie verläuft, hat übrigens KIELHOLZ am Beispiel der Depressionen dargestellt. Er beschreibt, wie der diagnostische Prozeß mit der Syndromdiagnose beginnt und zur Krankheitsdiagnose fortschreitet, wobei sich KIELHOLZ auf die nosologische Depressionsklassifikation von SELBACH bezieht. Für die Therapie ist nach HELMCHEN und HIPPIUS überdies zu beachten, daß die Syndromdiagnose und Krankheitsdiagnose auch noch durch eine Akuitätsdiagnose ergänzt werden.

Wenn nunmehr die Frage gestellt wird, wo die Verwahrlosung steht, welche diagnostische Kategorie die Verwahrlosung repräsentiert, so läßt sich vielleicht folgendermaßen antworten:

Verwahrlosung ist zunächst — wie die meisten psychopathologischen Phänomene — ein Merkmalsverband bzw. ein Syndrom im Sinne unserer Begriffsbestimmung. Im Gegensatz zu manchen anderen Syndromen kann die Verwahrlosung sogar als ein relativ gut abgrenzbares Syndrom bezeichnet werden — jedenfalls seit den Untersuchungen von S. und E. GLUECK: Seit diesen Untersuchungen können wir recht gut angeben, welche Merkmale mit der Verwahrlosung korrelieren und welche Merkmale nicht mit ihr korreliert sind. Wir wissen seitdem auch, daß der Merkmalsverband der Verwahrlosung umfänglich ist, daß sehr viele psychologische, biologische und soziale Merkmale zum Verwahrlosungssyndrom gehören.

Verwahrlosung ist sodann nicht nur eine syndromatische Einheit, Verwahrlosung kann auch eine nosologische Einheit sein. Wie ist das zu verstehen? Es ist genauso zu verstehen wie bei anderen psychopathologischen Phänomen, z. B. beim Zwang. Der Zwang ist zunächst auch nur ein Syndrom, d. h. ein Merkmalsverband ohne bestimmte Ätiologie. Gleichwohl läßt sich aus der Gesamtheit aller Zwangserscheinungen die Zwangsneurose als eigenständige, ätiologisch spezifizierte Krankheitseinheit absondern. Zwangsneurose und Zwangssyndrom unterscheiden sich dabei merklich in ihrem Verlauf: Der Verlauf des Zwangssyndroms ist uneinheitlich, weil das Zwangssyndrom nur bezüglich seiner Phänomenologie eine Entität bildet. Der Verlauf der Zwangsneurose ist einheitlich oder doch einheitlicher, weil die Zwangsneurose auch hinsichtlich ihrer Ätiologie eine Entität abgibt. Ähnliche Verhältnisse gelten für die Verwahrlosung. Die Verwahrlosung ist zunächst gleichfalls nur ein Syndrom, d. h. ein Merkmalsverband ohne bestimmte Ätiologie. Trotzdem läßt sich auch aus der Gesamtheit aller Verwahrlosungsentwicklungen eine bestimmte, ätiologisch spezifizierte Verwahrlosungsform als eigenständige Krankheitseinheit absondern. Das ist die milieureaktive oder erlebnisreaktive oder psychogene Verwahrlosung. Nach der Neurosendefinition von FRANKL, „daß wir als neurotisch jede Krankheit zu bezeichnen berechtigt sind, die psychogen ist“, könnte man diese milieureaktive oder erlebnisreaktive oder psychogene Verwahrlosung auch kurz als *„Verwahrlosungsneurose“* bezeichnen. Die *„Verwahrlosungsneurose“* erscheint im Vergleich mit dem ätiologisch unspezifizierten Verwahrlosungssyndrom ebenso uniform wie etwa die Zwangsneurose im Vergleich mit dem ätiologisch unspezifizierten Zwangssyndrom. Mit SCHÜLER-SPRINGORUM und SIEVERTS kann ihr Verlauf sogar nahezu „eintönig“ genannt werden.

SCHÜLER-SPRINGORUM und SIEVERTS sehen und beschreiben diese Form der Verwahrlosung in der Tat wie eine uniforme nosologische „Gestalt“.

„Typisch“ nennen sie folgende *Ätiologie:* „Es sind tatsächlich und in erster Linie die gestörten und zerstörten Familien; zerstrittene Eltern, geschiedene Eltern; früher Verlust der Eltern oder eines Elternteiles, wobei bezeichnenderweise die an sich selteneren Mutterwaisen besonders hart betroffen sind und später leichter sozial entgleisen als andere ...; häufiger Erzieherwechsel; frühe, wiederholte oder gar wechselnde Aufenthalte in Heimen usw.“

„Typisch“ nennen sie folgende *Symptomatologie:* „Am Anfang der Auffälligkeit steht häufig eine durchgängige Ungeordnetheit des Alltags: Schulschwänzen statt Schulbesuch, unausgefülltes Bummeln statt zielstrebiger Beschäftigungen usw. — allgemein ein Sich-umher-Treiben oder besser Sich-umtreiben-Lassen statt einer Lebensführung in eigener Regie. Nach Ende der Schulzeit — der Ausdruck Abschluß wäre oft eine Übertreibung — setzt sich dasselbe Muster als Unstetigkeeit im Arbeitsverhalten fort: Eine Lehre wird vorzeitig abgebrochen, häufiger Stellen- und Berufswechsel, mit oder ohne Zwischenzeiten der Arbeitslosigkeit, schließt sich an. Begleitet wird eine solche Entwicklung regelmäßig von Vorkommnissen, die den dissozialen Standort des Jugendlichen seiner Umgebung schlagartig offenbaren: Lügereien und Unehrlichkeiten daheim und in der Schule, Diebereien zu Hause und auf der Arbeitsstelle, immer rascheres Aufeinanderfolgen der verschiedensten Verfehlungen. Die vom Erzieher, Lehrherrn oder Vorgesetzten ausgesprochenen und verhängten Sanktionen wie überhaupt die Maßnahmen der Normalpädagogik bleiben fruchtlos, ein Appell der Kameraden kommt nicht an."

Resumierend stellen die Autoren fest: „Die Eintönigkeit solcher Lebensläufe kann kaum genug betont werden, ebenso die Typizität, mit der sie sich bei jenen Jugendlichen wiederholen, die der öffentlichen Jugendhilfe die meisten Sorgen bereiten."

Eine „Eintönigkeit" und „Typizität" des Verwahrlosungsbildes impliziert auch folgende Schilderung von BLEULER (wobei BLEULER allerdings statt des Begriffs „Verwahrlosung" die Begriffe „dauerhafte ethische Abweichung", „moralische Oligophrenie" oder „Asozialität" verwendet): „Viele Asoziale zeigen schon in der Jugend, wes Geistes Kind sie sind. Die meisten bleiben in der Schule zurück, auch wenn die Intelligenz gut ist, weil sie sich zu wenig anpassen und zu wenig Fleiß oder Aufmerksamkeit verwenden. Selten kommen ungewöhnliche Leistungen in einer einzelnen Richtung vor. Viele sind faul, lügenhaft, grausam gegen Tiere und Menschen, anspruchsvoll, absichtlich und aus Nachlässigkeit oft eigenes und fremdes Eigentum schädigend, eitel, unzuverlässig, egoistisch. Sie können sich einer Autorität nicht fügen, laufen davon, wenn ihnen etwas nicht gefällt; Strafen werden nicht gefürchtet. In Ausführung von schlimmen Streichen entwickeln sie Schlauheit und Energie, lernen von anderen rasch das Schlechte, schwer oder gar nicht das Gute, suchen instinktiv schlechte Gesellschaft. Verfrühter Sexualtrieb normaler oder perverser Richtung ist häufig."

Von der traditionellen psychiatrischen Krankheitslehre wird allerdings eine andere Auffassung der Verwahrlosung vertreten, wird die Verwahrlosung explicite oder implicite nur als ein Syndrom konzipiert und akzeptiert. Diese Auffassung liegt nahe. Man weiß, daß eine Verwahrlosung aus verschiedenen Ursachen entstehen kann. Man könnte also dazu neigen, sie nur als ein Syndrom abzuhandeln und davor warnen, eine bestimmte Ursache hervorzuheben. Trotzdem ist dies nicht richtig: Daß eine Affektion in vielen Fällen nur ein Syndrom repräsentiert, schließt nicht aus, daß sie in anderen Fällen eine Krankheitseinheit darstellt; daß eine Affektion aus verschiedenen Ursachen entstehen kann, schließt nicht aus, daß sich die eine oder die andere Ursache durch eine besondere Häufigkeit auszeichnet und daher eine besondere Beachtung verdient. Zitieren wir, um das Gemeinte zu verdeutlichen, eine andere psychopathologische Affektion, das Delir. Man weiß auch beim Delir, daß es aus verschiedenen Ursachen entstehen kann. Man könnte also vielleicht auch beim Delir dazu neigen, es nur als ein Syndrom abzuhandeln, und davor warnen, eine bestimmte Ursache hervorzuheben. Dies wäre jedoch ebenfalls nicht berechtigt: Obwohl das Delir in vielen Fällen nur ein Syndrom ist, kann es in anderen Fällen, z. B. im Alkoholdelir, als eine Krankheitseinheit in Erscheinung treten; obwohl das Delir verschiedene Ursachen haben kann, kann eine Ursache, eben die Alkoholvergiftung, besonders häufig sein und daher besonders beachtenswert erscheinen. In den meisten Lehrbüchern der Psychiatrie wird in der Tat auch so verfahren. Wer sich über das Delir, die Demenz, den Zwang u. a. psychopathologische Phänomene informieren möchte, wird vom deliranten Syndrom das alkoholische Delir, vom dementiellen Syndrom die paralytische Demenz, vom zwanghaften Syndrom die Zwangsneurose als ätiologisch spezifizierte Sonderformen bzw. nosologische Entitäten im

Sinne unserer Begriffsbestimmung abgehoben finden. In der gleichen Weise könnte und sollte auch vom Verwahrlosungssyndrom die *„Verwahrlosungsneurose"* als eine ätiologisch spezifizierte Sonderform bzw. nosologische Entität herausgestellt werden.

Instruktiv ist auch das Beispiel der cerebralen Anfälle. Cerebrale Anfälle sind ebenfalls zunächst nur ein Syndrom. Nichtsdestoweniger läßt sich aus der Gesamtheit aller cerebralen Anfälle die genuine Epilepsie als eine eigenständige Krankheit aussondern (vgl. SELBACH: „Eingehendere erbbiologische Untersuchungen ... erlauben in steigendem Maße eine positive Diagnostik der genuinen Epilepsie als eines geschlossenen Krankheitsbildes; damit werden ältere Erwägungen ... mit den Zweifeln an einer solchen eigenständigen Erkrankung hinfällig"). Was für das Phänomen Hirnkrampf gilt, gilt eben auch für das Phänomen Verwahrlosung. Wie die genuine Epilepsie als eine nosologische Entität vom Anfallssyndrom abgehoben wird, so sollte und könnte auch die *„Verwahrlosungsneurose"* als eine nosologische Entität vom Verwahrlosungssyndrom abgehoben werden.

1. Anmerkung: Es wurde gesagt, daß ein psychopathologisches Phänomen in einigen Fällen eine Krankheitseinheit, also einen Merkmalsverband *mit* bestimmter Ätiologie, repräsentiert und in anderen Fällen nur ein Syndrom, also einen Merkmalsverband *ohne* bestimmte Ätiologie, darstellt. Diese Feststellung bedarf jedoch einer Ergänzung bzw. Korrektur. Eigentlich läßt sich kein psychopathologisches Phänomen ohne Ursache und Verlauf vorstellen. Schließlich muß jedes psychopathologische Phänomen irgendwoher kommen und irgendwohin führen, einen Anfang nehmen und ein Ende finden, d. h. eine „Verlaufsgestalt" aufweisen, die durch eine Anamnese, einen Status praesens und eine Katamnese gekennzeichnet ist. Man kann mithin nicht sagen, ein gegebenes psychopathologisches Phänomen habe keine „Verlaufsgestalt", man kann nur sagen, ein gegebenes psychopathologisches Phänomen habe zur Zeit noch keine „Verlaufsgestalt" erkennen lassen. Die Feststellung, daß ein psychopathologisches Phänomen in einigen Fällen eine Krankheitseinheit und in anderen Fällen nur ein Syndrom repräsentiert, ist also nicht dem Phänomen, sondern seinem Beobachter anzulasten: Wenn er aus der Gesamtheit aller deliranten Phänomene nur das Alkoholdelir oder aus der Gesamtheit aller zwanghaften Phänomene nur die Zwangsneurose als Krankheitseinheit zu isolieren vermag, so liegt das nicht daran, daß nur diese Krankheitseinheiten vorlagen, sondern daran, daß er bisher nur diese Krankheitseinheiten gefunden hat.

2. Anmerkung: Besonders bemerkens- und bedenkenswert ist die Stellung der schizophrenen und zyklophrenen oder, wie es heißt, „endogenen" Geistesstörungen, in der psychiatrischen Diagnostik. Sie werden am meisten als nosologische Entitäten verfochten und können eigentlich am wenigsten als nosologische Entitäten gelten, insofern ihre Genese zumindest umstritten ist (vgl. BLEULER: „Wenn man ... heute von ‚endogenen' Geistesstörungen spricht, so meint man damit zunächst nur ‚Geistesstörungen unbekannter Genese'"). Es ist evident, daß solche Affektionen ungeklärter Genese nicht jene Einheitlichkeit der Ätiologie verbürgen können, die seit KRAEPELIN als conditio sine qua non einer Krankheitseinheit gefordert wird. Zwar steht es uns frei, auch bei Krankheiten unbekannter Ätiologie von nosologischen Entitäten bzw. von nosologischen Diagnosen zu sprechen. Diese Begriffskonzeption wäre jedoch unzweckmäßig, weil sie die nosologische Entität mit der syndromatischen Entität identifiziert und konfundiert. Wir wären damit vor die verwirrende Situation gestellt, daß Merkmalskomplexe, die nur hinsichtlich ihrer Symptomatologie übereinstimmen, fortan zwei Bezeichnungen führen (Syndrom, Krankheitseinheit), aber Merkmalskomplexe, die sich auch bezüglich ihrer Ätiologie gleichen, keine eigene Bezeichnung aufweisen; das schon Bezeichnete wäre überdeterminiert, das noch zu Bezeichnende bliebe unbestimmt. Im übrigen könnte auch eine Definitionsänderung der Krankheitseinheit nicht darüber hinwegtäuschen, daß Affektionen mit geklärter Ätiologie, wie das Alkoholdelir, die Zwangsneurose oder die Verwahrlosungsneurose, eher eine Einheitlichkeit garantieren und daher eher eine Entität abgeben als Affektionen mit ungeklärter Ätiologie, wie die sog. „endogenen“ Geistesstörungen.

Die Schizophrenien erfahren in der deutschen Psychiatrie überhaupt eine bemerkenswerte Spezialbehandlung: Sie werden im allgemeinen als eine Krankheit im Sinne von KURT SCHNEIDER behauptet, obwohl keine körperliche Verursachung bewiesen ist; sie werden in der Regel als eine nosologische Entität im Sinne von EMIL KRÄPELIN abgehandelt, obwohl keine einheitliche Ätiologie verbürgt werden kann; sie werden zumeist als ein monokausaler Prozeß konzipiert, obwohl sie gerade als „Geistesstörungen unbekannter Genese“ (BLEULER) zu einer polykausalen Betrachtung nötigen.

4.4 Verwahrlosung und Psychopathie

In der psychiatrischen Literatur und Klinik wird die Psychopathie sehr unterschiedlich definiert (vgl. die Übersicht von KALLWASS). Besonders geläufig sind folgende Definitionen der Psychopathie:

1. Psychopathien sind psychische Aberrationen, die zu subjektivem Leiden oder zu sozialen Konflikten führen;
Gegensatz: Psychische Aberrationen, die nicht zu subjektivem Leiden oder zu sozialen Konflikten führen.
2. Psychopathien sind psychische Aberrationen, die sich als abnorme Persönlichkeitsvarianten äußern;
Gegensatz: Psychische Aberrationen, die sich als abnorme Reaktionsweisen manifestieren.
3. Psychopathien sind psychische Aberrationen, die sich als abnorme Zustände äußern;
Gegensatz: Psychische Aberrationen, die sich als abnorme Vorgänge manifestieren.
4. Psychopathien sind psychische Aberrationen, die das Gemüt betreffen;
Gegensatz: Psychische Aberrationen, die den Verstand betreffen.
5. Psychopathien sind psychische Aberrationen, die die Umwelt stören;
Gegensatz: Psychische Aberrationen, die die eigene Person anfechten.
6. Psychopathien sind psychische Aberrationen, die in der Erbanlage begründet sind;
Gegensatz: Psychische Aberrationen, die durch Umwelteinflüsse bedingt sind.

Die meisten Psychopathiedefinitionen enthalten mehrere Kriterien. Zitieren wir etwa die im deutschen Sprachraum geläufigste Begriffsbestimmung der Psychopathie von KURT SCHNEIDER: „Aus den abnormen Persönlichkeiten schneiden wir als psychopathische Persönlichkeiten diejenigen heraus, die an ihrer Abnormität leiden oder unter deren Abnormität die Gesellschaft leidet.“ Sie definiert Psychopathien a) als psychische Aberrationen, die zu subjektivem Leiden oder zu sozialen Konflikten führen im Sinne unseres 1. Kriteriums, b) als abnorme Persönlichkeitsvarianten im Sinne unseres 2. Kriteriums — und sofern auch die zusätzlichen Erläuterungen von KURT SCHNEIDER in den Kapiteln „Klinische Systematik und Krankheitsbegriff“ und „Psychopathische Persönlichkeiten“ einbezogen werden — c) als affektive Störung im Sinne unseres 4. Kriteriums sowie d) als erbliche Störung im Sinne unseres 6. Kriteriums.

Die Psychopathiekriterien sind z. T. recht umstritten. Das gilt insbesondere von den ersten 3 Merkmalen unserer Aufstellung. Sie seien im folgenden näher erörtert:

Zu 1: Psychopathien sind psychische Aberrationen, die zu subjektivem Leiden oder zu sozialen Konflikten führen.

Diese Begriffsbestimmung ist problematisch, weil sie nicht distinktiv genug erscheint. Wenn sie einen Sinn haben soll, dann muß es auch psychische Aberrationen geben, die nicht zu subjektivem Leiden oder zu sozialen Konflikten führen. Solche psychischen Aberrationen sind vielleicht zu postulieren, aber kaum zu verifizieren. Kann nicht schon der sog. Geistesgesunde sich selbst und anderen zur Last werden? Muß nicht erst recht jede Aberration des Seelenlebens zu subjektivem Leiden oder zu sozialen Konflikten führen? Man könnte sich allenfalls den hyperthymen Menschen als eine Persönlichkeit vorstellen, die einerseits abnorm erscheint, andererseits mit sich und anderen ganz gut auskommt. Doch hat ihn KURT SCHNEIDER ebenfalls als Psychopathen deklariert. Man lese seine Beschreibung des „hyperthymischen Psychopathen" nach. KURT SCHNEIDER unterscheidet ausgeglichene, aufgeregte, streitsüchtige und haltlose Hyperthymiker und erklärt sie samt und sonders als Psychopathen. Das erscheint nicht konsequent. Daß er die aufgeregten, streitsüchtigen und haltlosen Hyperthymiker für Psychopathen hält, mag seiner Psychopathendefinition entsprechen; daß er auch die ausgeglichenen Hyperthymiker als Psychopathen bezeichnet, stimmt mit seiner Definition nicht recht überein. Wenn aber schon die „positiven" Abweichungen des Gemütslebens subjektives Leiden oder soziale Konflikte nicht ausschließen, wie sollten dann seine „negativen" Abweichungen subjektives Leiden oder soziale Konflikte vermeiden lassen? Sofern ein Begriff so wenig sein Gegenteil bestimmen, so wenig von seinem Gegenteil abheben läßt, ist er kaum als Unterscheidungsmerkmal zu gebrauchen (vgl. STERN: „Es handelt sich um eine Definition, mit der man nicht viel anfangen kann").

Zu 2: Psychopathien sind psychische Aberrationen, die sich als abnorme Persönlichkeitsvarianten äußern.

Die Psychopathiedefinition, welche Psychopathien als abnorme Persönlichkeiten bestimmt, setzt einen Unterschied zwischen Persönlichkeit und Reaktion bzw. Charakter und Verhalten voraus. Wir finden diese Unterscheidung nicht nur bei KURT SCHNEIDER, sondern auch bei EUGEN BLEULER, nicht nur im deutschen Sprachraum, sondern anscheinend auch im Englischen (in dem Begriffspaar „character disorders" und „behavior disorders") und im Französischen (in dem Begriffspaar „trouble du caractère" und „trouble du comportement"). Es fragt sich aber, ob diese Unterscheidung möglich ist. Recht verstanden ist nämlich die sog. Persönlichkeit eine Abstraktion aus der Reaktion, der sog. Charakter eine Abstraktion aus dem Verhalten. Deshalb rekurriert jede Persönlichkeitsbeschreibung auf eine Verhaltensbeschreibung. Deshalb rekurrieren auch die Persönlichkeitsbeschreibungen von KURT SCHNEIDER auf Verhaltensbeschreibungen: Hyperthymische Psychopathen „lassen sich nichts gefallen und mischen sich auch gerne in Dinge, die sie nichts angehen" ... Depressive Psychopathen „leiden unter einer mehr oder weniger dauernd gedrückten Stimmung, einer pessimistischen, zumindest skeptischen Lebensbetrachtung" ... Selbstunsichere Psychopathen „laufen ständig mit einem schlechten Gewissen herum und bei allem, was mißglückt, suchen sie zuerst die Schuld bei sich" ... Dabei besteht prinzipiell kein Unterschied darin, ob man die Persönlichkeitsbeschreibung auf die Observation und Exploration oder auf einen Persönlichkeitstest abstellt. Immer ergibt sich das, was einer ist, aus dem, was einer tut. Es verhält sich also mit dem Begriffspaar Persönlichkeit und Reaktion nicht anders als mit dem Begriffspaar Intelligenz und intelligentes bzw. intellektuelles Verhalten. (Vgl. WECHSLER: „Wie die Elektrizität kann die allgemeine Intelligenz als eine Art Energie angesehen werden. Wir wissen nicht, wie das Wesen dieser Energie letzten Endes beschaffen ist, wir erkennen sie aber — wie bei der Elektrizität — durch die Dinge, die sie vollbringt, oder besser aus den Dingen, die wir mit ihrer Hilfe vollbringen können, wie z. B. angemessene Assoziation zwischen Ereignissen herzustellen, richtige Schlüsse aus Behauptungen zu ziehen, die Bedeutung von Wörtern zu verstehen, Rechenaufgaben zu lösen oder Brücken zu bauen. Alles das sind Auswirkungen der Intelligenz im gleichen Sinne, wie chemische Zersetzung, Wärme- und Magnetfelder Auswirkungen der Elektrizität sind. Die Psychologen gebrauchen hierfür den Ausdruck intellektuelle Leistungen. Wir erkennen die Intelligenz aus dem, was sie uns zu tun befähigt.") Wie die Intelligenz aus dem intelligenten Verhalten, so wird auch die Persönlichkeit aus ihren Reaktionen deduziert. Wenn aber die Persönlichkeit aus ihren Reaktionen abgeleitet wird, dann können beide Begriffe nur als Synonyma benutzt werden. Oder mit anderen Worten: Wie sich die Begriffe Intelligenz und intelligentes Verhalten nicht als gegensätzliche, sondern nur als verwandte Bezeichnungen gebrauchen lassen, so lassen sich auch die Begriffe Persönlichkeit und Reaktion nicht als gegensätzliche, sondern nur als verwandte Bezeichnungen verwenden. (Vgl. STERN über die sog. „Charakterstörungen" und „Verhaltensstörungen": „Beide entsprechen einander. Die Verhaltensstörungen stellen gleichsam die äußere, die Charakterstörungen die innere Seite dar.")

Zu 3: Psychopathien sind psychische Aberrationen, die sich als abnorme Zustände äußern.

Die Psychopathiedefinition, die Psychopathien als abnorme psychische Zustände kennzeichnet, unterstellt einen Unterschied zwischen psychischen Vorgängen und psychischen Zuständen. Diese Unterscheidung entspricht und folgt der Unterscheidung, die im Bereich der somatischen Affektionen üblich ist (vgl. LETTERER). Im Bereich der somatischen Affektionen unterscheidet man bekanntlich ebenfalls zwischen krankhaften Vorgängen (Krankheit, nosos, morbus) und krankhaften Zuständen (Schaden, pathos, passio). Prima vista erscheint es zunächst durchaus berechtigt, diese Unterscheidung aus der Somatopathologie auf die Psychopathologie zu übertragen, fällt es doch offenbar auch in der Psychopathologie nicht schwer, überzeugende Beispiele für erblich bedingte, körperlich begründbare und erlebnisreaktive Zustände zu zitieren. Als Beispiel für erlebnisreaktive seelische Defekte imponiert etwa die emotionale Verkümmerung nach Pflegeschäden. Als Beispiel für körperlich begründbare seelische Defekte mag die affektive Labilität nach Encephalitiden gelten. Als Beispiel für erblich bedingte seelische Zustände könnte nach den Erhebungen von KALLMANN vielleicht die Homosexualität erörtert werden. Aber diese Beispiele sind nicht überzeugend. Gewiß, die emotionale Verkümmerung nach Pflegeschäden ist ein Beispiel für erlebnisreaktive Aberrationen, die affektive Labilität nach Encephalitiden ein Beispiel für körperlich begründbare Störungen, die hohe Konkordanz bezüglich des homosexuellen Verhaltens bei den eineiigen Zwillingen von KALLMANN vielleicht ein Beispiel für erblich bedingte Affektionen. Aber es ist nicht bewiesen, daß es sich bei diesen Seelenstörungen um seelische Zustände und nicht um seelische Vorgänge handelt. Die Beispiele sprechen nur für die Unterscheidung von erlebnisreaktiven, körperlich begründbaren und erblich bedingten Seelenstörungen, aber nicht für die Unterscheidung von seelischen Vorgängen und seelischen Zuständen. Sie bestätigen die ätiologische, aber nicht die phänomenologische Einteilung der psychiatrischen Krankheitslehre.

Die Unterscheidung zwischen abnormen seelischen Vorgängen und abnormen seelischen Zuständen ist vielleicht deshalb so schwierig, weil es im biologischen Bereich keine strikten Zustände gibt. Schon im somatischen Bereich ist der pathologische Zustand nur ein relatives Konzept; man meint damit die pathologischen Phänomene, die relativ beständig, d. h. beständiger sind als andere pathologische Phänomene. Aber im psychischen Bereich ist der pathologische Zustand eigentlich eine contradictio in adjecto. Wie es nach HERAKLIT unmöglich ist, zweimal in denselben Fluß zu steigen, so ist es auch unmöglich, zweimal den gleichen Menschen zu explorieren. Im psychischen Bereich gibt es keine Beständigkeit, gleicht keine Bestandsaufnahme der anderen. Wenn aber die Unterscheidung zwischen Vorgängen und Zuständen im psychischen Bereich zumindest schwierig ist, dann sollte man sie vielleicht besser aufgeben.

Zu den übrigen Begriffsbestimmungen der Psychopathie:

Die übrigen Begriffsbestimmungen der Psychopathie, welche die Psychopathie als eine affektive, alloplastische oder konstitutionelle, d. h. als eine das Gemüt betreffende, die Umwelt störende oder in der Erbanlage begründete psychische Aberration verstehen, sind weniger problematisch. Zwar läßt sich darüber streiten, ob und in welchem Umfange die affektiven von den intellektuellen, die alloplastischen von den autoplastischen, die erblichen von den peristatischen Seelenstörungen überzeugend abgehoben, abgesondert und nachgewiesen werden können und ob und in welchem Umfange ein bestimmter klinischer Fall unter einer oder mehrerer dieser Begriffsbestimmungen der Psychopathie zu subsumieren ist. Doch läßt sich gegen diese Begriffsbestimmungen an und für sich kaum etwas einwenden. Wir beschränken uns also zweckmäßigerweise auf folgende Begriffsbestimmungen der Psychopathie:

1. Psychopathien sind psychische Aberrationen, die das Gemüt betreffen;
Gegensatz: Psychische Aberrationen, die den Verstand betreffen.
2. Psychopathien sind psychische Aberrationen, die die Umwelt stören;
Gegensatz: Psychische Aberrationen, die die eigene Person anfechten.
3. Psychopathien sind psychische Aberrationen, die in der Erbanlage begründet sind;
Gegensatz: Psychische Aberrationen, die durch Umwelteinflüsse bedingt sind.

Während über die Begriffsbestimmung der Psychopathie recht viel gesagt worden ist und recht viel gesagt werden mußte, kann man sich über ihre Anwendung auf die Verwahrlosung vergleichsweise kurz fassen. Um zu entscheiden, ob die Verwahrlosung den Psychopathien zuzuordnen ist, gilt es festzustellen, ob sie (zumindest überwiegend) eine affektive oder alloplastische oder erbliche Seelenstörung darstellt. Diese Entscheidung fällt nicht schwer: Man kann, wenn man will, die Verwahrlosung als Psychopathie bezeichnen, wenn man sich darauf beschränkt, Psychopathien als affektive oder alloplastische Seelenstörungen zu definieren, da die Verwahrlosung sowohl eine affektive als auch eine alloplastische Affektion repräsentiert. Man kann die Verwahrlosung *nicht* als Psychopathie deklarieren, wenn man sich darauf beschränkt, Psychopathien als erbliche Seelenstörungen zu bestimmen, weil die Verwahrlosung zumeist als eine psychogene Affektion imponiert. Mit dem Psychopathiebegriff ist die Verwahrlosung also nicht zureichend zu erfassen. Nur insofern er zur Bezeichnung einer bestimmten *Phänomenologie*, nämlich zur Bezeichnung affektiver oder alloplastischer Seelenstörungen, gebraucht wird, kann er für die Verwahrlosung angezogen werden. Wenn man ihn jedoch für die Charakterisierung einer bestimmten *Ätiologie*, nämlich zur Charakterisierung erblicher Seelenstörungen, verwendet, kommt er für die Verwahrlosung im allgemeinen nicht in Frage.

Anmerkung: Wenn man in der psychiatrischen Krankheitslehre die phänomenologische Einteilung der allgemeinen Pathologie zwischen abnormen Vorgängen (Krankheit, nosos, morbus) und abnormen Zuständen (Schaden, pathos, passio) übernimmt, außerdem bei den abnormen Zuständen zwischen abnormen Zuständen der Verstandestätigkeit (Oligophrenien) und abnormen Zuständen des Gemütslebens (Oligothymien nach DAVIDSON) unterscheidet und schließlich diese phänomenologische Einteilung mit der herkömmlichen ätiologischen Einteilung verbindet, ergibt sich folgendes:

Einteilungsschema psychopathologischer Affektionen

Abnorme Vorgänge	*Abnorme Zustände der Verstandestätigkeit*	*Abnorme Zustände des Gemütslebens*
Erblich bedingte Störungen	Erblich bedingte Störungen	Erblich bedingte Störungen
Körperlich begründbare Störungen	Körperlich begründbare Störungen	Körperlich begründbare Störungen
Erlebnisreaktive Störungen	Erlebnisreaktive Störungen	Erlebnisreaktive Störungen
Ätiologisch ungeklärte Störungen	Ätiologisch ungeklärte Störungen	Ätiologisch ungeklärte Störungen

Wenn man dagegen bezüglich der phänomenologischen Einteilung die Unterscheidung zwischen abnormen Vorgängen und abnormen Zuständen aus den vorerwähnten Überlegungen aufgibt, und hinsichtlich der ätiologischen Einteilung auch die Unterscheidung zwischen erblich bedingten Affektionen und körperlich begründbaren Affektionen fallen läßt, weil die Wirkung der Erbfaktoren nach HOFSTÄTTER „kaum anders als im Sinne eines chemischen Vorganges verstanden werden kann", bleibt nur noch die ätiologische Unterscheidung zwischen körperlich begründbaren Affektionen, erlebnisreaktiven Affektionen und ätiologisch ungeklärten Affektionen (auf dem Schema schwarz umrandet).

4.5 Verwahrlosung und Neurose

WIESENHÜTTER definiert die psychogene Verwahrlosung als „soziale Neurose". In der vorliegenden Monographie wird die psychogene Verwahrlosung als „Verwahrlosungsneurose" bezeichnet (vgl. Kap. 4.3). Solche Bezeichnungen setzen eine bestimmte Neurosendefinition voraus. Es gibt Neurosendefinitionen, welche die psychogene Verwahrlosung den Neurosen zuorden lassen und solche, die sie von den Neurosen abzuheben nötigen.

In der Geschichte der Neurosenlehre wird die Konzeption des Neurosenbegriffs mit dem schottischen Arzt CULLEN und der Jahreszahl 1776 verknüpft. CULLEN, so heißt es, leitete die Neurose von den Neuronen, also von den Nerven ab, definierte die Neurose somit als eine Nervenkrankheit. Die Sprachverwirrung beginnt damit, daß sich diese Konzeption der Neurose vollständig gewandelt hat. Heute werden unter Neurosen keine Nervenstörungen, sondern Seelenstörungen verstanden. KURT SCHNEIDER sagt mit Recht: „Der Ausdruck ‚Neurose' widerspricht sprachlich völlig der heutigen Auffassung dessen, was man damit meint: Es ist ja gerade die Errungenschaft der neueren Psychopathologie und Psychotherapie, daß das keine Nervenstörungen sind, sondern psychische Störungen." Die Sprachverwirrung geht jedoch noch weiter: Zwar hat man sich geeinigt, jede Neurose als eine psychogene Störung zu interpretieren. Doch kann man sich nicht einigen, jede psychogene Störung als eine Neurose zu bezeichnen. Manche Schulen fassen alle, andere nur einige psychogene Störungen als Neurosen auf. Die Sprachverwirrung wird schließlich perfekt, wenn festgestellt werden muß, daß die meisten Schulen keineswegs bei einer bestimmten Neurosenkonzeption bleiben, sondern verschiedene Neurosenkonzeptionen nebeneinander zu verwenden pflegen. Das gilt sogar für die psychodynamischen Fachrichtungen der Psychiatrie, die sich auf die Neurosen spezialisiert haben. Selbst FENICHEL, der bekannteste Systematiker der Psychoanalyse, verwendet zumindest zwei Neurosenkonzepte. Einerseits beschränkt er den Begriff auf psychogene Störungen mit gehemmter Sexualität, insofern er Perversionen und Neurosen trennt. Andererseits weitet er den Begriff auf alle psychogenen Störungen aus, insofern er Perversionen und Neurosen doch gemeinsam unter der Kapitelüberschrift „Psychoneurosen" abhandelt. Am geläufigsten sind folgende Neurosendefinitionen:

1. Neurosen heißen alle psychogenen Störungen.

2. Neurosen heißen nur die psychogenen Störungen mit erhaltenem Realitätsbezug. Nach dieser Definition wird z. B. die Psychose ausgesondert, auch wenn sie, wie etwa die induzierte Psychose, psychogen ist.

3. Neurosen heißen nur die psychogenen Störungen mit gehemmter Sexualität. Nach dieser Definition wird z. B. die Perversion ausgeschlossen (vgl. FREUD [2], der die Perversion in bezug auf die Sexualität ein „Negativ" der Neurose nannte).

4. Neurosen heißen nur die psychogenen Störungen mit gehemmter Aggressivität. Nach dieser Definition wird z. B. die Verwahrlosung ausgeschlossen (vgl SCHARFENBERG, der auch die Verwahrlosung, und zwar in bezug auf die Aggressivität, als ein „Negativ" der Neurose bezeichnet).

Wenn diese geläufigsten Neurosenkonzeptionen bedacht werden, läßt sich leicht ausmachen, welche von ihnen die Verwahrlosung einschließen bzw. nicht einschließen.

Werden alle psychogenen Störungen im Sinne der Fallgruppe 1 oder nur die psychogenen Störungen mit erhaltenem Realitätsbezug im Sinne der Fallgruppe 2 als Neurosen definiert, dann kann auch die psychogene Verwahrlosung als Neurose gelten, insofern sie durch eine psychogene Verursachung und zumeist auch durch einen erhaltenen Realitätsbezug gekennzeichnet ist.

Werden dagegen nur die psychogenen Störungen mit gehemmter Sexualität im Sinne der Fallgruppe 3 oder mit gehemmter Aggressivität im Sinne der Fallgruppe 4 als Neurosen definiert, dann kann die psychogene Verwahrlosung nicht als Neurose verstanden werden, da die Sexualität und Aggressivität bei Verwahrlosten zumeist weniger gehemmt erscheinen.

Doch kann dies nicht ohne Einschränkungen behauptet werden. Es gibt immerhin pathognostische Verwahrlosungssymptome, die mit diesen Konzeptionen nicht konsonieren. Hierzu gehören etwa das phantastische Lügen (von GLUECK [1] bei 5,6% seiner „Delinquents" gefunden), welches immerhin einen Realitätsverlust anzeigt, oder das jähzornige Verhalten (von GLUECK [1] bei 12,8% seiner „Delinquents" erhoben), welches einerseits aggressive Durchbrüche, andererseits aber auch aggressive Hemmungen impliziert.

Es steht jedem frei, sich für die eine oder für die andere Neurosenkonzeption zu entscheiden. Allerdings ist das 1. Neurosenkonzept, welches die Neurose *ätiologisch*, d. h. durch eine bestimmte Verursachung, definiert, wesentlich zweckmäßiger als alle anderen Neurosendefinitionen, welche die Neurose *phänomenologisch*, d. h. durch ein bestimmtes Erscheinungsbild, zu bestimmen trachten, und zwar aus einem sehr einfachen Grund: Das ätiologische Kriterium der Psychogenität ist ein konstantes Merkmal; die phänomenologischen Kriterien, z. B. des erhaltenen Realitätsbezuges, der gehemmten Sexualität oder Aggressivität, sind dagegen keine konstanten Eigenschaften. Es ist zwar nicht zu bestreiten, daß in den sog. „klassischen" Neurosen (Hysterie, Phobie und Zwangsneurose) der Realitätskontakt in der Regel erhalten, die Sexualität und Aggressivität in der Regel gehemmt erscheinen. Es ist aber ebenso wenig zu bestreiten, daß auch in diesen klassischen Neurosen gelegentlich Realitätsverluste oder Triebdurchbrüche auftreten können. Die Erhaltung des Realitätsbezuges und die Hemmung der Sexualität oder Aggressivität gelten also nicht für jede ihrer Phasen und nicht für jedes ihrer Symptome. Wollte man die Neurosendefinition trotzdem auf diese Merkmale abstellen, so müßte man bei jeder psychogenen Erkrankung angeben, in bezug auf welche Phasen und welches Symptom sie als Neurose, und in bezug auf welche Phase und welches Symptom sie nicht als Neurose gelten solle. Wollte man beispielsweise nur die psychogenen Erkrankungen mit erhaltenem Realitätsbezug als Neurosen definieren, so wäre der Hysteriker, der nacheinander oder gleichzeitig Lähmungserscheinungen und Dämmerzustände entwickelt, bezüglich seiner Lähmungserscheinungen noch als neurotisch, bezüglich seiner Dämmerzustände nicht mehr als neurotisch zu deklarieren. Das brächte eine ziemliche Verwirrung. Glücklicherweise sind jedoch die Anhänger der phänomenologischen Neurosendefinitionen in der Praxis zumeist bereit, die phänomenologischen Neurosendefinitionen zugunsten der ätiologischen Neurosendefinition aufzugeben, also den Hysteriker mit den Dämmerzuständen trotz seines Realitätsverlustes als Neurotiker zu bezeichnen. Die gleiche Praxis sollte auch für die Verwahrlosung gelten. Wie wir nämlich spätestens seit den Untersuchungen von S. und E. GLUECK wissen, ist die Verwahrlosung keineswegs in bezug auf jede Phase und jedes Symptom durch enthemmte Sexualität und Aggressivität gekennzeichnet. Im Gegenteil: Im Anfang der Verwahrlosungsentwicklung pflegen Hemmungserscheinungen sogar zu dominieren, und selbst auf dem Höhepunkt der Verwahrlosungsentwicklung treten neben der allgemeinen Enthemmung auch deutliche Hemmungssymptome auf. Für die phänomenologisch orientierten Neurosendefinitionen würde dieses Nach- bzw. Nebeneinander von Hemmung und Enthemmung erhebliche terminologische Probleme aufgeben. Für die ätiologisch orientierte Neurosendefinition ist solcher Symptomwechsel unproblematisch: Nach der ätiologisch orientierten Neurosendefinition kann jede psychogene Verwahrlosung als Neurose gelten, unabhängig davon wie sich Hemmungs- und Enthemmungssymptome jeweils mischen.

4.6 „Verwahrlosungserscheinungen" und „Verwahrlosungsstruktur"

In der Fachliteratur (u. a. bei BRANDT, KÜNZEL, SPECHT) findet sich häufig eine Unterscheidung zwischen „Verwahrlosungserscheinungen" und „Verwahrlosungsstruktur".

Exemplarisch ist die Darstellung von BRANDT:

Unter „Verwahrlosungserscheinungen“ will BRANDT „alle Verhaltensweisen und Handlungen unsozialer oder asozialer Art verstehen, welche gegen die geltenden Gesetze oder guten Sitten der Gesellschaft verstoßen“ (S. 179).

Unter „Verwahrlosungsstruktur“ subsumiert er „bestimmte innere Dauereinstellungen unsozialer oder asozialer Art, die gegen die geltenden Gesetze oder guten Sitten der Gesellschaft gerichtet sind“ (S. 181).

BRANDT fährt fort: „Die für eine Verwahrlosungsstruktur typischen Einstellungen bzw. Charakterzüge scheinen erfahrungsgemäß hauptsächlich die folgenden zu sein: Beherrschung durch das Lustprinzip (FREUD), Triebbestimmtheit, Ichbezogenheit, mangelnder Gemeinschaftssinn, Bindungs- und Hemmungslosigkeit, nicht integriertes oder fehlendes Gewissen, Unfähigkeit zu Schuldgefühlen, Fehlen von ‚Idealen‘ oder negative Ichideale, Glaubenslosigkeit, mangelndes Ehrgefühl, Mißtrauen, Aggressivität, Gemütsarmut, innere ‚Leere‘, psychische Labilität gegenüber Versuchungen und Versagungen, Haltschwäche, herabgesetztes Aufgabenbewußtsein, unklare oder illusionäre Berufs- und Lebensplanung, weitgehend mangelnde Einsichtsfähigkeit“ (S. 181—182).

Diese Unterscheidung zwischen „Verwahrlosungserscheinungen“ und „Verwahrlosungsstruktur“ gleicht eigentlich der Unterscheidung zwischen „Dissozialität“ und „Verwahrlosung“ (vgl. Abschnitt 4.1 über Verwahrlosung, Dissozialität, Kriminalität, Abnormität). Die Definition der „Verwahrlosungsstruktur“ entspricht etwa der Definition der „Verwahrlosung“: Beide beschränken sich auf die Fälle von persistentem und generalisiertem Sozialversagen. Das Konzept der „Verwahrlosungserscheinungen“ entspricht etwa dem Konzept der „Dissozialität“: Beide beziehen sich auf alle anderen Fälle von unsozialem Verhalten. Wie die „Verwahrlosung“ als Sonderfall der „Dissozialität“ definiert wurde, so gilt auch die „Verwahrlosungsstruktur“ als ein Sonderfall der „Verwahrlosungserscheinungen“. Es wurde gesagt: Wer verwahrlost ist, ist auch dissozial; wer dissozial ist, braucht nicht verwahrlost zu sein. In ähnlicher Weise kann gesagt werden: Wer eine Verwahrlosungsstruktur hat, hat auch Verwahrlosungserscheinungen; wer Verwahrlosungserscheinungen hat, braucht keine Verwahrlosungsstruktur aufzuweisen. Die Unterscheidung zwischen „Verwahrlosungserscheinungen“ und „Verwahrlosungsstruktur“ hat jedoch den Nachteil, daß sie den Begriff der „Struktur“ einführt. Das ist ein Nachteil, insofern die Begriffe „Struktur“, „Charakter“, „Persönlichkeit“ letztlich doch nur aus dem Verhalten deduziert werden (vgl. Abschnitt 4.4 über Verwahrlosung und Psychopathie). Wenn aber die Begriffe „Struktur“, „Charakter“, „Persönlichkeit“ doch nur aus dem Verhalten deduziert werden, dann läßt sich fragen, ob sie nicht ebenso gut und besser durch Verhaltensmerkmale, also behavioristisch, beschrieben werden sollten, wie dies etwa in der Unterscheidung zwischen „Dissozialität“ und „Verwahrlosung“ versucht worden ist.

5. Methodologie

Der folgende Abschnitt wird sich insbesondere mit der Frage beschäftigen, wie Verwahrlosung zu erheben, zu messen und vorauszusagen sei. Die Stichworte Dokumentation, Quantifikation und Prädiktion kennzeichnen die Unterabschnitte. In diesem Zusammenhang werden eigene Dokumentations-, Quantifikations- und Prädiktionsversuche dargestellt.

5.1 Dokumentation der Verwahrlosung

Die Dokumentation ist eine der wichtigsten Voraussetzungen klinischer Untersuchungen. Das gilt auch für die klinische Untersuchung der Verwahrlosung. Es kommt aber darauf an, wie sie durchgeführt wird.

Die Dokumentation kann mehr oder minder *unsystematisch* erfolgen, beispielsweise nach Art eines Krankenblattes, das sämtliche erhebbaren Befunde vermerkt. Sie kann überwiegend *systematisch* sein, etwa nach Art eines Fragebogens, der nicht alle erhebbaren Befunde festhält, sondern nur bestimmte, ausgewählte Merkmale verzeichnet. Beide Methoden haben ihre Vor- und Nachteile. Das Krankenblatt hat eine größere „Dokumentationskapazität", aber eine geringe „Dokumentationskonsistenz", der Fragebogen eine kleinere „Dokumentationskapazität", aber eine größere „Dokumentationskonsistenz". Die Entscheidung zwischen beiden Formen der Dokumentation hängt u. a. vom Stand der Untersuchung ab: Solange ein psychopathologisches Zustandsbild noch vergleichsweise unerforscht ist, wird man bemüht sein, sämtliche erhebbaren Befunde zu registrieren. Wenn es besser bekannt ist, kann man dazu übergehen, bestimmte, für dieses Zustandsbild besonders wesentliche und wichtige Merkmale eingehender zu untersuchen. Das Bestreben, solche für die Verwahrlosung besonders wesentlichen und wichtigen Merkmale eingehender zu untersuchen, führte zur Entwicklung der nachfolgend beschriebenen Befundkarte (HARTMANN und EBERHARD, 1963). Diese Befundkarte hat folgende Aufgaben (vgl. Abb. 5).

Erstens soll die Befundkarte der gutachtlichen Beurteilung von Verwahrlosungsentwicklungen dienen. Für diese Aufgaben ist das Textfeld der Karte bestimmt. Es enthält eine Auswahl von Merkmalen, die als wesentlich und wichtig für die Beurteilung von Verwahrlosungsentwicklungen gelten können. Wenn der Gutachter in diesem Textfeld alle Merkmale markiert, die für seinen jeweiligen Probanden zutreffen, erhält er eine Synopsis seiner Erhebungen.

Nach der abgebildeten Befundkarte des Probanden Hans-Jürgen G. läßt sich beispielsweise folgendes resumieren:

Hans-Jürgen ist am 10. 12. 1944 geboren und, wie aus dem Aktenzeichen hervorgeht, 1962 in unserer Abteilung aufgenommen worden. Sein Intelligenz-Quotient (IQ) betrug 68.

Im übrigen wurden folgende Befunde erhoben:

Zur Symptomatik (Abschnitt I): Intellektueller Entwicklungsrückstand (5), Mangelhafte Arbeitsbindung (13), Schwänzen der Schule (26), Schwänzen der Arbeit (27), Häufiger Arbeitsplatzwechsel (28), Beschädigung, Zerstörung von Objekten (35), Alkoholmißbrauch (43), Verhandelte Eigentumsdelikte (45), Nicht verhandelte Eigentumsdelikte (48).

Zum Lebensgang (Abschnitt II): Kränklichkeit in der Kindheit (54), Hilfsschulbesuch (57), Verhaltensstörungen in der Schule vor dem 8. Lebensjahr (60), Entlassung aus der Hilfsschule (64), Abgebrochene Lehre (71), Zuletzt ohne Arbeit (75).

Zur biologischen Familie (Abschnitt III): Straffälligkeit der Kindesmutter (81), Straffälligkeit des Kindesvaters (82), Trunksucht des Kindesvaters (87).

Zur soziologischen Situation (Abschnitt IV): Kindeseltern ungetrennt, aber unverträglich (102), Kindeseltern verheiratet (105), Kindeseltern leben (110), Proband ehelich geboren (113), Proband hauptsächlich bei Kindeseltern aufgewachsen (116), Mutter regelmäßig

JUGENDPSYCHIATRISCHE BEFUNDKARTE *)

Rufname und Anfangsbuchstabe des Namens: Hans-Jürgen G. Geburtsdatum: 10.12.44 IQ: 68 AZ: 97/62

I. SYMPTOMATIK

Rastlosigk. z. Zt. d. Erheb.	1
Einnässen z. Zt. d. Erheb.	2
Nägelknabb. z. Zt. d. Erheb.	3
Sprachfehl. z. Zt. d. Erheb.	4
Intell. Entw. rückstand	5
Biolog. Entw. rückstand	6
Psychosex. Identif. stör.	7
Depressive Verstimmung	8
Mang. Entmutigungstoleranz	9
Mang. Reglementiergs. tol.	10
Mang. Versuchungstol.	11
Mang. Kontaktbindung	12
Mang. Arbeitsbindung *	13
Mang. Interessenbindung	14
Unord. und/od. unsaub.	15
Unzuverlässig, säumig *	16
Unernst, albern	17
Unaufrichtig, unwahrhaftig	18
Auffäll. Tagträum., Konfab.	19
Freiz.-Int. Abent. u. Sens. *	20
Berufs-Int. fahr. u. mil. B.	21
Häuf. Bes. v. Vergnüg. St.	22
Häuf. Bes. d. Kinos	23
"Bummeln" ***	24
"Weglaufen" **	25
"Schwänzen" der Schule ***	26
"Schwänzen" der Arbeit	27
Häuf. Arb. platz-Wechs.	28
"Schlechter Umgang" ***	29
"Älterer Umgang." *	30
Bandenanschluß **	31
Mißtrauisches Verhalten	32
Jähzorniges Verhalten	33
Oppositionelles Verhalten	34
Beschäd., Zerstör. v. Obj. **	35
Bedroh., Mißhand. v. Pers.	36
Tierquälerei	37
Suiciddroh. od. -versuch	38
Sex. Manip. m. Kamerad.	39
Sex. Manip. m. Männern	40
Uneheliche Vaterschaft	41
Tätow., Haaref., Body-B.	42
Alkoholmißbrauch	43
* Andere wesentl. Auffäll.	44

VERHANDELTE:

* Eigentumsdelikte	45
* sexuelle Delikte	46
* andere Rechtsverletz.	47

NICHT VERHANDELTE:

* Eigentumsdelikte	48
* sexuelle Delikte	49
* andere Rechtsverletz.	50

II. LEBENSGANG

Rastlosigk. i. d. Kindh.*	51
Einnässen i. d. Kindh.	52
Einkoten i. d. Kindh.	53
*"Kränklichk." i. d. Kindh.	54
Schwere Unfälle i. d. Anam.	55
Stark. Ablehn. d. Schule **	56
Hilfsschulbesuch	57
Mehr als 1 Klasse wiederholt	58
Schlecht. Abgangszeugn. *	59
V. Stör. i. d. Sch. v. d. 8. Lj.	60
Proband z. Zt. Schüler	63

BEI SCHULENTLASSENEN:

Entl. Hilfsschule	64
Entl. Grundschule	65
Entl. OPZ 7. Klasse	66
Entl. OPZ 8. Klasse	67
Entl. OPZ 9. Klasse u. höher	68
Entl. OTZ	69
Entl. OWZ	70
Abgebr. Lehre i. d. Anam.	71
Zuletzt Lehre oder Ausbild.	72
Zuletzt gelernte Arbeit	73
Zuletzt ungelernte Arbeit	74
Zuletzt ohne Arbeit	75

III. BIOLOGISCHE FAMILIE

EPILEPSIE ODER SEEL. STÖR.

* Kindesmutter	76
* Kindesvater *	77
* Biolog. Geschwister *	78
* Fam. d. KM	79
* Fam. d. KV	80

STRAFFÄLLIGKEIT

Kindesmutter *	81
Kindesvater *	82
Biolog. Geschwister *	83
Fam. d. KM	84
Fam. d. KV	85

TRUNKSUCHT

Kindesmutter	86
Kindesvater	87
Biolog. Geschwister	88
Fam. d. KM	89
Fam. d. KV	90

INTELL. LEISTUNGSMIND.

Kindesmutter	91
Kindesvater	92
Biolog. Geschwister *	93
Fam. d. KM	94
Fam. d. KV	95

SCHW. KÖRP. KRANKHT.

* Kindesmutter	96
* Kindesvater	97
* Biolog. Geschwister	98
* Fam. d. KM	99
* Fam. d. KV	100

IV. SOZIOLOGISCHE SITUATION

	Diss. d. Fam.	101
KE	ungetr., aber unverträg.	102
	Trenn. d. P. von d. Fam. *	103
	Trenn. d. P. weg. Verwahrl. *	104
KE	verheiratet	105
KE	verh., aber leb. getr.	106
KE	geschieden	107
KE	unverheiratet	108
KE	Fam. stand ungeklärt	109
KE	leben	110
KM	verst. oder verscholl.	111
KV	verst. oder verscholl.	112
P	ehelich geboren	113
P	unehelich geboren	114
P	Kindschaft ungeklärt	115
P	hps. bei KE aufgewachsen	116
P	hps. bei d. KV aufgew.	117
P	hps. bei d. KM aufgew.	118
P	hps. i. e. einzig. Ers. F.	119
P	hps. i. wechs. Bez. Sit.	120
	0 einjähr. Heim-U.	121
	1-2 einjähr. Heim-U.	122
	3-5 einjähr. Heim-U.	123
	Über 5 einjähr. Heim-U.	124

SOZIOLOGISCHE FAMILIE

M	gelegtl. berufstät.	125
M	regelm. berufstät.	126
M	nachlässige Aufsicht **	127
M	"subj. Fürsorgemängel" *	128
M	"obj. Führungsmängel" **	129
M	häuf. körp. Zücht.	130
V	nicht im erlernt. Beruf	131
V	ungelernte Arbeit	132
V	Fernfahrer, Lastw. fahr.	133
V	nachlässige Arbeit *	134
V	"subj. Fürsorgemängel" *	135
V	"obj. Führungsmängel" *	136
V	häuf. körp. Zücht. *	137
P	hat über 4 Geschwister	138
P	hat Halb- od. Stiefg.	139
P	mittleres Kind	140
P	ältestes Kind	141
P	jüngstes Kind	142
P	einziges Kind	143
	* Bes. Auffälligk. d. Geschw.	144
	Mang. Aufführung d. Fam. *	145
	Mang. Zus. halt d. F. *	146
	Mang. Haush. ord. d. F.	147
	Mang. Sparsinn d. F.	148
	Mang. Wohnverh. d. F.	149
	"Unterpriv." Wohnbezirk d. F.	150

V. BEWÄHRUNG

ARBEITSBEWÄHRUNG

a	Aktuelle Bewertung:	1	2	3	4
b	Prognostische Bewertung (Maturität):	1	2	3	4
c	Katamnestische Bewertung (Maturität):	1	2	3	4

SOZIALE BEWÄHRUNG

d	Aktuelle Bewertung:	1	2	3	4
e	Prognostische Bewertung (Maturität):	1	2	3	4
f	Katamnestische Bewertung (Maturität):	1	2	3	4

LEGALE BEWÄHRUNG

g	Aktuelle Bewertung:	1	2	3	4
h	Prognostische Bewertung (Maturität):	1	2	3	4
i	Katamnestische Bewertung (Maturität):	1	2	3	4

GESAMTBEWÄHRUNG

m	Aktuelle Bewertung:	1	2	3	4
n	Prognostische Bewertung (Maturität):	1	2	3	4
o	Katamnestische Bewertung (Maturität):	1	2	3	4

0 1 2 4 7 | 1 2 3 4 | a b c d e f g h i m n o

1	2	3	4		6	7	8	9	10	11	12		14	15	16	17	18	19	20
21	22	23	24	25				29	30	31	32	33	34		36	37	38	39	40
41	42		44		46	47		49	50	51	52	53		55	56		58	59	
61	62	63		65	66	67	68	69	70		72	73	74		76	77	78	79	80
		83	84	85	86		88	89	90	91	92	93	94	95	96	97	98	99	100
101		103	104		106	107	108	109		111	112		114	115		117	118	119	120
121	122	123	124	125		127	128		130		132	133	134	135		137	138	139	140
	142	143	144	145	146	147	148		150	151	152	153	154	155	156	157	158	159	160
161	162	163	164	165	166	167	168	169	170	171	172	173	174	175	176	177	178	179	180
181	182	183	184	185	186	187	188	189	190	191	192	193	194	195	196	197	198	199	200
201	202	203	204	205	206	207	208	209	210	211	212	213	214	215	216	217	218	219	220

0 1 2 4 7 | P Q R S T U V W X Y Z

Bewährung

*) nach K. HARTMANN (1962) ALLFORM GMBH · BERLIN W 15 VORDRUCK GS 061

Abb. 5. Jugendpsychiatrische Befundkarte

berufstätig (126), Objektive Führungsmängel der Mutter (129), Vater nicht im erlernten Beruf (131), Objektive Führungsmängel des Kindesvaters (136), Proband ältestes Kind (141), Mangelhafte Wohnverhältnisse der Familie (149).

Zur Bewährung (Abschnitt V): Dieser Abschnitt enthält Bewertungsprädikate für die Arbeitsbewährung, die Soziale Bewährung, die Legale Bewährung und die Gesamtbewährung, wobei für jeden Bereich anzugeben ist, wie er zur Zeit der Untersuchung beurteilt wird („aktuelle Bewertung"), wie er nach dem 21. Lebensjahr eingeschätzt wird („prognostische Bewertung") und wie er — im Falle einer Nachuntersuchung — nach dem 21. Lebensjahr bewertet worden ist („katamnestische Bewertung"). Im vorliegenden Fallbeispiel sind die aktuelle und prognostische Bewertung in allen Bereichen eher ungünstig. Katamnestische Bewertungsprädikate können erst nach Abschluß der katamnestischen Untersuchungen eingetragen werden.

Zweitens soll die Befundkarte der statistischen Analyse von Verwahrlosungsentwicklungen dienen. Für diese Aufgabe ist das Textfeld der Karte mit einem Lochfeld kombiniert. Wenn die im Textfeld der Karte registrierten Befunde im Lochfeld abgelocht werden, können alle abgelochten Befunde für statistische Berechnungen ausgezählt werden.

Die Befundkarte enthält zwei verschiedene Kategorien von Merkmalen. Zunächst wurden Merkmale ausgewählt, für die sich signifikante Vergleichsbefunde aus der Untersuchung von S. und E. GLUECK „Unraveling Juvenile Delinquency" anziehen ließen (sog. „bestätigte" Verwahrlosungsmerkmale). Sodann wurden auch Merkmale aufgenommen, für die sich zwar keine oder keine signifikanten Vergleichsbefunde aus „Unraveling Juvenile Delinquency" fanden, aber doch ein Untersuchungsinteresse bestand (sog. „unbestätigte" Verwahrlosungsmerkmale). Merkmal 1 der Karte (Rastlosigkeit z. Z. der Erhebung) ist beispielsweise ein „bestätigtes" Verwahrlosungsmerkmal, insofern sich für dieses Merkmal ein signifikanter Vergleichsbefund aus „Unraveling Juvenile Delinquency" ermitteln ließ, nämlich das Merkmal „Restlessness" aus Tab. XII-28. Aus dieser Tabelle geht hervor, daß das Merkmal „Restlessness" bei 91 (18,2%) von 500 „Delinquents" und bei 59 (11,8%) von 500 „Non-Delinquents" nachgewiesen wurde, daß die Häufigkeitsdifferenz 6,4% beträgt und ihre Zufallswahrscheinlichkeit oder Probabilität (p) minimal erscheint ($p < 0{,}01$). Merkmal 2 der Karte (Einnässen z. Z. der Erhebung) ist dagegen ein „unbestätigtes" Verwahrlosungsmerkmal, weil sich für dieses Merkmal kein signifikanter Vergleichsbefund in „Unraveling Juvenile Delinquency" fand.

Die „bestätigten" Verwahrlosungsmerkmale können als *pathognostische* Verwahrlosungssymptome gelten, insofern ihre Vergleichsbefunde bei der Gegenüberstellung von „Delinquents" und „Non-Delinquents" überzufällig häufiger bei „Delinquents" nachgewiesen wurden. Ihre Zusammenstellung war mühevoll, weil die Merkmale der vorliegenden Befundkarte nach psychopathologischen Aspekten zusammenzustellen waren und S. und E. GLUECK ihre Befunde in „Unraveling Juvenile Delinquency" eher nach „topischen" Gesichtspunkten geordnet hatten, z. B. nach dem Verhalten der Jungen in der Familie (Kap. XI) oder in der Schule (Kap. XII) oder in der Gemeinschaft (Kap. XIII). Es wurde daher eine neue Zusammenstellung der Befunde erforderlich: Zunächst wurden alle Befunde aus „Unraveling Juvenile Delinquency" auf Karteikarten übertragen. Dann wurden alle Karteikarten nach psychopathologischen Aspekten geordnet. Schließlich wurden alle Merkmale herausgenommen, die 1. nicht mit unseren Mitteln überprüfbar waren (z. B. alle anthropometrischen Befunde der Autoren), 2. nicht auf deutsche

Verhältnisse übertragen werden konnten (z. B. viele soziologische Befunde der Autoren) und 3. nicht präzisierbar erschienen (z. B. viele psychiatrische Befunde der Autoren).

Anmerkungen zu den Abschnitten I—IV der Befundkarte:

Die Merkmale in den Abschnitten I—IV der Befundkarte werden besonders differenziert:

Erstens werden die Merkmale der Abschnitte I—IV durch die Anordnung der Merkmalsnummer differenziert:

Alle Merkmale, deren Nummer in der *äußeren* Zahlenspalte eines Abschnitts erscheint (z. B. Merkmal 1 „Rastlosigkeit"), sind „bestätigte" Verwahrlosungsmerkmale.

Alle Merkmale, deren Nummer in der *inneren* Zahlenspalte eines Abschnitts erscheint (z. B. Merkmal 2 „Einnässen"), sind „unbestätigte" Verwahrlosungsmerkmale.

Zweitens werden die Merkmale der Abschnitte I—IV durch Sterne (*) differenziert:

Sterne, die *vor* „bestätigten" oder „unbestätigten" Merkmalen stehen, bezeichnen die Erläuterungsbedürftigkeit dieser Merkmale: Sie weisen darauf hin, daß diese Merkmale durch nähere Angaben spezifiziert werden müssen, gegebenenfalls auf der Rückseite der Befundkarte mit Angabe der Merkmalsnummer. Das gilt z. B. für das Merkmal 44 „Andere wesentliche seelische oder körperliche Auffälligkeiten".

Sterne, die *hinter* bestätigten Verwahrlosungsmerkmalen stehen, bezeichnen die Häufigkeits- oder Manifestationsdifferenz der Vergleichsbefunde aus „Unraveling Juvenile Delinquency": Sie beziehen sich auf die Häufigkeit dieser Befunde bei den „Delinquents" und „Non-Delinquents" und geben den Unterschied dieser Häufigkeiten in Prozenten an:

Für alle in der äußeren Zahlenspalte der Abschnitte I—IV gezählten Merkmale, hinter denen *kein* Stern steht, gilt eine Manifestationsdifferenz bis zu 25% (betrifft z. B. Merkmal 7 „Psychosexuelle Identifikationsstörung").

Für alle in der äußeren Zahlenspalte der Abschnitte I—IV gezählten Merkmale, hinter denen *ein* Stern steht, gilt eine Manifestationsdifferenz zwischen 25% und 50% (betrifft z. B. Merkmal 30 „Älterer Umgang").

Für alle in der äußeren Zahlenspalte der Abschnitte I—IV gezählten Merkmale, hinter denen *zwei* Sterne stehen, gilt eine Manifestationsdifferenz zwischen 50% und 75% (betrifft z. B. Merkmal 31 „Bandenanschluß").

Für alle in der äußeren Zahlenspalte der Abschnitte I—IV gezählten Merkmale, hinter denen *drei* Sterne stehen, gilt eine Manifestationsdifferenz zwischen 75% und 100% (betrifft z. B. Merkmal 29 „Schlechter Umgang").

Anmerkung zum Abschnitt V der Befundkarte:

Im Abschnitt V der Befundkarte können Bewertungsprädikate eingetragen werden für die Bewertungsbereiche „Arbeitsbewährung", „Soziale Bewährung", „Legale Bewährung", „Gesamtbewährung", und zwar für die aktuelle Bewertung, die prognostische Bewertung und die katamnestische Bewertung.

„Arbeitsbewährung" heißt die Bewährung in bezug auf das Arbeitsverhalten. Als Einschränkungen der Arbeitsbewährung gelten also z. B. Arbeitsunlust, Arbeitsunbeständigkeit, häufiger Wechsel des Arbeitsplatzes usw.

„Soziale Bewährung" heißt die Bewährung in bezug auf allgemeine soziale Verpflichtungen. Als Einschränkungen der sozialen Bewährung gelten also z. B. Trunksucht, Verschuldung, schlechter Umgang usw.

„Legale Bewährung" heißt die Bewährung in bezug auf besondere gesetzliche Verpflichtungen. Als Einschränkung der legalen Bewährung gelten also alle Übertretungen, Vergehen und Verbrechen nach den Strafgesetzen.

„Gesamtbewährung" heißt der Bewährungsmittelwert, der sich sinngemäß ergibt, wenn die Prädikate der Arbeitsbewährung, der sozialen Bewährung und legalen Bewährung zusammengezählt und durch 3 geteilt werden.

Bewertungsmaßstäbe der Arbeitsbewährung und sozialen Bewährung:

1 „befriedigend": keine Beanstandungen bekannt.
2 „mäßig" : mäßige Beanstandungen.
3 „mangelhaft" : erhebliche Beanstandungen.
4 „schlecht" : schwere Beanstandungen.

Anmerkung zum Lochkartenschlüssel:

Der Lochkartenschlüssel ist einfach gehalten: So können die Merkmale der Abschnitte I—IV nach den entsprechenden Nummern im mittleren Teil, die Merkmale des Abschnitts V im Teil „Bewährung" des Lochfeldes registriert werden. Außerdem finden sich Kurzschlüsselregister in den beiden randständigen Teilen des Lochfeldes. Hier können u. a. der Geburtsjahrgang (Kurzschlüssel A und P) und der Intelligenz-Quotient (Kurzschlüssel B und Q) registriert werden. Die Registration dieser Zahlen beschränkt sich zweckmäßigerweise auf ihre Zehner- und Einerdaten und erfolgt nach dem bekannten Schlüssel:

$$1=0+1,\ 2=0+2,\ 3=2+1,\ 4=4+0,$$
$$5=4+1,\ 6=4+2,\ 7=7+0,\ 8=7+1,$$
$$9=7+2,\ 0=7+4.$$

Im übrigen sind sowohl in den beiden randständigen Teilen als auch im mittleren Teil des Lochfeldes Vakanzen für die Registration gegebenenfalls zusätzlich erhobener Merkmale reserviert.

Kommentar zu den Befundkartenmerkmalen

Die Merkmale der Befundkarte bedürfen einiger Erläuterungen: Für die Merkmale, deren Bezeichnung aus der Befundkarte abgekürzt wurde, ist die vollständige Merkmalsbezeichnung anzugeben. Für die Merkmale, die sich auf Erhebungen von Glueck beziehen, sind dessen entsprechenden Befunde zu zitieren. Außerdem bedürfen viele Merkmale einer näheren Definition, um nach Möglichkeit eine Einigung darüber zu erzielen, was unter ihnen verstanden werden soll. In der psychiatrisch-psychologischen Abteilung, in der die Befundkarte entwickelt wurde, ist ein ausführlicher Kommentar mit solchen Definitionsversuchen zusammengestellt worden. Hier kann aber nur ein abgekürzter Kommentar präsentiert werden.

In diesem abgekürzten Kommentar werden für die Merkmale 42 und 71, deren Bezeichnung auf der Befundkarte erheblich gekürzt wurde, die vollständigen Merkmalsbezeichnungen aufgeführt und für alle Merkmale, die sich auf die Erhebungen von Glueck beziehen, die Manifestationswerte bei „Delinquents" (D) und „Non-Delinquents" (ND) und ihre Irrtumswahrscheinlichkeit (P) angegeben. Irrtumswahrscheinlichkeiten mit dem Vermerk (E) wurden von Eberhard aus den Angaben von Glueck berechnet.

Zumeist sind die Manifestationswerte bei D größer als die Manifestationswerte bei ND. In diesen Fällen wurden D und ND bezüglich eines negativen Merkmals verglichen (vgl. unser Befundkartenmerkmal 1: Der Vergleich erfolgt bezüglich des negativen Merkmals „Restlessness"). Manchmal (nämlich bei unseren Befundkartenmerkmalen 127, 128, 129, 134, 135, 136, 146 und 147) sind die Manifestationswerte bei D kleiner als die Manifestationswerte bei ND. In diesen Fällen wurden D und ND bezüglich eines positiven Merkmals verglichen (vgl. unser Befundkartenmerkmal 127: Der Vergleich erfolgt bezüglich des positiven Merkmals „Suitable Supervision of Children by Mother").

1. Rastlosigkeit, motorische Unruhe zur Zeit der Erhebung
Tab. XII-28; Restlessness
91 (18,2%) von 500 D : 59 (11,8%) von 500 ND $P < 0{,}01$

7. Psychosexuelle Identifikationsstörung
Tab. XIX-5; Conflicts in Intra-Family Relations; Sexual identification
149 (29,8%) von 500 D : 60 (12,0%) von 500 ND $P < 0{,}01$

8. Depressive Verstimmung
Tab. XII-28; Unhappiness, depression
72 (14,4%) von 500 D : 22 (4,4%) von 500 ND $P < 0{,}01$

9. Mangelhafte Entmutigungstoleranz
Tab. XII-28; Easy discouragement
88 (17,6%) von 500 D : 40 (8,0%) von 500 ND $P < 0{,}01$

10. Mangelhafte Reglementierungstoleranz
Tab. XIII-20; Attitude toward Supervised Recreation; Dislikes
66 (21,3%) von 310 D : 34 (11,6%) von 293 ND $P < 0{,}01$

12. Mangelhafte Kontaktbindung
Tab. XII-28; Unsociability
62 (12,4%) von 500 D : 30 (6,0%) von 500 ND $P < 0{,}01$

13. Mangelhafte Arbeitsbindung
Tab. XII-28; Laziness
194 (38,8%) von 500 D : 95 (19,0%) von 500 ND $P < 0{,}01$

16. Unzuverlässig, säumig
Tab. XII-28; Unreliability
245 (49,0%) von 500 D : 64 (12,8%) von 500 ND $P < 0{,}01$

18. Unaufrichtig, unwahrhaftig
Tab. XII-28; Untruthfulness
129 (25,8%) von 500 D : 20 (4,0%) von 500 ND $P < 0{,}01$

20. Freizeitinteresse vorzugsweise für Abenteuer und Sensation
Tab. XIII-11; Recreational Preference; Adventurous
213 (47,9%) von 445 D : 45 (9,5%) von 472 ND $P < 0{,}01$

21. Berufsinteresse vorzugsweise für fahrende und militärische Berufe
Tab. XII-20; Vocational Ambition; Adventurous occupation (bezieht sich nach GLUECK op. cit. S. 145 auf „adventurous occupations, such as aviation, going to sea, joining the Armed Services and so on")
103 (20,9%) von 492 D : 61 (12,2%) von 499 ND $P < 0{,}01$ (E)

22. Häufiger Besuch von Vergnügungsstätten
Tab. XIII-14; Play Places; Poolrooms, cheap dance halls, and the like
76 (15,2%) von 500 D : 4 (0,8%) von 500 ND $P < 0{,}01$

24. „Bummeln", d. h. Überschreitung der Ausgangs- oder Urlaubszeiten
Tab. XIII-13; Keeping late hours
455 (91,0%) von 500 D : 34 (6,8%) von 500 ND $P < 0{,}01$

25. „Weglaufen“, d. h. Entweichung aus der Familien- oder Heimgemeinschaft
Tab. XIII-13; Running away from home
295 (59,0%) von 500 D : 6 (1,2%) von 500 ND $P < 0{,}01$

26. „Schwänzen“ der Schule und Berufsschule
Tab. XII-26; Truanted
474 (94,8%) von 500 D : 54 (10,8%) von 500 ND $P < 0{,}01$

29. „Schlechter Umgang“, d. h. Anschluß an gefährdete Kameraden
Tab. XIII-16; Companions; Delinquents
492 (98,4%) von 500 D : 37 (7,4%) von 500 ND $P < 0{,}01$

30. „Älterer Umgang“, d. h. vorzugsweise Anschluß an ältere Kameraden
Tab. XIII-16; Companions; Predominantly older
223 (44,6%) von 500 D : 52 (10,4%) von 500 ND $P < 0{,}01$ (E)

31. Bandenanschluß, d. h. Anschluß an eine organisierte, antisoziale Gruppe
Tab. XIII-16; Companions; Gang
280 (56,0%) von 500 D : 3 (0,6%) von 500 ND $P < 0{,}01$

32. Mißtrauisches Verhalten
Tab. XII-28; Suspicousness
33 (6,6%) von 500 D : 9 (1,8%) von 500 ND $P < 0{,}01$

33. Jähzorniges Verhalten
Tab. XII-28; Temper Tantrums
64 (12,8%) von 500 D : 13 (2,6%) von 500 ND $P < 0{,}01$

34. Oppositionelles Verhalten
Tab. XII-28; Defiance
68 (13,6%) von 500 D : 29 (5,8%) von 500 ND $P < 0{,}01$

35. Beschädigung, Zerstörung von Objekten
Tab. XIII-13; Destroying property
309 (61,8%) von 500 D : 19 (3,8%) von 500 ND $P < 0{,}01$

36. Bedrohung, Mißhandlung von Personen
Tab. XII-28; Cruelty, bullying
32 (6,4%) von 500 D : 4 (0,8%) von 500 ND $P < 0{,}01$

42. Tätowiert sich, färbt sich die Haare, betreibt „Body-Building“

51. Rastlosigkeit, motorische Unruhe in der Kindheit
Tab. XIV-2; Extreme restlessness (bezieht sich nach Glueck op. cit. S. 171 auf die Kindheit).
298 (59,6%) von 500 D : 150 (30,0%) von 500 ND $P < 0{,}01$

52. Einnässen in der Kindheit
Tab. XIV-2; Enuresis (bezieht sich nach Glueck op. cit. S. 171 auf die Kindheit)
141 (28,2%) von 500 D : 68 (13,6%) von 500 ND $P < 0{,}01$

55. Schwere Unfälle in der Anamnese
Tab. XIII-15; Had serious accidents
166 (33,2%) von 500 D : 77 (15,4%) von 500 ND $P < 0{,}01$

56. Starke Ablehnung der Schule
Tab. XII-17; Attitude toward school; Markedly dislikes
293 (61,5%) von 477 D : 49 (10,3%) von 474 ND $P < 0{,}01$ (E)

57. Hilfsschulbesuch
Tab. XII-6; Placement in Special Classes for Retarded Boys; In special class
107 (21,4%) von 500 D : 50 (10,0%) von 500 ND $P < 0{,}01$

58. Mehr als eine Schulklasse wiederholt
Tab. XII-4; Number of Grades Repeated; 2 grades
128 (25,7%) von 499 D : 84 (16,8%) von 500 ND $P < 0,01$ (E)
Tab. XII-4; Number of Grades Repeated; 3 grades or more
104 (20,8%) von 400 D : 52 (10,4%) von 500 ND $P < 0,01$ (E)

59. Schlechtes Abgangszeugnis der Schule
Tab. XII-10; Scholarship in Last Full School Year; Poor (mostly D and E)
207 (41,4%) von 500 D : 41 (8,2%) von 499 ND $P < 0,01$

60. Verhaltensstörungen in der Schule vor dem 8. Lebensjahr, einschließlich Schulschwänzen und Arbeitsvernachlässigung in der Schule
Tab. XII-23; Age at First School Misbehaviour; Under 8 Years
141 (29,5%) von 478 D : 7 (8,1%) von 86 ND $P < 0,01$ (E)

Merkmale 66—70
OPZ = „Oberschule Praktischen Zweiges" = Hauptschule
OTZ = „Oberschule Technischen Zweiges" = Realschule
OWZ = „Oberschule Wissenschaftlichen Zweiges" = Gymnasium

71. Abgebrochene Lehrversuche bzw. Ausbildungsversuche nach der Schulentlassung

76. Epilepsie oder seelische Störungen bei der Kindesmutter
Tab. IX-10; Mother; Emotional Disturbances
201 (40,2%) von 500 D : 88 (17,6%) von 500 ND $P < 0,01$

77. Epilepsie oder seelische Störungen bei dem Kindesvater
Tab. IX-10; Father; Emotional Disturbances
220 (44,0%) von 500 D : 90 (18,0%) von 500 ND $P < 0,01$

78. Epilepsie oder seelische Störungen bei den biologischen Geschwistern
Tab. IX-11; ... Siblings; Emotional Disturbances
186 (37,2%) von 500 D : 57 (11,4%) von 500 ND $P < 0,01$

79. Epilepsie oder seelische Störungen in der Muttersfamilie
Tab. IX-6; Family of mother; Emotional disturbances
180 (36,0%) von 500 D : 101 (20,2%) von 500 ND $P < 0,01$

80. Epilepsie oder seelische Störungen in der Vatersfamilie
Tab. IX-6; Family of father; Emotional disturbances
125 (25,0%) von 500 D : 80 (16,0%) von 500 ND $P < 0,01$

81. Straffälligkeit bei der Kindesmutter
Tab. IX-10; Mother; Criminality
224 (44,8%) von 500 D : 75 (15,0%) von 500 ND $P < 0,01$

82. Straffälligkeit bei dem Kindesvater
Tab. IX-10; Father; Criminality
331 (66,2%) von 500 D : 160 (32,0%) von 500 ND $P < 0,01$

83. Straffälligkeit bei den biologischen Geschwistern
Tab. IX-11; ... Siblings; Criminality
326 (65,2%) von 500 D : 129 (25,8%) von 500 ND $P < 0,01$

84. Straffälligkeit in der Muttersfamilie
Tab. IX-6; Family of mother; Criminality
274 (54,8%) von 500 D : 181 (36,2%) von 500 ND $P < 0,01$

85. Straffälligkeit in der Vatersfamilie
Tab. IX-6; Family of father; Criminality
200 (40,0%) von 500 D : 161 (32,2%) von 500 ND $P < 0,01$

86. Trunksucht bei der Kindesmutter
Tab. IX-10; Mother; Drunkenness
115 (23,0%) von 500 D : 35 (7,0%) von 500 ND $P < 0{,}01$

87. Trunksucht bei dem Kindesvater
Tab. IX-10; Father; Drunkenness
314 (62,8%) von 500 D : 195 (39,0%) von 500 ND $P < 0{,}01$

88. Trunksucht bei den biologischen Geschwistern
Tab. IX-11; ... Siblings; Drunkenness
107 (21,4%) von 500 D : 32 (6,4%) von 500 ND $P < 0{,}01$

89. Trunksucht in der Muttersfamilie
Tab. IX-6; Family of mother; Drunkenness
234 (46,8%) von 500 D : 177 (35,4%) von 500 ND $P < 0{,}01$

91. Debilität, intellekt. Schwerfälligkeit bei der Kindesmutter
Tab. IX-10; Mother; Mental retardation
164 (32,8%) von 500 D : 45 (9,0%) von 500 ND $P < 0{,}01$

92. Debilität, intellekt. Schwerfälligkeit bei dem Kindesvater
Tab. IX-10; Father; Mental retardation
92 (18,4%) von 500 D : 28 (5,6%) von 500 ND $P < 0{,}01$

93. Debilität, intellekt. Schwerfälligkeit bei den biologischen Geschwistern
Tab. IX-11; ... Siblings; Mental retardation
252 (50,4%) von 500 D : 126 (25,2%) von 500 ND $P < 0{,}01$

94. Debilität, intellekt. Schwerfälligkeit in der Muttersfamilie
Tab. IX-6; Family of mother; Mental retardation
130 (26,0%) von 500 D : 73 (14,6%) von 500 ND $P < 0{,}01$

96. Schwere körperliche Krankheiten bei der Kindesmutter
Tab. IX-10; Mother; Serious physical ailments
243 (48,6%) von 500 D : 165 (33,0%) von 500 ND $P < 0{,}01$

97. Schwere körperliche Krankheiten bei dem Kindesvater
Tab. IX-10; Father; Serious physical ailments
198 (39,6%) von 500 D : 143 (28,6%) von 500 ND $P < 0{,}01$

98. Schwere körperliche Krankheiten bei den biologischen Geschwistern
Tab. IX-11; ... Siblings; Serious physical ailments
206 (41,2%) von 500 D : 119 (23,8%) von 500 ND $P < 0{,}01$

101. Dissoziation der Eltern-Gemeinschaft oder Eltern-Kind-Gemeinschaft
Tab. XI-8; Broken Homes; Broken
301 (60,4%) von 500 D : 171 (34,2%) von 500 ND $P < 0{,}01$

102. Kindeseltern ungetrennt, aber unverträglich
Tab. X-7; Conjugal Relations of Parents; Fair (bezieht sich nach GLUECK op. cit. S. 111 auf „incompatibility, not resulting, however, in an open breach, except for occasional sporadic separations")
158 (32,0%) von 494 D : 98 (19,8%) von 495 ND $P < 0{,}01$ (E)

103. Trennungen des Probanden von der Familie oder Ersatzfamilie
Tab. XIII-3; Departures from Home; Left home
357 (71,4%) von 500 D : 47 (9,4%) von 500 ND $P < 0{,}01$
sowie Tab. XIII-5; Reason First Left Home; Run away from home or bunked out
111 (31,1%) von 357 D : 0 (0,0%) von 47 ND $P < 0{,}01$
Für Merkmal 103 werden also zwei Tabellen von GLUECK angezogen, Tab. XIII-3, um die Summe der „Trennungen" zu ermitteln, Tab. XIII-5, um die in dieser Summe enthaltene Zahl von „Entweichungen" festzustellen. Wenn die „Entweichungen" von den „Trennungen" abgezogen werden, ergeben sich folgende Manifestationswerte:

246 (49,2%) von 500 D : 47 (9,4%) von 500 ND — $P < 0{,}01$

104. Trennungen des Probanden von der Familie oder Ersatzfamilie wegen Verwahrlosungserscheinungen des Probanden
Tab. XIII-5; Reason First Left Home; Delinquency
115 (46,7%) von 246 D : 0 (0,0%) von 47 ND — $P < 0{,}01$
Diese Manifestationswerte ergeben sich, wenn aus Tab. XIII-5 von der Gesamtzahl der „Trennungen" die Zahl der „Entweichungen" abgezogen wird.

125. Mutter gelegentlich außerhalb ihrer Wohnung berufstätig
Tab. X-9; Usual Occupation of Mother; Employed occasionally outside home
132 (26,6%) von 496 D : 73 (14,7%) von 497 ND — $P < 0{,}01$ (E)

127. Mutter nachlässig in der Aufsicht ihrer Kinder
Tab. X-10; Supervision of Children by Mother; Suitable
35 (7,0%) von 498 D : 320 (65,2%) von 491 ND — $P < 0{,}01$

128. Vom Probanden angegebene Nachlässigkeit der Mutter in bezug auf Anteilnahme und Zuwendung
Tab. XI-19; Boys Estimate of Parents' Concern for his Welfare; Mother; Good
79 (22,5%) von 351 D : 310 (71,0%) von 437 ND — $P < 0{,}01$

129. Vom Untersucher festgestellte Nachlässigkeit der Mutter in bezug auf Erziehung und Disziplin
Tab. XI-22; Parents' Discipline of Boy; Firm but kindly
21 (4,2%) von 497 D : 324 (65,6%) von 494 ND — $P < 0{,}01$

130. Häufige körperliche Züchtigungen des Probanden durch die Mutter
Tab. XI-23; Methods of Control of Boy by Parents; Mother; Physical punishment
268 (55,6%) von 482 D : 169 (34,6%) von 489 ND — $P < 0{,}01$

134. Vater nachlässig in der Arbeit
Tab. IX-18; Usual Work Habits of Father; Good
171 (37,6%) von 455 D : 327 (71,1%) von 460 ND — $P < 0{,}01$

135. Vom Probanden angegebene Nachlässigkeit des Vaters in bezug auf Anteilnahme und Zuwendung
Tab. XI-19; Boy's Estimate of Parents' Concern for His Welfare; Father; Good
62 (19,4%) von 319 D : 236 (64,9%) von 364 ND — $P < 0{,}01$

136. Vom Untersucher festgestellte Nachlässigkeit des Vaters in bezug auf Erziehung und Disziplin
Tab. XI-22; Parents' Discipline of Boy; Father; Firm but kindly
26 (5,7%) von 499 D : 255 (55,5%) von 459 ND — $P < 0{,}01$

137. Häufige körperliche Züchtigungen des Probanden durch den Vater
Tab. XI-23; Methods of Control of Boy by Parents; Father; Physical Punishment
299 (67,8%) von 441 D : 155 (34,7%) von 447 ND — $P < 0{,}01$

139. Proband hat in seiner „soziologischen Familie" Halb- bzw. Stiefgeschwister
GLUECK op. cit. S. 120: „Actually 31,3% of the delinquents, compared with 16,8% of the non-delinquents, had half- or stepbrothers and sisters" — $P < 0{,}01$ (E)
31,3% der D : 16,8% der ND — Für $N \approx 500$

140. Proband ist in seiner „soziologischen Familie" mittleres Kind in der Geschwisterreihe
Tab. XI-5; Rank of Boy among Brothers and Sisters; Middle
300 (60,0%) von 500 D : 239 (47,8%) von 500 ND — $P < 0{,}01$

145. Mangelhafte Aufführung der „soziologischen Familie"
Tab. X-6; Conduct Standards of Home; Poor
452 (90,4%) von 500 D : 270 (54,0%) von 500 ND — P < 0,01

146. Mangelhafter Zusammenhalt der „soziologischen Familie"
Tab. X-14; Cohesiveness of Family; Marked
80 (16,0%) von 499 D : 309 (61,8%) von 500 ND — P < 0,01

147. Mangelhafte Haushaltsordnung der „soziologischen Familie"
Tab. X-2; Routine of Household; Well planned
120 (24,4%) von 492 D : 240 (49,1%) von 489 ND — P < 0,01

148. Mangelhafter Sparsinn der „soziologischen Familie"
GLUECK op. cit. S. 84: „Almost three in four, 71,4%, of the families of which the delinquents are a part have no savings whatsoever, as compared with one in two, 51%, of the families of non-delinquents" — P < 0,01 (E)
71,4% der D : 51% der ND — Für $N \approx 500$

5.2 Quantifikation der Verwahrlosung

Die Quantifikation bzw. Messung psychologischer Leistungen wird erforderlich, wenn psychologische Leistungen verglichen werden sollen: Wer die Intelligenz verschiedener Probanden vergleichen möchte, muß eine Messung der Intelligenz durchführen. Wer die Verwahrlosung verschiedener Probanden vergleichen will, muß eine Messung der Verwahrlosung versuchen.

Die Messung der Verwahrlosung ist auf verschiedene Weise denkbar und möglich. Zunächst läßt sich die Messung der Verwahrlosung nur auf Merkmale beschränken, *die Verwahrlosung konstituieren,* wie etwa Rechtsverletzungen und Arbeitsscheu. Hierbei würde nur der engere Bereich der Verwahrlosung gemessen werden. Sodann läßt sich die Messung der Verwahrlosung außerdem auf Merkmale abstellen, *die mit Verwahrlosung korrelieren,* wie Dissoziation der Familie und Hilfsschulbesuch des Probanden (nach S. und E. GLUECK sind diese Merkmale signifikant positiv mit Verwahrlosung korreliert — vgl. Kommentar zu den Befundkartenmerkmalen 101 und 57 in Abschnitt 5.1). Hierbei mißt man den weiteren Bereich der Soziallabilität, in welchem die Verwahrlosung gründet. Ein solches Meßverfahren der Soziallabilität ist das im folgenden beschriebene Meßverfahren von HARTMANN u. ADAM (1966).

Methode

Die Messung der „Soziallabilität" erfolgt an einem Eichkollektiv von 500 männlichen Minderjährigen, die in sog. „Öffentlicher Erziehung" standen, und an 25 Labilitätsmerkmalen, die in 5 Merkmalsgruppen aufgeteilt wurden. Diese Merkmale können als Kriterien der Soziallabilität gewertet werden, insofern sie Dissozialität involvieren (Merkmal 21—25) oder mit Dissozialität korrelieren (Merkmal 1—20).

Die Korrelation von Merkmal 1—19 mit Dissozialität wurde insbesondere von S. und E. GLUECK verifiziert; die Korrelation von Merkmal 20 mit Dissozialität ist auch durch andere Untersuchungen bestätigt worden (vgl. z. B. Bericht der Weltgesundheitsorganisation über Alkoholismus, Genf 1951).

Um die Soziallabilität eines Probanden zu beurteilen, werden folgende 7 Meßwerte des Probanden bestimmt:

1. die Punktsumme aus den Merkmalen 1— 5,
2. die Punktsumme aus den Merkmalen 6—10,
3. die Punktsumme aus den Merkmalen 11—15,
4. die Punktsumme aus den Merkmalen 16—20,
5. die Punktsumme aus den Merkmalen 21—25,

6. die Punktsumme aus den Merkmalen 1—25 sowie
7. die Punktsumme aus den Merkmalen 4, 5, 8, 9, 16, 17, 19, 20, 22, 23, 24, 25, welche nach einer faktorenanalytischen Untersuchung als Hauptmerkmale der Soziallabilität imponieren (vgl. HARTMANN und ENGELMANN, 1966).

Der 6. Meßwert wird als „1. Sozialindex“, der 7. Meßwert als „2. Sozialindex“ des Probanden bezeichnet.

Die verschiedenen Meßwerte des Probanden werden mit verschiedenen Vergleichswerten des Eichkollektivs verglichen, und zwar in einer graphischen Darstellung und in einer tabellarischen Übersicht.

In der graphischen Darstellung werden die ersten 5 Meßwerte des Probanden zu einem sog. „Sozialprofil“ verbunden und mit den Mittelwerten und Streuungsmaßen des Eichkollektivs verglichen.

In der tabellarischen Übersicht werden sämtliche 7 Meßwerte des Probanden mit den sog. „Richtwerten“ des Eichkollektivs verglichen. „Richtwerte“ heißen diejenigen Punktwerte des Eichkollektivs, die im Streuungsbereich seiner Mittelwerte liegen und nach Art des ausgewählten Mittelwertes und Streuungsmaßes die mittleren 50% des Eichkollektivs repräsentieren.

Als Mittelwert wurde der *Medianwert*, als Streuungsmaß die *Quartilabweichung* gewählt, weil diese Maße geeignet sind, die zentrale Tendenz der Verteilung anzugeben, insofern sie nicht von ihren Extremwerten abhängen.

Erstes Fallbeispiel (vgl. Abb. 6)

Wolfgang (AZ 105/63) wurde im Juli 1944 geboren und am 10. 5. 1963 auf der Rechtsgrundlage der „Freiwilligen Erziehungshilfe“ in unserer Abteilung aufgenommen. Der Aufnahmetag gilt als Stichtag der Messung!

Zur Familiengeschichte wurde bekannt, daß die Kindeseltern durch den Tod der Mutter getrennt wurden (Merkmal 1). Die Mutter war 1961 mit 53 Jahren an einem Krebsleiden gestorben (Merkmal 4). Der Vater soll sich während des langen Krankenlagers seiner Frau dem Trunk ergeben und zweimal zu einer Entziehungskur in einer Berliner Nervenklinik aufgehalten haben (Merkmal 5). 1962 setzte er sich mit unbekanntem Ziel nach Westdeutschland ab, so daß der Junge auch noch den Vater verlor (Merkmal 2).

Zur eigenen Anamnese des Minderjährigen ging aus den Akten hervor, daß er als Kind unruhig und rastlos war (Merkmal 6), die Schule schwänzte (Merkmal 17) und die 3. und 5. Klasse wiederholen mußte (Merkmal 8). Im Anschluß an die Schulentlassung begann er eine Fleischerlehre. Nachdem er zweimal in der Lehrabschlußprüfung versagt hatte, löste er sein Arbeitsverhältnis. Im selben Jahr erfolgte seine erste gerichtliche Verurteilung. Danach kam er in die sog. „Jugendhilfsstelle“ und schließlich in ein Erziehungsheim (Merkmal 10). Wegen zunehmender Verhaltensstörungen, u. a. wegen Weglaufens (Merkmal 16) und Alkoholmißbrauchs (Merkmal 20), wurde er von dort unserer Abteilung überwiesen.

Als Rechtsverletzungen wurden registriert: Auf einem Gehweg uriniert im Februar 1962 (Termin April 1962, Einstellung nach Ermahnung), Diebstahl einer Flasche Sekt im Februar 1962 (Termin Mai 1962, Einstellung nach Geldbuße), Sachbeschädigung in einem S-Bahnwagen im Mai 1962 und Fahrraddiebstahl im Oktober 1962 (Termin Dezember 1962, 2 Wochen Jugendarrest), Autodiebstahl im Dezember 1962 und Autodiebstahl mit Verkehrsunfallflucht im Januar 1963 (Termin August 1963, 7 Monate Jugendstrafe, zur Bewährung ausgesetzt bis zum 20. 8. 1965). Hiernach waren folgende Kriminalitätsmerkmale zu registrieren: Aktenkundige Rechtsverletzungen in über 3 Fällen (Merkmal 25), Verhandelte Verkehrsdelikte

Name: *Wolfgang* Geb.-Dat.: Juli 44 IQ: 91 AZ: 105/63 Stichtag: 10. 5. 63

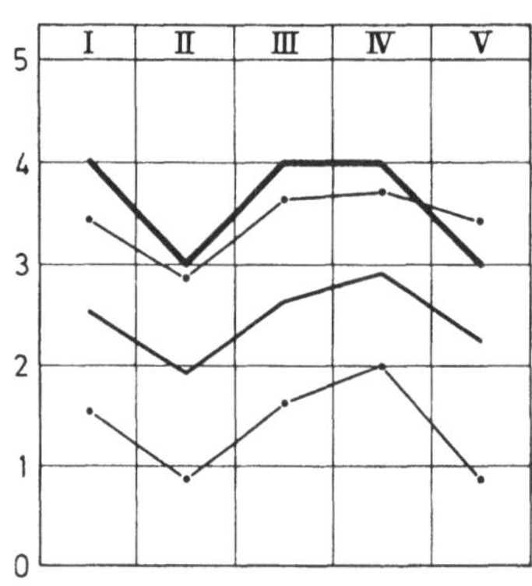

Labilitäts-Merkmale	Meßwerte in Punkten	Richtwerte in Punkten
1— 5	4	2— 3
6—10	3	1— 2
11—15	4	2— 3
16—20	4	2— 3
21—25	3	1— 3
1—25	18	10—14
4 5 8 9 16 17 19 20 22 23 24 25	10	4— 7

„Sozialprofil" d. Probanden ——
„Sozialprofil" d. Eichkoll. ——
nebst Quartilabweichungen —·—

„Meßwerte" des Probanden und
„Richtwerte" des Eichkollektivs

I „Familiäre Merkmale"

1 Kindesmutter von Kindesvater getrennt (mindestens 1 Jahr)
2 Proband von Kindesmutter und Kindesvater getrennt (mindestens 1 Jahr)
3 Proband hat Halb-, Stief- oder Adoptivgeschwister
4 Debilität od. Krankheit d. biolog. bzw. soziolog. Eltern od. Geschwister
5 Kriminalität od. Verwahrlosung d. biolog. bzw. soziolog. Eltern od. Geschw.

II „Biographische Merkmale"

6 „Kränklichk." i. d. Kindheit einschließl. neurot. Symptome u. schw. Unfälle
7 „Verhalt.stör." i. d. Schule vor d. 8. Geb. einschl. „Schwänzen" u. „Faulheit"
8 Leist.schwierigk. i. d. Schule (mehrm. sitzengebl. od. schlecht. Abg.zeugnis)
9 Einweisung in Hilfsschule in der Vorgeschichte
10 Einweisung in Erziehungsheim in der Vorgeschichte

III „Belastungsschwäche" und „Bindungsschwäche"

11 Mangelh. Frustrationstoleranz, kann Versagung od. Entmutig. nicht ertragen
12 Mangelh. Reglementierungstol., kann Aufsicht od. Anweis. nicht ertragen
13 Mangelh. Arbeitsbindung
14 Mangelh. Kontaktbindung
15 Depressive Verstimmung

IV „Impulsivität" und „Aggressivität"

16 Streunen („Bummeln" oder „Weglaufen")
17 Schulschwänzen
18 Jähzorniges oder oppositionelles Verhalten
19 Bedroh. od. Mißhandl. von Personen, Beschäd. od. Zerstör. von Objekten
20 Alkoholmißbrauch

V „Kriminalität"

21 Polizeilich od. gerichtlich nicht verhandelte Rechtsverletzungen
22 Verhandelte Rechtsverletzungen außer Verkehrsdelikten
23 Verkehrsdelikte
24 Aktenkundige Rechtsverletzungen vor dem 14. Geburtstag
25 Aktenkundige Rechtsverletzungen in über 3 Fällen

Bemerkungen:

Abb. 6. Meßwerte der Soziallabilität

(Merkmal 23), Verhandelte andere Rechtsverletzungen (Merkmal 22). Wegen der Sachbeschädigung war auch das Merkmal Bedrohung oder Mißhandlung von Personen, Beschädigung oder Zerstörung von Objekten (Merkmal 19) zu erheben.

Während der Beobachtungszeit ergaben die körperlichen Untersuchungen bis auf angeknabberte Fingernägel keinen auffälligen Befund. Im Intelligenz-Struktur-Test von AMTHAUER zeigte Wolfgang durchschnittliche Intelligenzleistungen (IQ 91). In den psychologischen Explorationen und Verhaltensbeobachtungen wurden eine depressive Verstimmung (Merkmal 15), mangelhafte Kontaktbindung (Merkmal 14), mangelhafte Arbeitsbindung (Merkmal 13) und mangelhafte Frustrationstoleranz (Merkmal 11) festgestellt.

Nach Abb. 6 wurden in diesem Fallbeispiel folgende Labilitätskriterien registriert: 1, 2, 4, 5, 6, 8, 10, 11, 13, 14, 15, 16, 17, 19, 20, 22, 23 und 25.

Die Verwahrlosung des Jungen ist deutlich. In der Merkmalsgruppe V (Kriminalität) erreicht er mit 3 Schlechtpunkten noch eine durchschnittliche Schlechtpunktsumme. In den Merkmalsgruppen I, III und IV ergeben sich dagegen überdurchschnittliche Punktwerte.

Dementsprechend fallen sein „1. Sozialindex“ mit 18 Schlechtpunkten und sein „2. Sozialindex“ mit 10 Schlechtpunkten ungünstig aus.

Der ungünstigen Beurteilung entspricht auch eine ungünstige Katamnese des Minderjährigen. Wenn alles zur Katamnese gerechnet wird, was sich nach dem als Stichtag gewählten Aufnahmedatum ereignet, so fängt sie gleich schlecht an: Wolfgang verübt noch in der Zeit seiner Unterbringung und Begutachtung in unserer Abteilung während einer Entweichung gemeinsam mit anderen Jungen einen Einbruch in eine Baubude, wobei Bierflaschen und Zigaretten entwendet werden. Das Delikt führt jedoch nicht zu einer Strafverfolgung, weil es erst nach jenem Gerichtstermin bekannt wird, in welchem der Richter wegen Wolfgangs Autodiebstählen Jugendstrafe verhängt und zur Bewährung aussetzt. Wolfgang wird also unter Bewährungshilfe gestellt und der gutachtlichen Empfehlung unserer Abteilung entsprechend in ein westdeutsches Erziehungsheim für schwersterziehbare Jungen verlegt. Das Heim vermag ihn jedoch nicht vor weiteren Straftaten zu schützen. Im Oktober 1963 entreißt er unter Gewaltandrohung einem Fuhrunternehmer das Fahrgeld, das ihm ein anderer Heimzögling für eine gemeinsame Fahrt gerade ausgehändigt hatte. Das Delikt wird jedoch auch dieses Mal mit Nachsicht behandelt. Zwar erhält er am Termin im Januar 1964 eine neuerliche Jugendstrafe von 10 Monaten. Doch wird sie ebenfalls zur Bewährung ausgesetzt. Schon im Februar 1964, also 4 Wochen nach dem Termin, ist er erneut an einem Baubudendiebstahl beteiligt. Wiederum kommt er aber noch einmal davon, da der Geschädigte von einer Anzeige absieht. Im Juli 1965 wird er volljährig und aus der „Öffentlichen Erziehung“ entlassen. Aber im Dezember desselben Jahres wird die laufende Bewährung wegen eines räuberischen Diebstahls widerrufen. Wolfgang verbüßt seine Jugendstrafe bis zum Oktober 1966 in der Jugendstrafanstalt Falkenrott. Der Vollzugsleiter der Strafanstalt berichtet über ihn: „Der nunmehr 22jährige ... befindet sich seit Februar d. J. in der hiesigen Anstalt. Schnell wurde deutlich, wie sehr der völlig alleinstehende Knabe schon sittlich abgeglitten ist. Er verkehrte in den schlimmsten Kreisen, hat ... eine völlig verfehlte Arbeitseinstellung erlangt und wirkt heute wie der typische Gammler. Er gibt sich auch keine Mühe, von diesem leichten Leben abzukommen, sondern trachtet weiterhin nach billigen Vergnügungen. Er spielt stets die heitere, optimistische Rolle, obwohl er innerlich voller Komplexe und Unsicherheiten steckt. Mit seinem berlinerischen Redeschwall, Albernheiten und Dreistigkeit will er sich im Leben behaupten, ihm fehlen aber jegliche ethischen Werte. Rein äußerlich kann er sich als heimgewohnter Knabe recht gut behaupten, vor allem andere Jungen erkennen ihn an. Für einen ordentlichen Lebenswandel wird es aber bei ihm kaum reichen, da er mit seinen 22 Jahren auch keine Lehren mehr annehmen will. Er will nach Hamburg zurückkehren ... Er geht Anstrengungen gern aus dem Wege und möchte deshalb auch nicht körperlich arbeiten. Die Gefahr des völligen Abgleitens ist bei ihm deshalb groß." Die Befürchtung des Vollzugsleiters war berechtigt: Im März 1969 wurde er wegen Verabredung zu einem Mord zu einer mehrjährigen Zuchthausstrafe verurteilt.

Zweites Fallbeispiel (vgl. Abb. 7)

Bernd (AZ 22/62) wurde im Dezember 1944 geboren und am 7. 2. 1962 ebenfalls auf der Rechtsgrundlage der „Freiwilligen Erziehungshilfe" unserer Abteilung überwiesen. Der Aufnahmetag gilt wieder als Stichtag der Messung.

Zur Familienanamnese war hervorzuheben, daß die Familie — verglichen mit dem vorbeschriebenen Fallbeispiel — keine groben Belastungen zeigte. Allenfalls war zu vermerken, daß ein Bruder des Probanden wegen Stotterns eine Sprachheilschule besucht hatte (Merkmal 4).

Zur eigenen Anamnese des Probanden wurde indessen von den Kindeseltern angegeben, daß er frühzeitig Erziehungsschwierigkeiten und Verhaltensstörungen in der Schule zeigte (Merkmal 7). Im letzten Schuljahr begann er schließlich die Schule zu schwänzen (Merkmal 17), von zu Hause fortzulaufen (Merkmal 16) und den Eltern kleinere Geldbeträge zu entwenden (Merkmal 21). Nach der Entlassung aus der Schule und dem Beginn einer Bäckerlehre nahmen das Schulschwänzen, das Fortlaufen und die Diebstähle zu, so daß er von den Kindeseltern getrennt werden mußte (Merkmal 2) und in ein Erziehungsheim gegeben wurde (Merkmal 10). Da er auch dort ausrückte, wurde er in unsere Abteilung verlegt.

Als kriminelle Verhaltensweisen waren zunächst die nicht verhandelten Diebstähle im Hause der Eltern zu registrieren (Merkmal 21). Hierzu kamen die gerichtlich verhandelten Diebstähle während der Lehrzeit (Merkmal 22). Insgesamt wurden mehr als 3 Rechtsverletzungen gezählt (Merkmal 25). Seine gerichtlich verhandelten Rechtsverletzungen hingen übrigens mit einer Entweichung im Oktober 1961 zusammen: Vor der Fugue stahl er seinem Lehrmeister Geld, während der Fugue ließ er aus einem unverschlossenen Auto eine Reisetasche und aus einer Jugendherberge einen Reisewecker und einen Schlafsack mitgehen.

Während der Beobachtungszeit wurden bei der körperlichen Untersuchung keine krankheitsverdächtigen Befunde erhoben. Im Intelligenz-Struktur-Test von AMTHAUER erreichte er nur unterdurchschnittliche Intelligenzleistungen (IQ 81). In den psychologischen Explorationen wurde vor allem eine depressive Verstimmung festgestellt (Merkmal 15).

Nach Abb. 7 waren in diesem Fallbeispiel folgende Labilitätskriterien festzustellen: 2, 4, 7, 10, 15, 16, 17, 21, 22 und 25.

Die Verwahrlosung von Bernd ist nicht so ausgeprägt wie die Verwahrlosung von Wolfgang. Bernd gleicht Wolfgang zwar bezüglich der Merkmalsgruppe Kriminalität

Name: *Bernd* Geb.-Dat.: Dez. 44 IQ: 81 AZ: 22/62 Stichtag: 7. 2. 62

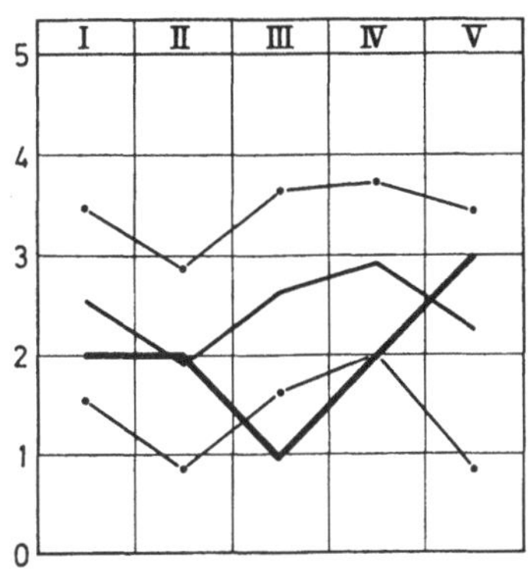

„Sozialprofil" d. Probanden ——
„Sozialprofil" d. Eichkoll. ——
nebst Quartilabweichungen —·—

Labilitäts-Merkmale	Meßwerte in Punkten	Richtwerte in Punkten
1— 5	2	2— 3
6—10	2	1— 2
11—15	1	2— 3
16—20	2	2— 3
21—25	3	1— 3
1—25	10	10—14
4 5 8 9 16 17 19 20 22 23 24 25	5	4— 7

„Meßwerte" des Probanden und
„Richtwerte" des Eichkollektivs

I „Familiäre Merkmale"

1 Kindesmutter von Kindesvater getrennt (mindestens 1 Jahr)
2 Proband von Kindesmutter und Kindesvater getrennt (mindestens 1 Jahr)
3 Proband hat Halb-, Stief- oder Adoptivgeschwister
4 Debilität od. Krankheit d. biolog. bzw. soziolog. Eltern od. Geschwister
5 Kriminalität od. Verwahrlosung d. biolog. bzw. soziolog. Eltern od. Geschw.

II „Biographische Merkmale"

6 „Kränklichk." i. d. Kindheit einschließl. neurot. Symptome u. schw. Unfälle
7 „Verhalt.stör." i. d. Schule vor d. 8. Geburtstag einschließl. „Schwänzen" u. „Faulheit"
8 Leist.schwierigk. i. d. Schule (mehrm. sitzengebl. od. schlecht. Abg.zeugnis)
9 Einweisung in Hilfsschule in der Vorgeschichte
10 Einweisung in Erziehungsheim in der Vorgeschichte

III „Belastungsschwäche" und „Bindungsschwäche"

11 Mangelh. Frustrationstoleranz, kann Versagung od. Entmutig. nicht ertragen
12 Mangelh. Reglementierungstol., kann Aufsicht od. Anweisung nicht ertragen
13 Mangelh. Arbeitsbindung
14 Mangelh. Kontaktbindung
15 Depressive Verstimmung

IV „Impulsivität" und „Aggressivität"

16 Streunen („Bummeln" oder „Weglaufen")
17 Schulschwänzen
18 Jähzorniges oder oppositionelles Verhalten
19 Bedroh. od. Mißhandl. von Personen, Beschäd. od. Zerstör. von Objekten
20 Alkoholmißbrauch.

V „Kriminalität"

21 Polizeilich od. gerichtlich nicht verhandelte Rechtsverletzungen
22 Verhandelte Rechtsverletzungen außer Verkehrsdelikten
23 Verkehrsdelikte
24 Aktenkundige Rechtsverletzungen vor dem 14. Geburtstag
25 Aktenkundige Rechtsverletzungen in über 3 Fällen

Bemerkungen:

Abb. 7. Meßwerte der Soziallabilität

(und wurde übrigens auch deshalb ausgewählt, weil daran gelegen war, zwei Jungen mit der gleichen Schlechtpunktsumme in dieser Merkmalsgruppe zu konfrontieren). Bernd steht aber in den übrigen Merkmalsgruppen besser als sein Vergleichspartner.

Dementsprechend fallen auch sein „1. Sozialindex“ mit 10 Schlechtpunkten und sein „2. Sozialindex“ mit 5 Schlechtpunkten günstiger aus.

Diese günstigere Beurteilung stimmt auch mit seiner Katamnese überein. Bernd wurde im April 1962 von unserer Abteilung in ein Berliner Erziehungsheim verlegt. Er hat dort seine Bäckerlehre mit der Gesellenprüfung abgeschlossen und ist nicht wieder strafrechtlich in Erscheinung getreten. Allerdings gab es noch Schwankungen in seinem allgemeinen sozialen Verhalten. Während des Heimaufenthaltes verübte er aus ungeklärten Gründen einen ungefährlichen Suicidversuch mit Schlaftabletten. Nach dem Heimaufenthalt vernachlässigte er wieder seine Arbeit, so daß sich die Eltern und das Jugendamt entschlossen, ihn noch einmal von Juli 1963 bis Juli 1964 in einem anderen Berliner Heim unterzubringen. Er wurde mit einer günstigen Beurteilung entlassen. In dem Bericht heißt es u. a.: „Bernd hat in den letzten Monaten zweifellos einen Prozeß der Nachreife durchgemacht ... Bernd muß jetzt unter Beweis stellen, daß er in der Lage ist, sein Leben zu meistern. Sein Verhalten innerhalb der Gemeinschaft, besonders aber an seinem Arbeitsplatz, lassen berechtigte Hoffnungen offen, daß es ihm gelingen wird.“ Die weitere Beobachtung bestätigte dieses Urteil. Bernd ist nicht nur straffrei geblieben, sondern hat sich auch in der Arbeit bewährt, obwohl er seinen Beruf wechselte. Er beteiligte sich während des zweiten Heimaufenthaltes an einem Lehrgang für Automechaniker und blieb „bei den Autos“. Er soll gut gearbeitet haben, zuletzt in einem Volkswagenbetrieb, der ihn im November 1967 nach Kanada schickte.

5.3 Prädiktion der Verwahrlosung

Die Prädiktion oder Vorhersage des Verwahrlosungsverlaufs ist besonders wichtig für die pädagogische und rechtliche Behandlung der Verwahrlosung. Für die rechtliche Behandlung der Verwahrlosung werden prognostische Überlegungen in manchen Fällen sogar vom Gesetzgeber gefordert. Das gilt z. B. für die rechtlichen Maßnahmen der „Erziehungsbeistandschaft“, der „Freiwilligen Erziehungshilfe“ und der „Fürsorgeerziehung“, insofern das Jugendwohlfahrtsgesetz sowohl ihre Gewährung bzw. Anordnung als auch ihre Beendigung von prognostischen Aspekten abhängig macht (vgl. Jugendwohlfahrtsgesetz, Abschnitt VI). Andererseits gibt die Kriminalprognose auch theoretische Probleme auf. Prognostische Fragen werden daher in der Fachliteratur z. Z. sehr viel diskutiert, wie die zahlreichen einschlägigen Veröffentlichungen ausweisen. Vergleiche die Publikationen von Geerds, Leferenz [2, 3], Mey, Middendorff [1, 2, 5], Munkwitz [3], Schaffstein, Schneider, Stutte [1] und Suttinger [1, 2] sowie die Fortbildungstagung Deutscher Psychologen 1965 (veröff. in den „Forschungsberichten zur forensischen Psychologie“ vom Walter de Gruyter Verlag, Heft 2, 1966) und die Fortbildungstagung der Bewährungshelfer 1965 (veröff. in der „Bewährungshilfe“, Nummer 2, 1966).

Man unterscheidet intuitive und statistische Prognoseverfahren. Als Beispiel für das Prinzip statistischer Prognoseverfahren sei eine Prognosetabelle oder „prediction scale“ von S. und E. Glueck vorgestellt, und zwar eine Rückfälligkeitsprognose bei

Tabelle 3. *Prognosetabelle von* S. *und* E. GLUECK
Rückfälligkeitsprognose bei „bedingter Entlassung" („parole") für männliche Strafgefangene unter 22 Jahren

Gewichtspunkte	rückfällig	nicht rückfällig	Fallzahl
Weniger als 390	45,2%	54,8%	31
390—400	61,5%	38,5%	13
400—410	82,9%	17,1%	35
410 oder mehr	92,7%	7,3%	151

Prognostische Faktoren	*Gewichtspunkte*
Verwahrlosung in der Familie	
nicht vorhanden	67,9
vorhanden	87,0
Alter zu Beginn des antisozialen Verhaltens	
17 oder älter	65,4
14—17	74,1
unter 14	91,8
Verhaltensstörungen in der Kindheit	
keine	52,6
einige	84,6
Ausbildungsstatus	
gelernt oder angelernt	77,8
ungelernt	86,7
Physische Kondition	
gut oder befriedigend	81,0
mangelhaft	100,0

„bedingter Entlassung" („parole") für männliche Strafgefangene unter 22 Jahren (vgl. Tab. 3). S. und E. GLUECK haben die Jugendkriminologie nicht nur durch diagnostische, sondern auch durch prognostische Beiträge bereichert, nämlich zahlreiche Prognosetabellen publiziert. Einige Prognosetabellen wurden in „Unraveling Juvenile Delinquency" veröffentlicht: eine Prognosetabelle aus RORSCHACH-Befunden, eine Prognosetabelle aus psychiatrischen Daten und eine Prognosetabelle aus soziologischen Faktoren, welche besonders bekannt wurde. Die meisten anderen Prognosetafeln der Autoren wurden in „Predicting Delinquency and Crime" zusammengefaßt. Aus diesem Werk ist auch unser Beispiel entnommen. Diese Prognosetabelle geht von 5 Merkmalen aus: 1. Verwahrlosung in der Familie, 2. Alter zu Beginn des antisozialen Verhaltens, 3. Verhaltensstörungen in der Kindheit, 4. Ausbildungsstatus und 5. Physische Kondition des Probanden. Aus der Anzahl und Ausprägung der 5 Merkmale errechnet sich eine Schlechtpunktsumme, die das Rückfallsrisiko des Probanden bestimmt: Bei einer Schlechtpunktsumme von weniger als 390 Punkten wird z. B. ein Rückfallsrisiko von 45,2% attestiert, weil bei allen Probanden des Eichkollektivs mit dieser Punktzahl ein Rückfälligkeitsanteil von 45,2% festgestellt wurde; bei einer Schlechtpunktsumme von 410 Punkten und mehr wird dagegen ein Rückfallsrisiko von 92,7% angenommen, weil bei allen Probanden des Eichkollektivs mit dieser Punktzahl ein Rückfälligkeitsanteil von 92,7% festgestellt worden ist. In der gleichen Weise sind die meisten anderen Prognosetabellen von S. und E. GLUECK aufgebaut (vgl.

Tabelle 4. *Prognosetabelle von* S. *und* E. GLUECK
Verwahrlosungsprognose für Schulkinder

Gewichtspunkte	verwahrlost	nicht verwahrlost	Fallzahl
Weniger als 200	8,2%	91,8%	293
200—250	37,0%	63,0%	108
250—300	63,5%	36,5%	192
300 oder mehr	89,2%	10,8%	297

Prognostische Faktoren	*Gewichtspunkte*
Erziehung des Jungen durch den Vater	
fest, aber freundlich	9,3
lasch	59,8
übermäßig streng oder ungleichmäßig	72,5
Aufsicht der Mutter über den Jungen	
gut	9,9
einigermaßen ausreichend	57,5
unzureichend	83,2
Zuneigung des Vaters zum Jungen	
warm (einschließlich übermäßig besorgt)	33,8
gleichgültig oder feindselig	75,9
Zuneigung der Mutter zum Jungen	
warm (einschließlich übermäßig besorgt)	43,1
gleichgültig oder feindselig	86,4
Zusammenhalt der Familie	
guter Zusammenhalt	20,6
einige Elemente des Zusammenhalts	61,3
desintegriert	96,9

Tab. 4 und Tab. 5). Die Prognosetabelle nach Tab. 4 ist besonders aus historischen Gründen interessant: Es handelt sich um jene bekannte, auf 5 soziologische Faktoren begründete Prognosetabelle aus „Unraveling Juvenile Delinquency", von der bereits die Rede war. Die Prognosetabelle nach Tab. 5 ist wegen ihres Anspruchs spektakulär: Wer schon die vorgenannte Tabelle bedenklich findet, da sie sich anheischig macht, die Verwahrlosung von Schulkindern vorauszusagen, wird über diese Tabelle vielleicht konsterniert sein, weil sie sich vermißt, schon die Verwahrlosung von Kleinkindern zu prognostizieren. Dennoch gehen beide Tabellen genauso wie die erste von konkreten Erhebungen aus: Wenn die Prognosetabelle für Schulkinder bei mehr als 300 Schlechtpunkten ein Verwahrlosungsrisiko von 89,2% attestiert, so kann sie sich darauf berufen, daß von allen Probanden des Eichkollektivs mit dieser Punktzahl tatsächlich 89,2% verwahrlosten; wenn die Prognosetabelle für Kleinkinder bei mehr als 275 Schlechtpunkten ein Verwahrlosungsrisiko von 89,7% veranschlagt, so kann sie geltend machen, daß von allen Probanden des Eichkollektivs mit dieser Punktzahl nachweislich 89,7% eine Verwahrlosungsentwicklung einschlugen. Die statistische Vorhersage erfolgt also nach dem Analogieprinzip. Das ist ein legitimes Verfahren und das Verfahren einer jeden Wahrscheinlichkeitsvorhersage, auch der intuitiven Prognose. Nehmen wir den Fall der Rückfallsprognose: Man kann sagen, daß sowohl die intuitive wie die statistische Rückfallsprognose das Rückfallsrisiko nach den Rückfallsanteilen

Tabelle 5. *Prognosetabelle von* E. T. GLUECK
Verwahrlosungsprognose für 2—3jährige Kinder

Gewichtspunkte	verwahrlost	nicht verwahrlost	Fallzahl
Weniger als 225	11,1%	88,9%	315
225—275	48,8%	51,2%	248
275 oder mehr	89,7%	10,3%	310

Prognostische Faktoren	*Gewichtspunkte*
Krankhaftigkeit der Eltern	
nicht vorhanden	17,7
vorhanden	59,1
Zuneigung der Eltern zum Kind	
beide Eltern liebevoll	30,8
ein Elter oder beide Eltern gleichgültig oder ablehnend	75,8
Ausgeprägte Unruhe in der Kindheit	
nicht vorhanden	36,5
vorhanden	66,5
Insubordination des Kindes gegenüber der elterlichen Autorität	
nicht vorhanden	24,8
vorhanden	78,0
Destruktives Verhalten des Kindes	
keine Anzeichen vorhanden	35,7
Anzeichen vorhanden	74,2

ihrer Vergleichspopulationen prognostizieren und nur hinsichtlich ihrer Verläßlichkeit differieren. Die intuitive Rückfallsprognose geht von den mutmaßlichen Rückfallsanteilen einer zahlenmäßig zumeist unbestimmten Vergleichspopulation aus. Die statistische Rückfallsprognose bezieht sich auf die ausgezählten und in Prozentzahlen angegebenen Rückfallsanteile eines zahlenmäßig bestimmten Eichkollektivs [1]. Die statistische Methode ist also exakter als das intuitive Verfahren. Trotzdem wird ihr häufig mit Mißtrauen und Einwänden begegnet. In Anlehnung an einen früheren Aufsatz zu diesem Thema (K. HARTMANN: Zur statistischen Kriminalprognose, insbesondere zur statistischen Urteilsprognose von FRITZ MEYER) seien im folgenden besonders 3 Argumente näher diskutiert: 1. das methodische Argument, 2. das theoretische Argument und 3. das pragmatische Argument.

Als *„methodisches Argument"* ist der Einwand zu bezeichnen, daß die statistischen Prognoseverfahren prinzipiell richtig, aber methodisch unzulänglich seien. In diesem Sinne hat z. B. SUTTINGER [2] das statistische Prognoseverfahren von FRITZ MEYER

[1] Maßgeblich sind allerdings eigentlich nicht die Rückfälligkeitsanteile des Eichkollektivs, sondern die aus diesen zu schätzenden Rückfälligkeitsrisiken der Grundgesamtheit (vgl. die Ausführungen zu der in Tab. 12 dargestellten statistischen Legalprognose von HARTMANN und EBERHARD).

kritisiert. Seine Kritik ist z. T. durchaus richtig. Methodische Einwände sind jedoch, wie SUTTINGER [2] selbst bemerkt, „noch kein Argument gegen die Brauchbarkeit eines Prognosesystems". Entscheidend ist eben die „Brauchbarkeit", und bezüglich dieser „Brauchbarkeit" haben die statistischen Verfahren eine größere Zuverlässigkeit bewiesen als die intuitiven Methoden. In dem oben zitierten Aufsatz heißt es daher weiter: „Sofern aber die statistischen Prognoseverfahren eine bessere ‚Brauchbarkeit' als die intuitiven Prognoseverfahren beweisen, werden wir die statistischen Prognoseverfahren vorziehen müssen; sofern sie im übrigen methodische Mängel aufweisen, werden wir sie künftig zu verbessern haben".

Als *„theoretisches Argument"* läßt sich die Behauptung subsumieren, die statistische Prognose verstoße gegen die Willensfreiheit und Einmaligkeit des Individuums und vernachlässige die unübersehbaren späteren Verhältnisse (sie gelte also nur mit der „clausula rebus sic stantibus"). Die Auseinandersetzung mit diesen Argumenten läßt sich kurz fassen. In bezug auf die „unübersehbaren späteren Verhältnisse" ist folgendes zu erwidern: Gewiß wird das Probandenkollektiv, auf das sich die statistische Prognose bezieht, von mannigfachen günstigen und ungünstigen Einwirkungen beeinflußt. Andererseits war aber auch das Probandenkollektiv, von dem die statistische Prognose ausgeht, zahlreichen positiven und negativen Einflüssen ausgesetzt. Die „unübersehbaren späteren Verhältnisse" werden aber von der statistischen Prognose durchaus berücksichtigt, solange das Probandenkollektiv, auf das sie sich bezieht, durch ein ähnliches Spektrum von Umweltbedingungen gekennzeichnet ist, wie das Probandenkollektiv, von dem sie ausgeht. Die statistische Methode ist sogar die einzig mögliche Methode, um zufallsbeeinflußte (stochastische) Größen richtig zu beurteilen. In bezug auf die Willensfreiheit und Einmaligkeit des Individuums ist es nicht erforderlich, sich auf langwierige Erörterungen dieser Theorie einzulassen. Man braucht nur darauf hinzuweisen, daß jede, also auch die intuitive Prognose, unsere Willensfreiheit und Einmaligkeit relativiert, insofern sie davon ausgeht, daß die Verhaltensweisen des Menschen (ebenso wie seine Krankheiten) nach bestimmten Regelmäßigkeiten ablaufen.

Gleiches läßt sich übrigens auch auf das strafrechtliche Argument von GEERDS erwidern. GEERDS argumentierte gegen die statistische Prognose, daß sie sich „auch aus strafrechtlichen Gründen verbietet", weil sie „von einem kausal-deterministischen Denken" ausgeht. Hinsichtlich dieser Streitfrage braucht man sich ebenfalls nicht auf langwierige Erörterungen einzulassen, sondern nur darauf hinzuweisen, daß jede, also auch die intuitive Prognose, von einem kausal-deterministischen Denken ausgeht, insofern sie voraussetzt, daß menschliches Verhalten bestimmten Regelmäßigkeiten unterliegt.

Als *„pragmatisches Argument"* kann die Einlassung gelten, daß das statistische Prognoseverfahren in der Praxis keine zuverlässigen bzw. zuverlässigeren Vorhersagen bewiesen habe, wenn es mit intuitiven Prognoseverfahren verglichen wird. Einen solchen Beweis hat beispielsweise LEFERENZ [1] versucht. Sein Rechenexempel soll hier nicht dargestellt werden. Statt dessen sei auf die Dissertation von HORN verwiesen, die diese Rechnung vorführt und widerlegt und gerade das Gegenteil, nämlich eine Überlegenheit der statistischen Methode, feststellt. HORN hat die Überlegenheit der statistischen Prognose durch eine eindrucksvolle Gegenüberstellung demonstriert. Sie wird mit einigen Modifikationen in Tab. 6 dargestellt. Teil 1 der Tab. 6 zeigt die Prognoseresultate, die sich bei 1100 Häftlingen nach intuitiven Ent-

Tabelle 6. *Zur „intuitiven" und „statistischen" Kriminalprognose* [a]

1. „Intuitive" Prognose

Prognoseresultate, die sich bei 1100 Häftlingen nach „intuitiven" Entlassungsprognosen ergeben hatten.

1	2	3	4	5	6	7	8
			Hiervon wurden nicht rückfällig		rückfällig		„Fehlurteile"
Prognose	N	%	N	%	N	%	N
gut	*338*	30,7	201	59,5	*137*	40,5	*137*
fraglich	371	33,7	152	41,0	219	59,0	?
schlecht	*391*	35,6	*105*	26,9	286	73,1	*105*
	1100	100,0	458	41,6	642	58,4	*242*

2. „Statistische" Prognose

Prognoseresultate, die sich bei denselben 1100 Häftlingen ergeben hätten, wenn sie statt dessen nur nach der Vorstrafenzahl beurteilt worden wären.

9	10	11	12	13	14	15	16	17
				Hiervon wurden nicht rückfällig		rückfällig		„Fehlurteile"
Prognose	Vorstraf.	N	%	N	%	N	%	N
gut	0	*142*	12,9	122	85,9	*20*	14,1	*20*
fraglich	1—4	289	26,3	154	53,3	135	46,7	?
schlecht	>4	*669*	60,8	*182*	27,2	487	72,8	*182*
		1100	100,0	458	41,6	642	58,4	*202*

[a] Modifiziert nach HORN (1961).

Mit den „intuitiven" Prognoseverfahren wurden nach Teil 1 bei 66,3%, nämlich bei 729 Häftlingen, eindeutige Rückfallsprognosen gestellt (338+391 in Spalte 2). Davon erwiesen sich 33,2%, nämlich 242 Rückfallsprognosen, als „Fehlurteile" (137+105 in Spalte 8).

Wenn dagegen bei denselben 1100 Häftlingen nach Teil 2 eine einfache „statistische" Rückfallsprognose nach der Vorstrafenzahl gestellt worden wäre (0 Vorstrafen im Sinne einer guten, mehr als 4 Vorstrafen im Sinne einer schlechten Prognose), so hätten sich bei 73,7%, nämlich bei 811 Häftlingen, eindeutige Prognosen stellen lassen (142+669 in Spalte 11). Davon hätten sich nur 24,9%, nämlich 202 Rückfallsprognosen, als „Fehlurteile" erwiesen (20+182 in Spalte 17).

lassungsprognosen ergeben hatten. Teil 2 der Tab. 6 zeigt die Prognoseresultate, die sich bei denselben 1100 Häftlingen ergeben hätten, wenn sie statt dessen nur nach der Vorstrafenzahl beurteilt worden wären. Der Vergleich der beiden Teile gibt zu bedenken: Mit den intuitiven Prognoseverfahren wurden nach Teil 1 bei 66,3%, nämlich bei 729 Häftlingen, eindeutige Rückfallsprognosen gestellt. Davon erwiesen sich 33,2%, nämlich 242 Rückfallsprognosen, als „Fehlurteile". Wenn dagegen bei denselben 1100 Häftlingen nach Teil 2 eine einfache statistische Rückfallsprognose nach der Vorstrafenzahl gestellt worden wäre (0 Vorstrafen im Sinne einer guten, mehr als 4 Vorstrafen im Sinne einer schlechten Prognose), so hätten sich bei 73,7%, nämlich bei 811 Häftlingen, eindeutige Prognosen stellen lassen. Davon hätten sich nur 24,9%, nämlich 202 Rückfallsprognosen, als „Fehlurteile" erwiesen. Ein einfaches Kriterium wie die Vorstrafenzahl, das auch ein Kanzleiangestellter erheben könnte, ergibt also eine zuverlässigere Prognose als die komplexen Erwägungen des Experten! Zwar ließe sich einwenden, daß die intuitiven Prognosen, die Horn zitiert, nicht mit den intuitiven Prognosen verglichen werden könnten, die heutzutage erstellt werden. Doch scheint es mit den intuitiven Prognosen auch heute nicht besser bestellt zu sein, wie die rezente Gegenüberstellung statistischer und intuitiver Rückfallsprognosen von Grosskelwing zeigt. Grosskelwing resumiert: „Im ganzen hat sich ... erwiesen, daß die intuitive Prognose für sich allein wesentlich unzuverlässiger und unsicherer ist als eine Beurteilung mit Hilfe der Prognosetafeln".

Die Polemik gegen die statistische Behandlung, insbesondere gegen die statistische Vorhersage menschlichen Verhaltens, hat im übrigen wesentlich emotionale Gründe (vgl. Henrysson, Haseloff und Hoffmann: „Jede Betrachtungsweise, die es unternimmt, das emotional Bedeutungsvolle der erlebten Welt und des menschlichen Miteinanders zählend und messend zu durchforschen, stößt ... regelmäßig auf eine intensive gefühlsmäßige Aversion ... In den Ergebnissen der Sozialstatistik begegnet sich ... der einzelne als Träger von mehr oder weniger häufig vorkommenden Eigenschaften, Leistungsqualifikationen und Merkmalen. Zweifellos ergeben sich hier höchst schmerzhafte Widersprüche zu einer Selbstdeutung, die jedem das Bewußtsein gibt, ein einmaliges, unvertauschbares und damit auch unersetzbares Individuum zu sein ...").

Die statistische Prognoseforschung darf sich durch solche Anfechtungen nicht entmutigen lassen; sie muß vielmehr versuchen, ihre Methodik zu vervollkommnen,

Tabelle 7. *Kriminalprognose von* Erwin Frey
(Prognostische Faktoren)

I. *Erbliche Belastung* (Basiswert 35)

1. Im allgemeinen (Psychosen, Psychopathien, Trunksucht, Debilität);
2. Kriminalität in der Verwandtschaft.

II. *Persönlichkeitstypus* (Basiswert 50)

3. Abnormer Charakter (insbesondere Psychopathie);
4. Intelligenz;
5. Psychosen;
6. Psychogene Störungen;
7. Geburtstrauma;
8. Somatische Auffälligkeiten.

III. *Milieu im Elternhaus* (Basiswert 15)

9. Zivile Stellung (Scheidungs- oder uneheliches Kind, Waise, Stellung in der Geschwisterreihe);
10. Soziologische und ökonomische Verhältnisse (Beruf des Vaters usw.);
11. Erzieherische Verhältnisse im Elternhaus oder am Pflegeort.

IV. *Freizeitmilieu* (Basiswert 5)

12. Freizeitmilieu.

V. *Erziehungsschwierigkeiten* (Basiswert 30)

13. Vorschulalter;
14. Schulalter;
15. Nachschulalter.

VI. *Einstellung zur Tat* (Basiswert 10)

16. Einstellung zur Tat.

VII. *Frühkriminalität* (Basiswert 35)

17. Frühkriminalität (Alter beim ersten Delikt, Rückfallsintervalle).

VIII. *Art der Delikte* (Basiswert 20)

18. Art der Delikte (Modus operandi usw.).

Tabelle 8. *Kriminalprognose von* GÜNTHER BRÜCKNER
(Prognostische Faktoren)

	Punkte
I. A. bei Frühkriminellen	
Frühkriminalität im Alter von	
a) 14—17 Jahren	2
b) 18—20 Jahren	1
B. bei Spätkriminellen	
a) 5—10 Vorstrafen	1
b) 11 Vorstrafen und mehr	2
II. Zahl der verbüßten Freiheitsstrafen	
a) 1—3	1
b) 4—6	2
c) 7 und mehr	3
III. Dauer der Verwahrung	
a) mindestens ein Jahr ohne Unterbrechung	1
b) mindestens zwei Jahre ohne Unterbrechung oder mindestens zweimal jeweils ein Jahr ohne Unterbrechung	2
IV. Die drei letzten Rückfallsintervalle	
je Intervall	
a) bis 6 Monate	3
b) bis 12 Monate	2
c) bis 24 Monate	1
V. Verhältnis zur Arbeit	
a) keine Arbeitswilligkeit oder Tätigkeit nur, um Straftaten zu begehen	2
b) Nichtbeendigung einer angefangenen Lehre, erlernter Beruf nicht ausgeübt oder kein Beruf	2
c) unregelmäßige Tätigkeit	1

d. h. neue und bessere „prediction scales" zu entwickeln, zumal im deutschen Sprachraum erst wenige publiziert worden sind. Hierzu zählen insbesondere die Prognosetabellen von SCHIEDT (1936), FREY (1951), MEYER (1956), BRÜCKNER (1958) und neuerdings von KLAPDOR (1967). In dieser Aufzählung sind allerdings diejenigen Prognoseverfahren nicht berücksichtigt, die nur Gefährdungsfaktoren, aber keine Gefährdungsprozente angeben. Dies gilt beispielsweise für das aus 15 Faktoren bestehende Verfahren von HORN (1961) und für das aus 23 Faktoren bestehende Verfahren von DÖRING (1962). Unberücksichtigt sind auch die Prognoseverfahren, welche im wesentlichen Modifikationen der vorgenannten Methoden darstellen. Hierzu zählt etwa das Verfahren von GERECKE (1939), das von den Prognosefaktoren von SCHIEDT ausgeht, aber eine Gewichtung der Faktoren einführt. Die Prognoseverfahren von FREY, BRÜCKNER, SCHIEDT, MEYER und KLAPDOR sind in den Tabellen 7—11 dargestellt. Es kann in diesem Zusammenhang nicht ausführlicher auf sie eingegangen werden; es sei hier nur ihre Bedeutung für unseren speziellen Probandenkreis diskutiert:

Das Verfahren von FREY scheidet von vornherein für die Beurteilung unserer Minderjährigen aus, da es an Schweizer Probanden entwickelt wurde. Außerdem überläßt es die Gewichtung der Faktoren dem Ermessen der Gutachter, so daß es sehr von subjektiven Einflüssen abhängig ist.

Tabelle 9. *Kriminalprognose von* Robert Schiedt
(Prognostische Faktoren)

1. Erbliche Belastung.
2. Erhebliche Kriminalität in der Aszendenz.
3. Schlechte Erziehungsverhältnisse.
4. Schlechter Schulerfolg.
5. Nichtbeendigung der angefangenen Lehre.
6. Unregelmäßige Arbeit.
7. Beginn der Kriminalität vor dem 18. Lebensjahre.
8. Mehr als vier Vorstrafen.
9. Besonders rasche Rückfälligkeit.
10. Interlokale Kriminalität.
11. Psychopathie.
12. Trunksucht.
13. Schlechtes allgemeines Verhalten in der Strafanstalt.
14. Entlassung aus der Anstalt vor dem 36. Lebensjahre.
15. Schlechte soziale und familiäre Verhältnisse nach der Entlassung.

Tabelle 10. *Statistische Urteilsprognose nach* Fritz Meyer *(modifiziert)*

Punktbereiche	Rückfälligkeitsanteile des Eichkollektivs (n=172)
0—2	15,4% (6 von 39 Probanden)
3—4	41,2% (21 von 51 Probanden)
5—8	67,7% (42 von 62 Probanden)
mehr als 8	100,0% (20 von 20 Probanden)

Prognostische Merkmale

1. Mutterwaise im Haushalt d. KV, sofern KV wieder geheiratet hat; Scheidungskind im Haush. d. KV, sofern KV wieder geheiratet hat; Scheidungskind im Haush. d. KM, sofern KM nicht wieder geheiratet hat; Eltern verheiratet, aber leben od. lebten getrennt (wegen Unverträgl.).
2. Kriminalität eines Elters oder beider Eltern (biolog. Eltern).
3. Fortges. Alkoholmißbr. eines Elters od. beider Eltern (biolog. Eltern).
4. Einziges od. jüngstes Kind (einschließl. Halb-, Stief- u. Adoptivgeschw.).
5. Schulschwänzer od. Schulversager (mehr als einmal sitzengeblieben).
6. Sofern Volksschüler, kein od. spät. Lehrvers. (1 J. u. mehr nach Ausschul.).
7. Häufiger Arbeitsstellenwechsel (mindestens alle 4 Monate).
8. Erzieh.beistandschaft n. § 55 JWG od. Schutzaufsicht n. § 56 RJWG.
9. Aufenthalt in Erziehungsheimen länger als sechs Monate.
10. Ausreißer aus Erziehungsheimen.
11. Erste Rechtsverletzungen vor dem 15. Geburtstag.
12. 5 und mehr Delikte durchschnittlich im Jahr seit d. 14. Geburtstag.
13. 4 und mehr Vorverurteilungen, einschl. Erzieh.maßregeln u. Zuchtmittel.
14. 2 und mehr verbüßte Jugendarreststrafen.
15. 2 und mehr zumindest teilweise verbüßte Jugend(gefängnis)strafen.
16. Sofern Jugend(gefängnis)strafe verbüßt, nie länger als 3 Mo. im Gefängn.
17. Straffällig vor 3 Mo. nach verbüßt. letzt. Freih.strafe einschl. Arrest.
18. „Einzeltäter“ oder „Gruppentäter“ mit „festen“ Tatgenossen.
19. Verurt. weg. Betruges vor d. 21. Geburtstag.
20. Verurt. weg. gewerbsmäßiger Unzucht vor d. 21. Geburtstag.
21. Verurt. weg. Widerstandsleist. geg. d. Staatsgewalt vor d. 21. Geburtstag.
22. Verurt. weg. Bettelns u. Landstreicherei vor d. 21. Geburtstag.
23. Rechtsverletzungen in verschied. Ort. od. Städt. („interlokale Kriminal.“).

Tabelle 11. *Statistische Urteilsprognose nach* Manfred Klapdor *(modifiziert)*

Punktbereiche	Rückfälligkeitsanteile des Eichkollektivs (n=200)
0	26,3% (10 von 38 Probanden)
1—3	62,7% (64 von 102 Probanden)
ab 4	91,7% (55 von 60 Probanden)

Prognostische Merkmale

1. Erbliche Belastung durch erhebliche Kriminalität der Eltern und Großeltern.
2. Zwei- und mehrmaliger Wechsel der Erziehungspersonen.
3. Schlechtes oder sehr schlechtes Verhältnis zu den Haupterziehungspersonen im (Schul- und) Nachschulalter.
4. Räumliche Lösung von den Haupterziehungspersonen vor der Vollendung des 15. Lebensjahres.
5. Volksschulschwänzer.
6. Sitzenbleiben in der Volksschule als normal begabter Schüler (ohne begründete Ursache, z. B. lange Krankheit), soweit nicht bereits Punkt 5 vorliegt.
7. Abbruch einer Lehre als normal begabter Volksschüler (ohne begründete Ursache).
8. Erziehungsschwierig im Vorschulalter oder Vagabundieren im Schulalter oder Geschlechtsverkehr vor Vollendung des 16. Lebensjahres oder in der Freiheit homosexuell betätigt oder „verlogen".
9. Wegen Straftaten, die als Strafunmündiger begangen, der Fürsorgeerziehung überwiesen oder wegen Straftaten, die 14-, 15- oder 16jährig begangen, zu Jugendstrafe verurteilt.
10. Hatte sich bereits viermal wegen eines Vermögensdeliktes zu verantworten bzw. hat sich bei der abzuurteilenden Tat zum vierten Male wegen eines Vermögensdeliktes zu verantworten.
11. Aufgrund der bisherigen Kriminalität als „Autodieb", „fahrbesessen" oder als „Verkehrstäter" anzusehen = überwiegend Kfz.-Diebstahl, Gebrauchsentwendung (§ 248 b) und/oder (in Verbindung mit) Fahren ohne Führerschein und andere Verkehrsdelikte begangen.
12. Hatte sich bereits zweimal bzw. hat sich nun zum zweiten Male wegen eines Betruges zu verantworten.
13. Hatte sich wegen Notzucht, gewerbsmäßiger Unzucht, Erpressung in Verbindung mit homosexueller Betätigung oder wegen Zuhälterei zu verantworten bzw. hat sich jetzt deswegen zu verantworten.
14. Aufenthalt in Fürsorgeerziehungsheim(en) weniger als 6 Monate oder länger als 3 Jahre oder insgesamt vier und mehr Heime durchlaufen.
15. Mindestens 3 (wenigstens teilweise) verbüßte Freiheitsvorstrafen (einschließlich Jugendarrest).
16. Bei Verbüßung einer bestimmten Jugendstrafe als Vorstrafe nicht zur Bewährung entlassen oder unbestimmte Jugendstrafe als Vorstrafe mindestens teilweise verbüßt.
17. Rückfall innerhalb der ersten 3 Monate nach (eventuell teilweiser) Verbüßung der letzten Vorstrafe (einschl. Jugendarrest).

Das Verfahren von Brückner ist auch nicht für unsere Minderjährigen geeignet, insofern es von erwachsenen Probanden ausgeht. Es handelt sich überdies um eine ganz spezielle Gruppe von erwachsenen Probanden, nämlich um Sicherheitsverwahrte.

Das Verfahren von Schiedt läßt sich ebenfalls nicht auf unsere Minderjährigen anwenden, weil es sich wie das Verfahren von Brückner auf erwachsene Häftlinge bezieht. Abträglich ist ferner, daß es die Psychopathie als Prognosefaktor zählt, weil die Psychopathie von Schule zu Schule unterschiedlich definiert wird und daher von Schule zu Schule unterschiedlich erhoben werden dürfte.

Die Verfahren von FRITZ MEYER und neuerdings von MANFRED KLAPDOR sind die einzigen von diesen fünf Verfahren, die auch an Jugendlichen und Heranwachsenden aus unserer deutschen Bevölkerung erarbeitet wurden, also auch auf unsere Jugendlichen und Heranwachsenden angewandt werden können. Die Kriminalität der beiden Stichproben unterscheidet sich jedoch erheblich von der Kriminalität unserer Minderjährigen: Die 172 Probanden von MEYER wurden 1945—1951 nach einer unbestimmten Jugendstrafe aus der Jugendhaftanstalt Siegburg entlassen, die 200 Probanden von KLAPDOR sind 1948—1951 nach einer bestimmten Jugendstrafe aus der Jugendstrafanstalt Hameln entlassen worden. Bezüglich der Stichprobe von MEYER ist also zu berücksichtigen, daß es sich bei ihrer Kriminalität z. T. um eine Nachkriegskriminalität handelt, die nicht ohne Vorbehalt mit der Kriminalität unserer Minderjährigen zu vergleichen ist. Bezüglich beider Stichproben muß bedacht werden, daß ihre Kriminalität bereits so erheblich war, daß auf Jugendstrafe erkannt werden mußte. Allein aus dieser Besonderheit der beiden Stichproben ergibt sich eine wesentliche Einschränkung hinsichtlich ihrer Verwendbarkeit bei verwahrlosten Minderjährigen. Es wird evident, daß wir die beiden Stichproben bzw. Prognosetabellen nicht bei allen verwahrlosten Minderjährigen anziehen können: Verwahrloste, die schon erheblich kriminell geworden sind, sind für diese Prognoseverfahren möglicherweise geeignet; Verwahrloste, die nicht oder nicht erheblich kriminell geworden sind, kommen für diese Prognoseverfahren jedoch nicht in Betracht.

Es fehlt also eine Prognosetabelle, die bei allen verwahrlosten männlichen Jugendlichen und Heranwachsenden angewandt werden kann. Eine solche Prognosetabelle für verwahrloste männliche Jugendliche und Heranwachsende sollte folgenden Anforderungen entsprechen:

1. Sie sollte im Interesse der Stichprobengleichheit an einem Kollektiv von verwahrlosten männlichen Jugendlichen und Heranwachsenden entwickelt worden sein;
2. sie sollte im Interesse der Testverläßlichkeit möglichst objektivierbare oder „harte" Daten verwenden;
3. sie sollte mehr Dissozialitätsmerkmale als Kriminalitätsmerkmale enthalten, damit sie auch auf verwahrloste Jugendliche und Heranwachsende angewandt werden kann, die nicht oder noch nicht kriminell geworden sind.

Eine Prognosetabelle, die diesen Anforderungen weitgehend entsprechen dürfte, ist die in Tab. 12 dargestellte, gemeinschaftlich mit meinem Mitarbeiter EBERHARD entwickelte Prognosetabelle. Ihre Methode soll im folgenden kurz skizziert werden. (Zur ausführlichen Beschreibung und Erörterung des Verfahrens vgl. HARTMANN und EBERHARD: „Legalprognosetest für dissoziale Jugendliche".)

Eichstichprobe des Prognoseverfahrens

Als Eichstichprobe diente ein Kollektiv von 399 männlichen Jugendlichen und Heranwachsenden aus der „Öffentlichen Erziehung", die in den Jahren 1962—1964 im Hans-Zulliger-Haus in Berlin untersucht worden waren und danach eine Bewährungszeit von mindestens 3 Jahren absolviert und ihre Volljährigkeit erreicht hatten. Alle 399 Probanden wurden bezüglich ihrer legalen Bewährung überprüft: Bei 200 (55,1%) Probanden wurden kriminologisch relevante Rechtsverletzungen, d. h. eine ungünstige Legalentwicklung, festgestellt; bei 179 (44,9%) Probanden wurden keine kriminologisch relevanten Rechtsverletzungen, d. h. eine günstige Legalentwicklung, verzeichnet.

Merkmale des Prognoseverfahrens

Als prognostisch ungünstige Merkmale (Schlechtpunkte) wurden 11 Merkmale ausgewählt, die bei der Eichstichprobe signifikant positiv mit der ungünstigen Legalentwicklung korrelierten, d. h. überzufällig häufiger bei denjenigen Minderjährigen der Eichstichprobe vorkamen, die bei der Nachuntersuchung kriminologisch relevante Rechtsverletzungen aufwiesen.

Tabelle 12. *Legalprognosetest für dissoziale Jugendliche (LDJ) von* Hartmann *und* Eberhard

Schlechtpunktbereiche	Ermittelte Versagensquoten der Eichstichprobe	Geschätzte Versagensrisiken der Grundgesamtheit (p < 5%)
0— 2 Punkte	21 von 77 = 27,3%	17,7%—38,6%
3— 4 Punkte	61 von 119 = 51,3%	41,5%—60,0%
5— 6 Punkte	67 von 111 = 60,4%	51,1%—70,0%
7—11 Punkte	71 von 92 = 77,2%	67,3%—85,3%

Prognostisch ungünstige Merkmale (Schlechtpunkte):

1. Hilfsschulabschluß
2. Weglaufen
3. Arbeitsunbeständigkeit
4. Alkoholmißbrauch
5. Tätowierung
6. Schlechter Umgang
7. Aggressionen gegen Personen oder Sachen
8. Verhandelte Verkehrsdelikte
9. Verhandelte andere Delikte
10. Nicht verhandelte, aber aktenkundige Delikte
11. Mehr als 3 Delikte

Prinzip des Prognoseverfahrens

Jede Vorhersage darüber, wie sich ein Proband der „Öffentlichen Erziehung" später im Legalbereich verhalten wird, muß im Prinzip davon ausgehen, wie sich ein vergleichbares Kollektiv von Probanden der „Öffentlichen Erziehung" früher im Legalbereich verhalten hat.

Als ein vergleichbares Kollektiv von Probanden der „Öffentlichen Erziehung" kann die Grundgesamtheit der Probanden des Hans-Zulliger-Hauses und als eine von vielen möglichen Stichproben aus dieser Grundgesamtheit die vorbeschriebene Eichstichprobe gelten.

Maßgeblich für die Vorhersage einer ungünstigen Legalentwicklung bzw. eines legalen Versagens sind nicht die ermittelten Versagensquoten der Eichstichprobe (2. Tabellenspalte), sondern die aus diesen geschätzten Versagensrisiken der Grundgesamtheit (3. Tabellenspalte). Diese geschätzten Versagensrisiken der Grundgesamtheit betragen — bei einer Irrtumswahrscheinlichkeit (p) von weniger als 5% — für den 1. Schlechtpunktbereich 17,7%—38,6%, für den 2. Schlechtpunktbereich 41,5%—60,0%, für den 3. Schlechtpunktbereich 51,1%—70,0% und für den 4. Schlechtpunktbereich 67,3%—85,3%.

Man prognostiziert also:

Für 0—2 Schlechtpunkte ein Versagensrisiko von 17,7%—38,6%, weil das geschätzte Versagensrisiko der vergleichbaren Grundgesamtheit bei einer Irrtumswahrscheinlichkeit von weniger als 5% für diese Schlechtpunktsumme 17,7%—38,6% beträgt;

für 3—4 Schlechtpunkte ein Versagensrisiko von 41,5%—60,0%, weil das geschätzte Versagensrisiko der vergleichbaren Grundgesamtheit bei einer Irrtumswahrscheinlichkeit von weniger als 5% für diese Schlechtpunktsumme 41,5%—60,0% beträgt;

für 5—6 Schlechtpunkte ein Versagensrisiko von 51,1%—70,0%, weil das geschätzte Versagensrisiko der vergleichbaren Grundgesamtheit bei einer Irrtumswahrscheinlichkeit von weniger als 5% für diese Schlechtpunktsumme 51,1%—70,0% beträgt;

für 7—11 Schlechtpunkte ein Versagensrisiko von 67,3%—85,3%, weil das geschätzte Versagensrisiko der vergleichbaren Grundgesamtheit bei einer Irrtumswahrscheinlichkeit von weniger als 5% für diese Schlechtpunktsumme 67,3%—85,3% beträgt.

Diese statistische Legalprognose entspricht den vorerwähnten Anforderungen an eine Prognosetabelle für verwahrloste Minderjährige, insofern sie an einer Stichprobe von Verwahrlosten entwickelt wurde, weitgehend „harte" Daten als Prognosefaktoren verwendet und mehr Dissozialitätsmerkmale als Kriminalitätsmerkmale enthält.

Abschließend ist ein Hinweis angezeigt: Vielleicht wird dem Skeptiker die Anwendung dieser und ähnlicher Prognosetabellen erleichtert, wenn diese Tabellen nicht als Prädiktionstabellen, sondern nur als Informationstabellen vorgestellt werden, die Straffälligkeitsanteile bestimmter Kollektive angeben. Recht verstanden besteht jede Prognosetabelle aus einer Information und einer Prädiktion. An erster Stelle steht die Information: Es wird beispielsweise angegeben, daß hohe Schlechtpunktsummen hohe Straffälligkeitsquoten ergeben haben. An zweiter Stelle folgt die Prädiktion: Es wird deduziert, daß hohe Schlechtpunktsummen auch bei anderen vergleichbaren Individuen hohe Straffälligkeitsquoten ergeben werden. Diese Deduktion ist durchaus naheliegend, aber muß nicht ausdrücklich erwähnt werden. Es scheint jedenfalls manchen Gutachter weniger zu irritieren, wenn sie suspendiert wird bzw. seiner eigenen Schlußfolgerung überlassen bleibt. Vgl. H. J. SCHNEIDER: „Um Mißverständnissen entgegenzutreten, hat man eine Klärung der Terminologie insoweit versucht, als man die statistischen Instrumente der Kriminalprognose nicht Prognose- oder Voraussagetafeln, sondern Erfahrungs-, Erwartungs- und Wahrscheinlichkeitsskalen genannt hat."

Anhang: Prognosetabellen in der Bewährungshilfe

Prognostische Aufgaben ergeben sich vorzüglich für die Institution der Bewährungshilfe. Für diesen Aufgabenbereich sind spezielle Prognosetabellen erarbeitet worden. Aus Amerika kann die eingangs vorgestellte Prognosetabelle von S. und E. GLUECK zitiert werden (vgl. Tab. 3), die für besondere Bewährungsfälle, die sogenannte „parole", erstellt wurde. Aus Deutschland sind gerade für den Bereich der Bewährungshilfe in den letzten Jahren mehrere Prognoseverfahren entwickelt worden, so von BECKER (1961), BINDZUS (1966), SCHÜNEMANN (1971) und VOGT (1972).

Einen besonderen Beitrag hat PETER SCHULTZ, vormals ein Mitarbeiter vom „Hans-Zulliger-Haus“, vorgelegt. Er kritisierte die „statistisch-methodische Simplizität“ der Versuche von BECKER, BINDZUS, SCHÜNEMANN und VOGT und sah eine wesentliche „Zielsetzung“ seiner Arbeit darin, „wenigstens elementare statistische Methodiken und Prüfverfahren ... einzusetzen“. Unter mehreren von ihm entwickelten Prognosetafeln sei im folgenden besonders auf seine Ungewichtete 3-Merkmals-Prognosetafel für Jugendliche und Heranwachsende unter Bewährung eingegangen (vgl. Tab. 13).

Tabelle 13. *Ungewichtete 3-Merkmals-Tafel für Jugendliche und Heranwachsende unter Bewährung nach* SCHULTZ

Schlecht-punkte	Anzahl der Probenden	Davon Bewährungserfolg
0	54	50 = 92,6%
1	74	50 = 67,6%
2	87	42 = 48,3%
3	61	13 = 21,3%
	276	155 = 56,2%

Prognostisch ungünstige Merkmale (Schlechtpunkte):

1. Wiederholungstäter
2. Arbeitsverhalten ungünstig
3. Herumtreiben bekannt

Zielgruppe: SCHULTZ spezialisiert sich auf eine Sondergruppe der Bewährungshilfe. Bei der Unterstellung unter Bewährung lassen sich insbesondere zwei Modalitäten unterscheiden: erstens die Unterstellung unter Bewährung nach Teilverbüßung einer Freiheitsstrafe (Unterstellung unter Bewährung infolge „bedingter Entlassung“ nach der Bewährungshilfestatistik, „nachfolgende“ Bewährungshilfe nach PETERS, „parole“ nach anglo-amerikanischer Konvention); zweitens die Unterstellung unter Bewährung nach Aussetzung der Vollstreckung oder Verhängung einer Freiheitsstrafe (Unterstellung unter Bewährung infolge „Strafaussetzung“ nach der Bewährungshilfestatistik, „ursprüngliche“ Bewährungshilfe nach PETERS, „probation“ nach anglo-amerikanischer Konvention). Die prognostische Arbeit von SCHULTZ gilt für die zweite Gruppe, nämlich für jugendliche und heranwachsende Probanden der „ursprünglichen“ Bewährungshilfe nach PETERS.

Stichprobe: Die „Ungewichtete 3-Merkmals-Tafel“ bezieht sich auf eine „Arbeitsstichprobe“ von 276 Berliner Probanden der „ursprünglichen“ Bewährungshilfe. Als „Gesamtstichprobe“ dienten 572 Probanden, die mit Hilfe einer Zufallszahlentafel in zwei gleich große Stichproben, eine „Arbeitsstichprobe“ und eine „Validierungsstichprobe“, aufgeteilt wurden.

Merkmale: Die „Ungewichtete 3-Merkmals-Tafel“ stellt ab auf die Merkmale „Bisherige Straffälligkeit“ (Merkmalsklassen: Ersttäter/Wiederholungstäter), „Arbeitsverhalten“ (Merkmalsklassen: Arbeitsverhalten günstig / Arbeitsverhalten ungünstig) und „Herumtreiben bzw. Weglaufen“ (Merkmalsklassen: Herumtreiben unbekannt / Herumtreiben bekannt).

Definition der Merkmalsklasse „Wiederholungstäter": „Ein Proband ist als Wiederholungstäter zu klassifizieren, wenn aus seinen Aktenunterlagen ersichtlich ist, daß er mindestens eine polizeilich bearbeitete Rechtsverletzung in strafunmündigem Alter begangen hat, die nach dem Strafgesetzbuch als Vergehen oder Verbrechen zu ahnden gewesen wäre oder/und mindestens eine gerichtlich geahndete Rechtsverletzung in strafmündigem Alter aufweist ..."

Definition der Merkmalsklasse „Arbeitsverhalten ungünstig": „Ein Proband gilt als Merkmalsträger ..., wenn in seinen Unterlagen Hinweise darauf vorhanden sind, daß er zum Arbeitsbummeln und zu unregelmäßiger Arbeit neigt oder wiederholt die Arbeit ohne triftige Gründe geschwänzt hat oder in seiner Einstellung zur beruflichen Tätigkeit wenig positive Stetigkeit zeigt ..."

Definition der Merkmalsklasse „Herumtreiben bekannt": „Ein Proband gilt als Merkmalsträger ..., wenn von ihm bekannt ist, daß er während der Zeit vor der Unterstellung von zu Hause weggelaufen ist oder aus einem Heim entwichen ist und sich im Anschluß daran ‚herumgetrieben' hat ..."

Prinzip: Die „Ungewichtete 3-Merkmals-Tafel" prognostiziert nur nach der Anzahl, nicht nach der Ausprägung der Schlechtpunkte „Wiederholungstäter", „Arbeitsverhalten ungünstig", „Herumtreiben bekannt" und zwar bei 0 Schlechtpunkten einen Bewährungserfolg von 92,6%, bei 1 Schlechtpunkt einen Bewährungserfolg von 67,6%, bei 2 Schlechtpunkten einen Bewährungserfolg von 48,3% und bei 3 Schlechtpunkten einen Bewährungserfolg von 21,3%.

Bei der „Ungewichteten 3-Merkmals-Tafel" überrascht, daß sie sich auf nur 3 Merkmale beschränkt und überdies auf eine Merkmalsgewichtung verzichtet. Wie SCHULTZ an seinem Material überzeugend demonstriert, wird der Prädiktionswert jedoch nicht durch eine Merkmalsvermehrung und/oder Merkmalsgewichtung gesteigert. Darüber hinaus läßt sich besonders für diese Tafel die vergleichsweise höchste Stabilität hinsichtlich der Voraussageeffizienz in einer Validierungs-Stichprobe nachweisen.

5.4 Eine Faktorenanalyse von Labilitätskriterien

Das in Kap. 5.2 beschriebene Verfahren zur Quantifikation von Soziallabilität bezieht sich auf eine faktorenanalytische Untersuchung von HARTMANN u. ENGELMANN (1966). Einzelheiten dieser Untersuchung sollen hier nicht referiert werden, sie sind der zitierten Publikation zu entnehmen. Es sei nur das wesentliche Ergebnis der Untersuchung rekapituliert.

Die Faktorenanalyse ist ein statistisches Verfahren, mit dem aus einer großen Anzahl miteinander korrelierender Variabler (Merkmale) eine kleinere Anzahl voneinander unabhängiger Variabler (Faktoren) gewonnen werden kann. Unsere Faktorenanalyse bezog sich auf 500 Probanden der „Öffentlichen Erziehung" und die 25 Merkmale unseres Verfahrens zur Quantifikation von Soziallabilität. Aus technischen Gründen wurden nur 2 Faktoren „extrahiert". Das Ergebnis der Faktorenanalyse resumiert Abb. 8: Die Tabelle zeigt die Korrelation der 25 Merkmale zu den beiden Faktoren (sämtliche Korrelationswerte sind Dezimalwerte); die graphische Darstellung veranschaulicht die Korrelationen. Was sich aus diesen Korrelationen für die Interpretation der beiden Faktoren ableiten läßt, ist in der Publikation ausführlich behandelt worden. Hier interessiert vor allem, daß die Faktorenanalyse

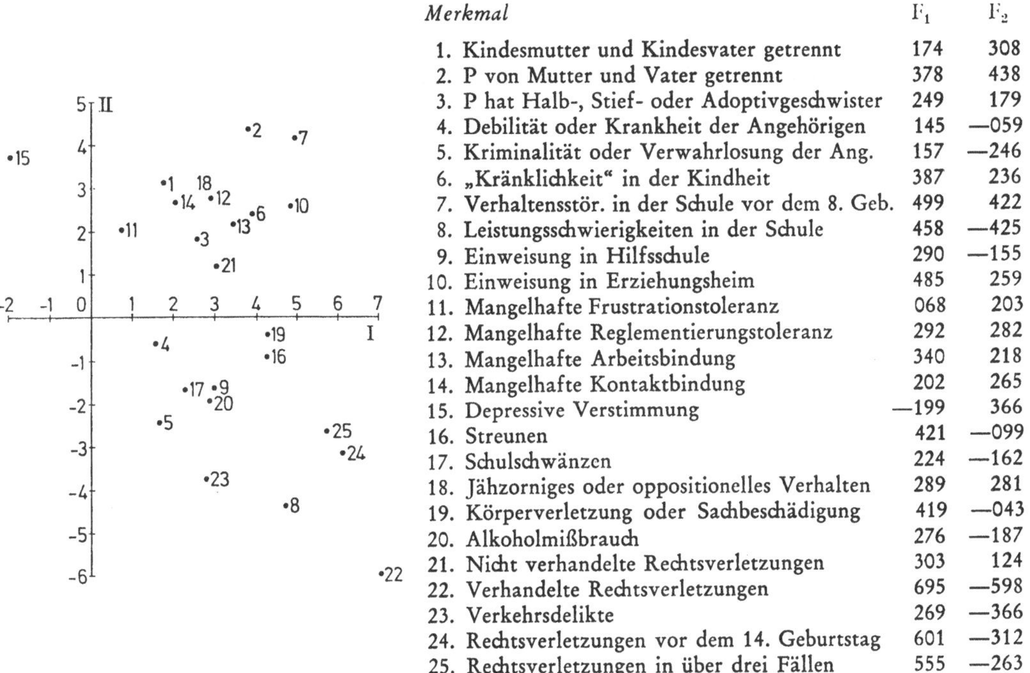

Merkmal	F_1	F_2
1. Kindesmutter und Kindesvater getrennt	174	308
2. P von Mutter und Vater getrennt	378	438
3. P hat Halb-, Stief- oder Adoptivgeschwister	249	179
4. Debilität oder Krankheit der Angehörigen	145	—059
5. Kriminalität oder Verwahrlosung der Ang.	157	—246
6. „Kränklichkeit" in der Kindheit	387	236
7. Verhaltensstör. in der Schule vor dem 8. Geb.	499	422
8. Leistungsschwierigkeiten in der Schule	458	—425
9. Einweisung in Hilfsschule	290	—155
10. Einweisung in Erziehungsheim	485	259
11. Mangelhafte Frustrationstoleranz	068	203
12. Mangelhafte Reglementierungstoleranz	292	282
13. Mangelhafte Arbeitsbindung	340	218
14. Mangelhafte Kontaktbindung	202	265
15. Depressive Verstimmung	—199	366
16. Streunen	421	—099
17. Schulschwänzen	224	—162
18. Jähzorniges oder oppositionelles Verhalten	289	281
19. Körperverletzung oder Sachbeschädigung	419	—043
20. Alkoholmißbrauch	276	—187
21. Nicht verhandelte Rechtsverletzungen	303	124
22. Verhandelte Rechtsverletzungen	695	—598
23. Verkehrsdelikte	269	—366
24. Rechtsverletzungen vor dem 14. Geburtstag	601	—312
25. Rechtsverletzungen in über drei Fällen	555	—263

Abb. 8. Tabelle und graphische Darstellung der Korrelationen von 25 Labilitätskriterien zu 2 Faktoren (sämtliche Korrelationswerte sind Dezimalwerte) (aus: K. HARTMANN und W. ENGELMANN 1966)

aus den untersuchten 25 Merkmalen eine Merkmalsgruppe von besonderer Sozialgefährlichkeit selegiert. Wie die graphische Darstellung demonstriert, werden durch die Faktorenanalyse aus den untersuchten 25 Labilitätsmerkmalen 2 Merkmalsgruppen gebildet: Eine Merkmalsgruppe im rechten oberen Quadranten und eine Merkmalsgruppe im rechten unteren Quadranten des Koordinatensystems. Die Merkmalsgruppe im rechten *unteren* Quadranten enthält 12 Labilitätsmerkmale, davon 4 Kriminalitätskriterien (Merkmal 22, 23, 24, 25). Die Merkmalsgruppe im rechten *oberen* Quadranten enthält 13 Labilitätsmerkmale, davon nur 1 Kriminalitätskriterium (Merkmal 21). Durch die Faktorenanalyse werden die untersuchten 25 Labilitätsmerkmale also in eine Merkmalsgruppe größerer Sozialgefährlichkeit und eine Merkmalsgruppe minderer Sozialgefährlichkeit aufgeteilt. Die Merkmalsgruppe größerer Sozialgefährlichkeit enthält folgende 12 Merkmale (in numerischer Ordnung):

4 Debilität oder Krankheit der biologischen bzw. soziologischen Eltern und Geschwister;

5 Kriminalität oder Verwahrlosung der biologischen bzw. soziologischen Eltern oder Geschwister;

8 Leistungsschwierigkeiten in der Schule (mehrmals sitzengeblieben oder schlechtes Abgangszeugnis);

9 Einweisung in Hilfsschule in der Vorgeschichte;

16 Streunen („Bummeln“ oder „Weglaufen“);
17 Schulschwänzen (Schule oder Berufsschule);
19 Bedrohung oder Mißhandlung von Personen, Beschädigung oder Zerstörung von Objekten;
20 Alkoholmißbrauch;
22 Verhandelte Rechtsverletzungen außer Verkehrsdelikten;
23 Verkehrsdelikte;
24 Aktenkundige Rechtsverletzungen vor dem 14. Geburtstag;
25 Aktenkundige Rechtsverletzungen in über 3 Fällen.

Das Ergebnis der Faktorenanalyse ist bemerkenswert, insofern es zeigt, welche von den untersuchten 25 Labilitätsmerkmalen eine besondere Sozialgefährlichkeit konstituieren und daher auch ein besonderes kriminologisches Interesse beanspruchen.

6. Untersuchungsergebnisse

Die vorhergehenden Abschnitte befaßten sich mit phänomenologischen, ätiologischen, terminologischen und methodologischen Aspekten der Verwahrlosungsforschung. Das nachfolgende Kapitel enthält eigene Untersuchungsergebnisse. Es resumiert die Resultate einer stationären Untersuchung von 1059 Jungen aus der „Öffentlichen Erziehung“. Ziel der Untersuchung ist vor allem die Beschreibung der familiären Verhältnisse, körperlichen Befunde, intellektuellen Leistungen, kriminellen Verhaltensweisen und psychologischen Merkmale der Probanden.

6.1 Über die Untersuchungsmethode

1960 wurde in Berlin im „Hans-Zulliger-Haus“ (vormals „Grünes Haus“) die erste selbständige, d. h. keinem Heim und keiner Klinik angeschlossene psychiatrisch-psychologische Beobachtungsabteilung für erziehungsschwierige männliche Minderjährige eingerichtet (vgl. Hartmann [2]). Sie hatte zunächst nur eine Begutachtungsaufgabe. Sie sollte alle überwiesenen Minderjährigen einer Begutachtung unterziehen und zur Diagnose und Therapie Stellung nehmen (vgl. Hartmann [3]). Es bot sich an, diese Begutachtungsaufgabe mit einer Forschungsaufgabe zu verbinden: Da durch die Begutachtung zahlreiche Befunde anfielen, lag es nahe, diese Befunde so zu selegieren und zu dokumentieren, daß sie eine wissenschaftliche Auswertung ermöglichten. Hierfür galt es, eine Lochkarte zu entwerfen, welche die wesentlichen Untersuchungsergebnisse bequem auszuzählen erlaubt, sowie eine Gutachtenform zu entwickeln, die auch andere in der Lochkarte nicht registrierten Befunde leicht auffinden und erheben läßt. Diese Lochkarten und Gutachten lieferten das Befundmaterial, auf der die nachfolgende Darstellung aufbaut.

Die Untersuchungsgruppe rekrutierte sich aus 1059 Berliner Jungen aus der „Öffentlichen Erziehung“, die 1962—1965 im „Hans-Zulliger-Haus“ stationär untersucht wurden und zu dieser Zeit durchschnittlich 16 Jahre alt waren (Jüngster 12 Jahre, Ältester 20 Jahre). Die „Öffentliche Erziehung“ bestand in den meisten Fällen aus der sog. „Freiwilligen Erziehungshilfe“ (FEH) oder „Fürsorgeerziehung“

(FE). Die meisten Erhebungen beziehen sich auf diese 1059 Probanden. Es finden sich nur wenige Ausnahmen: Die Erhebungen über die intellektuellen Leistungen beziehen sich auf eine kleinere Gruppe, weil weniger als 1059, nämlich 1056 Probanden, an einem Intelligenztest teilnahmen; die Erhebungen über die neurologischen Befunde beziehen sich auf eine größere Gruppe, weil mehr als 1059, nämlich 1082 Probanden, eine Aufnahmeuntersuchung absolvierten, wobei die überzähligen 23 Probanden so kurz danach entlassen wurden, daß sie nicht als Gutachtenfälle mitzählten; die übrigen Ausnahmen erklären sich nach dem Muster dieser beiden Beispiele. Die Untersuchungsgruppe kann als eine repräsentative Stichprobe von schulentlassenen Berliner Jungen der „Öffentlichen Erziehung" gelten, weil ihre Aufnahme in der „Öffentlichen Erziehung" in der Regel die Begutachtung durch unsere Abteilung voraussetzte.

6.2 Über Vergleichsbefunde

Um das Merkmalsspektrum einer Untersuchungsgruppe zu beschreiben, sind nach Möglichkeit zwei Untersuchungen anzusetzen: Zunächst gilt es, die Häufigkeiten der interessierenden Merkmale in der Untersuchungsgruppe zu erheben. Sodann ist zu versuchen, diese Merkmalshäufigkeiten des Untersuchungskollektivs mit den Merkmalshäufigkeiten eines Kontrollkollektivs zu vergleichen. Wenn diese Überlegung auf das vorliegende Projekt bezogen wird, wäre zu fordern, daß außer dem Kollektiv von verwahrlosten Minderjährigen auch ein Kollektiv von nicht verwahrlosten Minderjährigen in die Untersuchung einbezogen wird. Das konnte nicht realisiert werden. Trotzdem waren Vergleiche möglich, weil für viele Merkmale des Untersuchungskollektivs bereits Richtwerte vorlagen. So konnten beispielsweise seine Körpermaße mit der Hamburger Stichprobe von Brock, seine Intelligenztestleistungen mit der Stichprobe des Testautors, sein Schulstatus mit dem Schulstatus Berliner Schulabgänger oder seine Kriminalität mit der Kriminalität Berliner Minderjähriger verglichen werden. Für manche Merkmale des Untersuchungskollektivs fiel es allerdings schwer, Vergleichsmöglichkeiten aufzufinden. Das gilt u. a. für seine psychologischen Merkmale. Hier erfolgte eine Modifikation der Untersuchung. Einerseits wurde der interkollektive Vergleich durch einen intrakollektiven Vergleich ersetzt: Statt das Untersuchungskollektiv von anderen Kollektiven abzuheben, wurden verschiedene Teilgruppen des Untersuchungskollektivs miteinander in Beziehung gesetzt. So konnten beispielsweise eine Teilgruppe mit überdurchschnittlicher Soziallabilität und eine Teilgruppe mit unterdurchschnittlicher Soziallabilität sowie eine Teilgruppe mit ungünstiger Legalkatamnese und eine Teilgruppe mit günstiger Legalkatamnese miteinander verglichen werden. Andererseits wurde die häufigkeitsstatistische Analyse durch eine korrelationsstatistische Analyse ergänzt: Außer der Merkmalshäufigkeit wurde auch die Merkmalsinterkorrelation untersucht. Mit diesen beiden Methoden, dem intrakollektiven Vergleich und der korrelationsstatistischen Analyse ließ sich auch über diejenigen Merkmale des Untersuchungskollektivs etwas aussagen, für die keine Vergleichsbefunde eines Berliner Kontrollkollektivs vorlagen.

6.3 Über andere Gruppenuntersuchungen

Bei Erhebungen über die „Öffentliche Erziehung" sollte das Untersuchungskollektiv nach Möglichkeit nicht nur mit Kollektiven nicht erziehungsschwieriger

Probanden, sondern auch mit anderen Kollektiven erziehungsschwieriger Minderjähriger verglichen werden. Es lassen sich auch Kollektive erziehungsschwieriger Minderjähriger zitieren, die sich zum Vergleich anbieten. Solche Vergleiche sind allerdings schwierig. Zunächst ist zu berücksichtigen, daß ein Vergleich erst dann relevant wird, wenn alle verfügbaren Vergleichskollektive herangezogen werden. Stehen etwa 10 Vergleichskollektive zur Verfügung, so sind korrekterweise nicht nur diejenigen zu zitieren, die übereinstimmende Resultate liefern, sondern auch diejenigen zu erwähnen, die abweichende Ergebnisse zeigen. Das würde aber bedeuten, daß jeder Vergleich etwa in Form einer Tabelle erfolgen müßte, welche die eigenen Befunde in übersichtlicher Weise mit sämtlichen anderen Vergleichsbefunden konfrontiert, wie es etwa BRAUNECK versucht hat, um eigene katamnestische Erhebungen mit anderen katamnestischen Erhebungen in Beziehung zu setzen. Sodann ist daran zu denken, daß die verschiedenen Vergleichskollektive erhebliche Unterschiede aufweisen, die eigentlich bei jedem Vergleich zu diskutieren sind. Es sei noch einmal das Beispiel von BRAUNECK, also die Tabelle der Autorin zitiert, die ihre eigenen katamnestischen Erhebungen über jugendliche Straftäter mit anderen katamnestischen Erhebungen konfrontiert. Die Tabelle ist instruktiv. Bei näherer Betrachtung zeigen die zitierten Kollektive jedoch recht große Differenzen, so daß der tabellarischen Übersicht eine ausführliche Diskussion der Unterschiede folgen bzw. vorausgehen muß. Es dürfte deutlich sein, daß dies alles über den Rahmen der vorliegenden Arbeit hinausgeht und einer separaten Untersuchung vorzubehalten ist. Im Rahmen der vorliegenden Arbeit schien also Bescheidung geboten: Der Vergleich wird zumeist auf eine Konfrontierung mit den Befunden von S. und E. GLUECK beschränkt; andere Befunde werden nur gelegentlich zitiert, wobei die Problematik solcher selektiven Zitate bewußt bleibt. Um aber doch einen Einblick in diesen Bereich der Verwahrlosungsforschung zu vermitteln, seien einige Gruppenuntersuchungen kurz aufgeführt.

Als erste deutsche Gruppenuntersuchung über Fürsorgezöglinge zitiert SPECHT die Publikation von MÖNKEMÖLLER (1899) über die „Psychiatrie aus der Zwangserziehungsanstalt“. Besondere Publizität fanden die einschlägigen Untersuchungen von GRUHLE (1912) und von GREGOR und VOIGTLÄNDER (1918). Beide Arbeiten sind charakteristische Beispiele für die Auseinandersetzung, welche die deutsche Verwahrlosungsforschung vom Anfang bis zur Mitte unseres Jahrhunderts bestimmte: Die Gruppenuntersuchungen von Verwahrlosten schienen von dem Versuch präokkupiert, zwischen Anlage- und Umweltanteilen der Verwahrlosung zu differenzieren. Viele Autoren glaubten wie GREGOR und VOIGTLÄNDER an die Prävalenz der Anlage, einige Autoren entschieden sich wie GRUHLE für ein Sowohl-als-auch.

Die bekanntesten Gruppenuntersuchungen im Bereich der „Öffentlichen Erziehung“ in der Nachkriegszeit sind die Analysen von STUTTE [3] (1958), BURCHHARDT (1961) und SPECHT (1967). Ausdrücklicher Erwähnung bedürfen in diesem Zusammenhang auch die Gruppenuntersuchungen von OPITZ (1959) und von DÜHRSSEN [2] (1964), obwohl sich beide nur auf Kinder beziehen, sowie die Gruppenuntersuchung von BRAUNECK (1961), obwohl sie nur Straftäter betrifft. Wenn versucht werden sollte, eine Entwicklungstendenz anzugeben, so läßt sich vielleicht sagen, daß sich in diesen letzten Arbeiten ein Wandel des traditionellen dualistischen Konzepts andeutet. Während die früheren Arbeiten mehr die Wechselwirkung zwischen Anlage und Umwelt betont hatten, scheinen die neueren Beiträge mehr den Dialog zwischen

Individuum und Gesellschaft zu akzentuieren (vgl. SPECHT: „Zunehmend hat sich mit all diesen Ansätzen das Interesse wieder auf die Familie zentriert. Den universalistischen und den multifaktoriellen Theorien stehen dualistische Hypothesen gegenüber, die sich nun aber nicht mehr auf das alte Anlage-Umwelt-Konzept beziehen, sondern Abhängigkeiten zwischen Persönlichkeitsentwicklung und Übernahme von Verhaltensnormen zum Gegenstand haben"). Zur Information über die deutschen Gruppenuntersuchungen im Bereich der „Öffentlichen Erziehung" ist im übrigen die Übersicht von PONGRATZ und HÜBNER im Anhang ihrer Arbeit zu empfehlen.

Während von den deutschen Gruppenuntersuchungen an Verwahrlosten erst in den letzten Jahren festgestellt werden kann, daß sich das Interesse „auf die Familie zentriert", galt das für die vergleichbaren amerikanischen Analysen seit Beginn der Verwahrlosungsforschung. Möglicherweise hängt dies auch mit dem Pragmatismus der Amerikaner zusammen, der psychologische und soziologische Perspektiven schon deshalb dem erbbiologischen Ansatz vorzuziehen geneigt ist, weil er einen größeren Behandlungsspielraum in Aussicht stellt (vgl. KLUCKHOHN und MURRAY: „Es ist erfreulicher und dankbarer, anzunehmen, daß Umweltfaktoren, die geändert werden können, über alles wichtig sind und daß Anlagefaktoren, die nicht beeinflußt werden können, relativ unbedeutend sind"). Jedenfalls sind die bekanntesten amerikanischen Gruppenuntersuchungen, wie SPECHT sagen würde, „auf die Familie zentriert". Zu ihnen zählen außer der Studie von S. und E. GLUECK die Untersuchung von HEALY und BRONNER „New Light on Delinquency and its Treatment" (1936) und das Projekt von POWERS und WITMER „The Cambridge-Somerville Youth Study" (1951). Diese Arbeiten unterscheiden sich allerdings recht erheblich in ihrem methodischen Ansatz. POWERS und WITMER verglichen intensiv betreute Delinquenten mit weniger intensiv betreuten Delinquenten, HEALY und BRONNER konfrontierten eine Gruppe von Delinquenten mit ihren nicht delinquenten Geschwistern, S. und E. GLUECK verglichen „Delinquents" und „Non-Delinquents", die nicht miteinander verwandt waren. Trotzdem kamen die Autoren beispielsweise in bezug auf die Familiensituation der Minderjährigen zu ähnlichen Ergebnissen. Sie fanden übereinstimmend bei ihren Probanden schwere Störungen in der Struktur und im Binnenleben der Familie.

Außer den amerikanischen Arbeiten seien noch drei englische Gruppenuntersuchungen (BENNETT: Delinquent and Neurotic Children, MANNHEIM und WILKINS: Prediction Methods in Relation to Borstal Training, GIBBENS: Psychiatric Studies of Borstal Lads), zwei skandinavische Analysen (HARTELIUS: A Studie of Male Juvenile Delinquents, JONSSON: Delinquent Boys, their Parents and Grandparents) und eine französische Studie (MICHARD u. Mitarb.: 500 jeunes délinquants) zitiert.

Der Beitrag von BENNETT ist nosologisch von Interesse, insofern er die traditionelle Unterscheidung zwischen Neurose und Verwahrlosung verficht. Recht betrachtet scheint sich der postulierte Unterschied jedoch auf einen Intensitätsunterschied zu reduzieren. So werden beide als eine psychogene Entwicklung verstanden und die Unterschiede überwiegend im Ausmaß der frühkindlichen Störung gesehen. Jedenfalls wurden die schwersten frühkindlichen Frustrationen, wie Krankheit, Verwahrlosung und Unstetigkeit der Familie, Unterbrechung der Mutter-Kind- und Vater-Kind-Beziehung, signifikant häufiger bei delinquenten als bei neurotischen Kindern festgestellt (vgl. op. cit. Tab. 44).

Die Untersuchung von MANNHEIM und WILKINS ist eine Gruppenuntersuchung, die rückfällige und nicht rückfällige Borstal-Jungen vergleicht, vor allem um Prognosefaktoren festzustellen und eine „Prediction Scale" zu entwickeln. Ihre Prediction Scale ist statistisch perfekt. Zu bedauern ist allenfalls, daß sich mehrere Prognosefaktoren auf die speziellen Maßnahmen des englischen Rechts beziehen (fine, commital to prison or approved school, term on probation). Maßnahmenunabhängige Prognosefaktoren könnten in anderen Länder eher berücksichtigt werden, wenn natürlich auch eine englische Prediction Scale niemals unmittelbar auf deutsche Probanden übertragen werden kann.

Die englische Arbeit von GIBBENS und die skandinavischen Beiträge von HARTELIUS und JONSSON sowie die französische Enquete von MICHARD u. Mitarb. enthalten zahlreiche Erhebungen über verwahrloste Minderjährige, die Vergleiche mit unseren Befunden nahelegen. Doch sollte gerade dieser Vergleich einer separaten Untersuchung vorbehalten werden, weil er viele Befunde involvieren und damit auch viele Erklärungen erfordern würde, was über den Rahmen dieser Untersuchung hinausgeht.

Abschließend sei ferner auf die Studie „Delinquency in Girls" von J. und V. COWIE und SLATER hingewiesen. Da bei unserer Untersuchung nur Jungen erfaßt werden konnten und auch die zitierten anderen Gruppenuntersuchungen überwiegend Jungen betrafen, wird die Psychopathologie der Verwahrlosung durch diese Studie ganz wesentlich ergänzt. Sie regt ebenfalls viele Vergleiche mit unseren Befunden an. Doch muß auch dieser Vergleich einer weiteren Untersuchung vorbehalten werden. Vgl. auch SCHWARZMANN: „Die Verwahrlosung des weiblichen Jugendlichen".

6.4 Familiäre Merkmale

Hinsichtlich der familiären Verhältnisse unserer Probanden läßt sich unterscheiden zwischen mehr quantitativen, die *Struktur* der Familie betreffenden Störungen (abgehandelt unter dem Stichwort „Dissoziation der Familie") und eher qualitativen, das *Binnenleben* der Familie beeinträchtigenden Affektionen (abgehandelt unter dem Stichwort „Abnormität der Familie"). Unter dem Stichwort „Abnormität der Familie" werden Störungen wie Kriminalität und Debilität subsumiert. Hierbei soll zusätzlich unterschieden werden zwischen Abnormitäten der *soziologischen* Familie und Abnormitäten der *biologischen* Familie. (Die biologische Familie umfaßt sinngemäß nur die leiblichen Eltern und Geschwister; die soziologische Familie subsumiert auch die soziologischen Eltern und Geschwister, beispielsweise Stiefeltern und Stiefgeschwister.) Es werden also folgende Tabellen demonstriert:

Dissoziation der Familie / Häufigkeiten (Tab. 14)
Dissoziation der Familie / Vergleiche (Tab. 15)
Abnormität der soziologischen Familie / Vergleiche (Tab. 16)
Abnormität der biologischen Familie / Häufigkeiten (Tab. 17)
Abnormität der biologischen Familie / Vergleiche (Tab. 18).

Dissoziation der Familie

Der Familienzusammenhalt unserer verwahrlosten Jungen ist augenfällig gestört. Nach Tab. 14/1 besteht bei 87,1% unserer 1059 Jungen ein „broken home".

Als „broken home“ gilt nicht nur jede Dissoziation der Eltern-Gemeinschaft, sondern auch jede Dissoziation der Eltern-Kind-Gemeinschaft.

(Bei unverheirateten Eltern ergibt sich danach nur dann ein „broken home“, wenn sich die Eltern voneinander oder von ihrem Kind getrennt haben, also nicht mit ihrem Kind in einer Familiengemeinschaft zusammenleben!)

Bei diesen Trennungen der Eltern-Kind-Gemeinschaft handelt es sich in 73,9% aller Fälle um eine Trennung von Kindesmutter und Kindesvater (Tab. 14/2). In diesen Fällen pflegen die Jungen bei der Mutter zu verbleiben. Trotzdem waren 44,6% aller Jungen dauernd oder vorübergehend (mindestens 1 Jahr) auch von der Mutter, also von beiden Eltern, getrennt (Tab. 14/3). Bei den Separationen handelt es sich häufig um Heimunterbringungen. 626 (59,1% von 1059 Jungen) hatten Heimunterbringungen hinter sich (Tab. 14/4), wobei Erziehungsschwierigkeiten bereits bei 434 (69,3%) eine wesentliche Rolle spielten (Tab. 14/6). Erfreulich erscheint in diesem Zusammenhang die Feststellung, daß der häufige Heimwechsel verhältnismäßig selten war (Tab. 14/8—11). 3—5 mindestens einjährige Heimunterbringungen wurden nur bei 45 von 626 Probanden und mehr als 5 mindestens einjährige Heimunterbringungen nur bei 2 von 626 Probanden gezählt. Die übrigen 579 Probanden hatten nur 1—2 mindestens einjährige Heimunterbringungen hinter sich oder waren weniger als 1 Jahr in einem Heim verblieben. Die Dissoziation der Familie zeigt sich bei unseren verwahrlosten Jungen indessen nicht nur in Separationen und Heimunterbringungen, sondern auch in anderen Daten. Es seien nur einige auszugsweise zitiert:

Bei 279 Probanden (26,3%) war der Vater tot oder verschollen (Tab. 14/14).

Bei 308 Probanden (29,1%) waren die Eltern geschieden (Tab. 14/18).

Bei 301 Probanden (28,4%) waren die Eltern unverheiratet (Tab. 14/19).

Bei 5 Probanden war die Kindschaft überhaupt ungeklärt (Tab. 14/27). Bei einem von ihnen, einem Findling, ließen sich selbst der Familienname und das Geburtsdatum nicht ermitteln; er hatte als Neugeborener den Namen der Institution erhalten, in dessen Waschräumen er aufgefunden worden war.

Ein Hinweis auf das Ausmaß der familiären Desintegration gibt auch die hohe Zahl von Halb-, Stief- oder Adoptivgeschwistern (46,6% nach Tab. 14/23). Es handelt sich bei diesen Probanden oft um uneheliche Kinder (vgl. Korrelation zwischen dem Merkmal 20 und 25 nach Tab. 33), deren Mutter später einen anderen Mann als den Kindesvater geheiratet hatte.

Besonders aufschlußreich ist die Longitudinalbetrachtung der „Familienbeziehungen“. Tab. 14 demonstriert 3 Familienbeziehungen unserer Probanden: Ihre erste Familienbeziehung (am Geburtstag), ihre längste Familienbeziehung (vom Geburtstag bis zum Aufnahmetag) und ihre letzte Familienbeziehung (am Aufnahmetag). Werden diese Familienbeziehungen nacheinander verfolgt, so zeigt sich eine progrediente „Rarefizierung“:

Zur ersten Familienbeziehung (Tab. 14/25—27): An ihrem Geburtstag sind immerhin 66,3% unserer Probanden ehelich geboren worden, also in einer regulären, legitimierten Elterngemeinschaft von Kindesmutter und Kindesvater zur Welt gekommen (nachträgliche Legitimationen werden nicht mitgerechnet).

Zur längsten Familienbeziehung (Tab. 14/28—32): In der Zeit zwischen ihrem Geburtstag und ihrem Aufnahmetag sind nur noch 38,8% unserer Probanden hauptsächlich in dieser Elterngemeinschaft aufgewachsen.

Zur letzten Familienbeziehung (Tab. 14/23—41): Am Aufnahmetage haben nur 26,6% unserer Probanden Kindesmutter und Kindesvater zu Hause.

Diese Befunde erscheinen noch drastischer, wenn sie mit den Befunden aus „Unraveling Juvenile Delinquency" verglichen werden (vgl. Tab. 15). Obwohl sich die amerikanische Population aus sog. „unterprivilegierten" Wohnbezirken rekrutierte und insofern noch ungünstigere Befunde erwarten läßt, erscheinen ihre Familien weniger dissoziiert. Nahezu alle Dissoziationsmerkmale sind jedenfalls in den Familien unserer Berliner Jungen stärker ausgeprägt. So finden wir in bezug auf „broken homes" ein Verhältnis von 87,1% zu 60,4% (Tab. 15/1), in bezug auf Scheidung ein

Tabelle 14. *Dissoziation der Familie/Häufigkeiten*

BP = Berliner Probanden der „Öffentlichen Erziehung"		
Separationen		
1. Trennung d. Eltern-Kind-Gemeinschaft	922 (87,1%)	von 1059 BP
2. Kindesmutter von Kindesvater getrennt	783 (73,9%)	von 1059 BP
3. P. von Kindesmutter u. Kindesvater getrennt	472 (44,6%)	von 1059 BP
Heimunterbringungen		
4. Heimunterbringungen	626 (59,1%)	von 1059 BP
5. Keine Heimunterbringungen	433 (40,9%)	von 1059 BP
Insgesamt	1059	
6. Heim-U. weg. Erziehungsschwierigkeiten	434 (69,3%)	von 626 BP
7. Heim-U. aus anderen Gründen	192 (30,7%)	von 626 BP
Insgesamt	626	
8. 0 mindestens einjährige Heim-U.	271 (43,3%)	von 626 BP
9. 1—2 mindestens einjährige Heim-U.	308 (49,2%)	von 626 BP
10. 3—5 mindestens einjährige Heim-U.	45 (7,2%)	von 626 BP
11. über 5 mindestens einjährige Heim-U.	2 (0,3%)	von 626 BP
Insgesamt	626	
Befinden der Kindeseltern		
12. Am Aufnahmetag Kindeseltern leben	653 (61,7%)	von 1059 BP
13. Am Aufnahmetag Kindesmutter tot oder verschollen	63 (6,0%)	von 1059 BP
14. Am Aufnahmetag Kindesvater tot oder verschollen	279 (26,3%)	von 1059 BP
15. Am Aufnahmetag Kindeseltern tot oder verschollen	64 (6,0%)	von 1059 BP
Insgesamt	1059	
Familienstand der Kindeseltern		
16. Verheiratet oder verwitwet	418 (39,5%)	von 1059 BP
17. Verheiratet, aber leben getrennt	28 (2,6%)	von 1059 BP
18. Geschieden	308 (29,1%)	von 1059 BP
19. Unverheiratet	301 (28,4%)	von 1059 BP
20. Familienstand ungeklärt	4 (0,4%)	von 1059 BP
Insgesamt	1059	
Geschwisterkonstellation der Probanden		
21. P. hatten keine Geschwister (Einzelkinder)	210 (19,8%)	von 1059 BP
22. P. hatten Geschwister	849 (80,2%)	von 1059 BP
Insgesamt	1059	
23. P. hatten Halb-, Stief- oder Adoptivgeschwister	493 (46,6%)	von 1059 BP
24. P. hatten keine Halb-, Stief- oder Adoptivgeschwister	566 (53,4%)	von 1059 BP
Insgesamt	1059	

Tabelle 14 (Fortsetzung)

	Erste Familienbeziehung der Probanden (am Geburtstag)	
25.	Ehelich geboren	708 (66,3%) von 1059 BP
26.	Unehelich geboren	346 (32,7%) von 1059 BP
27.	Kindschaft ungeklärt	5 (0,5%) von 1059 BP
	Insgesamt	1059
	Längste Familienbeziehung der Probanden (vom Geburtstag bis zum Aufnahmetag)	
28.	Hauptsächlich bei den Kindeseltern aufgewachsen	411 (38,8%) von 1059 BP
29.	Hauptsächlich bei der Kindesmutter aufgewachsen	427 (40,3%) von 1059 BP
30.	Hauptsächlich bei dem Kindesvater aufgewachsen	41 (3,9%) von 1059 BP
31.	Hauptsächlich in einer Ersatzfamilie aufgewachsen	72 (6,8%) von 1059 BP
32.	Hauptsächlich in wechselnden Beziehungsit. aufgewachsen	108 (10,2%) von 1059 BP
	Insgesamt	1059
	Letzte Familienbeziehung der Probanden (am Aufnahmetag)	
33.	Kindesmutter und Kindesvater	282 (26,6%) von 1059 BP
34.	Kindesmutter und Ersatzvater	208 (19,6%) von 1059 BP
35.	Kindesmutter und keine Vaterperson	360 (34,0%) von 1059 BP
36.	Kindesvater und Ersatzmutter	60 (5,7%) von 1059 BP
37.	Kindesvater und keine Mutterperson	32 (3,0%) von 1059 BP
38.	Ersatzmutter und Ersatzvater	36 (3,4%) von 1059 BP
39.	Ersatzmutter und keine Vaterperson	39 (3,7%) von 1059 BP
40.	Ersatzvater und keine Mutterperson	10 (0,9%) von 1059 BP
41.	Keine Mutterperson und keine Vaterperson	32 (3,0%) von 1059 BP
	Insgesamt	1059

Tabelle 15. *Dissoziation der Familie/Vergleiche*

Vergleiche von Berliner Probanden der „Öffentlichen Erziehung" (BP) mit amerikanischen „Delinquents" (D) und „Non-Delinquents" (ND) von S. und E. GLUECK [1].
Für BP Erhebungszeitraum 1962—1965, Durchschnittsalter 16 Jahre.
Für D und ND Erhebungszeitraum 1940—1948, Durchschnittsalter 14 Jahre.
(Sämtliche Manifestationsdifferenzen zwischen D und ND sind auf dem 1%-Niveau signifikant!)

BP	D : ND
Separationen	
1. Trennung der Eltern-Kind-Gemeinschaft	Table XI-8 Broken Homes; Broken
922 (87,1%) von 1059 BP	302 (60,4%) von 500 D : 171 (34,2%) von 500 ND
Heimunterbringungen	
2. Heimunterbr. wegen Erziehungsschwierigkeiten	Table XIII-5 Reason First Left Home; Delinquency
434 (69,3%) von 626 BP	115 (32,2%) von 357 D : 0 (0,0%) von 47 ND
Familienstand der Kindeseltern	
3. Verheiratet oder verwitwet	Table VIII-19; Living together; Widowed
418 (39,5%) von 1059 BP	358 (72,6%) von 493 D : 429 (86,8%) von 494 ND
4. Verheiratet, aber leben getrennt	Table VIII-19; Separated
28 (2,6%) von 1059 BP	61 (12,4%) von 493 D : 24 (4,9%) von 494 ND
5. Geschieden	Table VIII-19; Divorced
308 (29,1%) von 1059 BP	43 (8,7%) von 493 D : 30 (6,1%) von 494 ND
6. Unverheiratet	Table VIII-19; Did not marry each other
301 (28,4%) von 1059 BP	31 (6,3%) von 493 D : 11 (2,2%) von 494 ND
7. Familienstand ungeklärt	—
4 (0,4%) von 1059 BP	

Tabelle 15 (Fortsetzung)

Berliner Probanden (BP)	Glueck
Geschwisterkonstellation der Probanden	
8. Prob. hatten keine Geschw. (Einzelkinder) 210 (19,8%) von 1059 BP	Table XI-5; Only child 24 (4,8%) von 500 D : 43 (8,6%) von 500 ND
9. Prob. hatten Halb-, Stief- od. Adoptivgeschwister 493 (46,6%) von 1059 BP	p. 120: "Actually 31,3% of the delinquents, compared with 16,8% of the non-delinquents, had half- or step-brothers and sisters".
Erste Familienbeziehung d. Probanden (am Geburtstag)	
10. Unehelich geboren 346 (32,7%) von 1059 BP	p. 117—118: "Almost a fifth (18,6%) of the delinquent boys and 13% of the non-delinquent boys were conceived out of wedlock".
Letzte Familienbeziehung d. Probanden (am Aufnahmetag)	
11. Leben bei der Kindesmutter 850 (80,3%) von 1059 BP	Table VIII-17; With own mother 422 (84,4%) von 500 D : 464 (92,8%) von 500 ND
12. Leben nicht bei der Kindesmutter 209 (19,7%) von 1059 BP	Table VIII-17; Not with own mother 78 (15,6%) von 500 D : 36 (7,2%) von 500 ND
13. Leben bei dem Kindesvater 374 (35,3%) von 1059 BP	Table VIII-17; With own father 294 (58,8%) von 500 D : 376 (75,2%) von 500 ND
14. Leben nicht bei dem Kindesvater 685 (64,7%) von 1059 BP	Table VIII-17; Not with own father 206 (41,2%) von 500 D : 124 (24,8%) von 500 ND
15. Haben beide Eltern 282 (26,6%) von 1059 BP	Table VIII-15; Both his own parents 251 (50,2%) von 500 D : 356 (71,2%) von 500 ND
16. Haben einen Elter 392 (37,0%) von 1059 BP	Table VIII-15; One own parent 173 (34,6%) von 500 D : 99 (19,8%) von 500 ND
17. Haben einen Elter und einen Stiefelter 268 (25,3%) von 1059 BP	Table VIII-15; One own parent and one step-parent 40 (8,0%) von 500 D : 22 (4,4%) von 500 ND
18. Haben Ersatzeltern oder einen Ersatzelter 85 (8,0%) von 1059 BP	Table VIII-15; Two step-parents, or foster parents, or other relatives, or brothers and sisters 36 (7,2%) von 500 D : 23 (4,6%) von 500 ND
19. Haben keine Eltern oder Ersatzeltern 32 (3,0%) von 1059 BP	—

Anmerkungen:

Zu (11) vgl. (33) u. (34) u. (35) von Tab. 14
Zu (12) vgl. (36) u. (37) u. (38) u. (39) u. (40) u. (41) ders. Tab.
Zu (13) vgl. (33) u. (35) u. (37) ders. Tab.
Zu (14) vgl. (34) u. (35) u. (38) u. (39) u. (40) u. (41) ders. Tab.
Zu (15) vgl. (33) ders. Tab.
Zu (16) vgl. (35) u. (37) ders. Tab.
Zu (17) vgl. (34) u. (36) ders. Tab.
Zu (18) vgl. (38) u. (39) u. (40) ders. Tab.
Zu (19) vgl. (41) ders. Tab.

Tabelle 16. *Abnormität der soziologischen Familie/Vergleiche*

Vergleiche von Berliner Probanden der „Öffentlichen Erziehung" (BP) mit amerikanischen „Delinquents" (D) und „Non-Delinquents" (ND) von S. und E. GLUECK [1].
Für BP Erhebungszeitraum 1962—1965, Durchschnittsalter 16 Jahre.
Für D und ND Erhebungszeitraum 1940—1948, Durchschnittsalter 14 Jahre.

Berliner Probanden (BP)	Glueck
Soziologische Familie kriminell oder verwahrlost 635 (59,9%) von 1059 BP	Table X-6 Conduct Standards of Home; Poor 452 (90,4%) von 500 D : 270 (54,0%) von 500 ND Manifestationsdifferenz: 36,4% $P < 0{,}01$

Verhältnis von 29,1% zu 8,7% (Tab. 15/5), in bezug auf uneheliche Geburt ein Verhältnis von 32,7% zu 18,6% (Tab. 15/10). Sehr deutlich zeigt sich der Unterschied zwischen beiden Populationen auch hinsichtlich der familiären Konstellation am Aufnahmetag der Minderjährigen. Während 50,2% der amerikanischen Probanden am Aufnahmetag noch beide Eltern hatten, waren bei unseren Jungen nur in 26,2% aller Fälle Vater und Mutter am Aufnahmetag zu Hause (Tab. 15/15). Wie die gleiche Tabelle zeigt, fehlt unseren Jungen vor allem der Vater. Man vergleiche Tab. 15/11—14: Die Zahl der Jungen, die ohne Mutter lebten, ist in beiden Populationen annähernd gleich (19,7% zu 15,6%); die Zahl der Jungen, die ohne Vater lebten, ist in unserem Kollektiv jedoch erheblich größer (64,7% zu 41,2%). (Vgl. in diesem Zusammenhang HARTMANN: Über die Entbehrung des Vaters und ihre Bedeutung für die männliche Jugendverwahrlosung.)

In der Fachliteratur wird die Dissoziation der Familie bei verwahrlosten Minderjährigen im allgemeinen bestätigt, wenn auch die Angaben über das Ausmaß der Dissoziation variieren. In dem Kollektiv von FREY kamen 41,3%, aus der Population von GOTTSCHALDT stammten 76,8% aus dissoziierten Familien. SPECHT fand gestörte, d. h. unvollständige und auffällige Familien, bei etwa 97% seiner Probanden. Als besonders verhängnisvoll erweist sich dabei, daß Jugendliche, die in „auffälligen" Familien aufwuchsen und entsprechend gestört sind, oft wieder „auffällige" Familien stiften, also ihre Verwahrlosung weitergeben. Auch pathologische Erziehungsmaßnahmen werden auf diese Weise tradiert, wie NAU am Beispiel der Kindesmißhandlungen zeigte.

Abnormität der Familie:

Unter dem Stichwort „Abnormität der Familie" werden entsprechend unserer Vorbemerkung familiäre Störungen des Befindens und Verhaltens subsumiert. Dabei unterscheiden wir zwischen Abnormität der soziologischen Familie im allgemeinen und Abnormität der biologischen Familie im besonderen. Die drei hierher gehörenden Tabellen, Tab. 16—18, geben Probleme auf. In mancher Hinsicht entsprechen die Tabellen der Erwartung. Es entspricht beispielsweise der Erwartung, daß die soziologischen Familien schlechter abschneiden als die biologischen Familien (vgl. Tab. 16 und Tab. 17). Das liegt daran, daß der Symptombereich und der Personenkreis in der soziologischen Familie viel weiter gefaßt werden als in der biologischen Familie. Es entspricht auch der Erwartung, daß die Väter hinsichtlich der Straffälligkeit und Trunksucht schlechter abschneiden als die Mütter (vgl. Tab. 17/5—8). In anderer Hinsicht sind die Tabellen aber eigentlich überraschend. Das gilt insbesondere für die Vergleiche zwischen unseren Berliner Jungen und den amerikanischen „Delinquents" in Tab. 16 und Tab. 18. Da unser Berliner Kollektiv in bezug auf die „Dissoziation der Familie" wesentlich ungünstiger stand, war zu vermuten, daß es auch in bezug auf die „Abnormität der Familie" ungünstiger liegen werde. Aber diese Vermutung wurde nicht bestätigt. Die Familien der Berliner Jungen erscheinen in allen Aspekten der Abnormität weniger gestört als die Familien der amerikanischen Probanden: Wir konstatierten beispielsweise in bezug auf Kriminalität bzw. Verwahrlosung der soziologischen Familie ein Verhältnis von 59,9% zu 90,4% (Tab. 16), in bezug auf Straffälligkeit des biologischen Vaters ein Verhältnis von 12,2% zu 66,2% (Tab. 18/6), in bezug auf Debilität der biologischen Mutter ein Verhältnis von 6,4% zu 32,8% (Tab. 18/9). Immer liegen die Werte unseres Berliner Kollektivs unter den

Tabelle 17. *Abnormität der biologischen Familie/Häufigkeiten*

BP = Berliner Probanden der „Öffentlichen Erziehung"		
Schwere physische Krankheiten (ausschließlich Epilepsie)		
1. der biologischen Mutter	308 (29,1%)	von 1059 BP
2. des biologischen Vaters	227 (21,4%)	von 1059 BP
Schwere psychische Störungen (einschließlich Epilepsie)		
3. der biologischen Mutter	187 (17,7%)	von 1059 BP
4. des biologischen Vaters	87 (8,2%)	von 1059 BP
Straffälligkeit		
5. der biologischen Mutter	67 (6,3%)	von 1059 BP
6. des biologischen Vaters	129 (12,2%)	von 1059 BP
Trunksucht		
7. der biologischen Mutter	76 (7,2%)	von 1059 BP
8. des biologischen Vaters	251 (23,7%)	von 1059 BP
Debilität		
9. der biologischen Mutter	68 (6,4%)	von 1059 BP
10. des biologischen Vaters	28 (2,6%)	von 1059 BP

Werten des amerikanischen Vergleichskollektivs; sie entsprechen vielmehr den Werten der „Non-Delinquents" als den Werten der „Delinquents"!

Diese merkwürdige Divergenz bedarf einer Erklärung. Zunächst wäre zu fragen, ob die beobachtete Divergenz auf Fehlern in der Erhebung beruht. Hinsichtlich der Dissoziation der Familie sind Erhebungsfehler kaum zu erwarten, weil Dissoziationsmerkmale, wie Scheidung oder uneheliche Geburt, vergleichsweise gut objektiviert werden können. Hinsichtlich der Abnormität der Familie sind Erhebungsfehler eher zu vermuten, da Abnormitätssymptome, wie Krankheit oder Verwahrlosung, nicht so gut zu verifizieren sind. Es wäre also zu fragen, ob vielleicht die diesbezüglichen Ermittlungen in einer der beiden Untersuchungen unzureichend waren. Aber diese Frage kann mit ziemlicher Sicherheit verneint werden. Die amerikanischen Untersuchungsergebnisse entsprechen der Erwartung, da die „Delinquents" ausschließlich aus unterprivilegierten Wohnbezirken mit hoher Kriminalitätsbelastung ausgewählt wurden. Unsere Untersuchungsergebnisse sind aber auch kaum zu bezweifeln: Selbst wenn man die Untersuchung solcher Merkmale wie Trunksucht oder Kriminalität des biologischen Vaters ausschließlich auf die bestexplorierten Aufnahmejahrgänge 1964 und 1965 bezieht und überdies die unehelichen und verschollenen, also relativ unbekannten Väter ausläßt, verändern sich die Untersuchungsergebnisse nicht wesentlich. Zwar liegen die Prozentwerte bei den 471 auf diese Weise selegierten Vätern höher: Bei allen 1059 Vätern fanden wir 12,2% Kriminelle, bei den 471 selegierten Vätern waren es 17,4%; bei allen 1059 Vätern ermittelten wir 23,7% Alkoholiker, bei den 471 selegierten Vätern waren es immerhin 36,9%. Doch wurden in keinem Fall die entsprechenden Zahlen von S. und E. GLUECK erreicht (66,2% Kriminelle und 62,8% Alkoholiker). Wenn wesentliche Erhebungsfehler weitgehend auszuschließen sind, muß die Divergenz des Verhaltens beider Populationen in einer Divergenz ihrer Struktur begründet sein. Man könnte etwa annehmen, daß die Unterschiede hinsichtlich der „Abnormität" der Familie durch Unterschiede in der Stichprobe bestimmt werden und daß die Unterschiede

Tabelle 18. *Abnormität der biologischen Familie/Vergleiche*

Vergleiche von Berliner Probanden der „Öffentlichen Erziehung“ (BP) mit amerikanischen „Delinquents“ (D) und „Non-Delinquents“ (ND) von S. und E. GLUECK [1].
Für BP Erhebungszeitraum 1962—1965, Durchschnittsalter 16 Jahre.
Für D und ND Erhebungszeitraum 1940—1948, Durchschnittsalter 14 Jahre.
(Sämtliche Manifestationsdifferenzen zwischen D und ND sind auf dem 1%-Niveau signifikant!)

BP	D : ND
Schwere physische Krankheiten (ausschließlich Epilepsie)	
1. der biologischen Mutter	Table IX-10; Mother; Serious physical ailments
308 (29,1%) von 1059 BP	243 (48,6%) von 500 D : 165 (33,0%) von 500 ND
2. des biologischen Vaters	Table IX-10; Father; Serious physical ailments
227 (21,4%) von 1059 BP	198 (39,6%) von 500 D : 143 (28,6%) von 500 ND
Schwere psychische Störungen (einschließlich Epilepsie)	
3. der biologischen Mutter	Table IX-10; Mother; Emotional disturbances
187 (17,7%) von 1059 BP	201 (40,2%) von 500 D : 88 (17,6%) von 500 ND
4. des biologischen Vaters	Table IX-10; Father; Emotional disturbances
87 (8,2%) von 1059 BP	220 (44,0%) von 500 D : 90 (18,0%) von 500 ND
Straffälligkeit	
5. der biologischen Mutter	Table IX-10; Mother; Criminality
67 (6,3%) von 1059 BP	224 (44,8%) von 500 D : 75 (15,0%) von 500 ND
6. des biologischen Vaters	Table IX-10; Father; Criminality
129 (12,2%) von 1059 BP	331 (66,2%) von 500 D : 160 (32,0%) von 500 ND
Trunksucht	
7. der biologischen Mutter	Table IX-10; Mother; Drunkenness
76 (7,2%) von 1059 BP	115 (23,0%) von 500 D : 35 (7,0%) von 500 ND
8. des biologischen Vaters	Table IX-10; Father; Drunkenness
251 (23,7%) von 1059 BP	314 (62,8%) von 500 D : 195 (39,0%) von 500 ND
Debilität	
9. der biologischen Mutter	Table IX-10; Mother; Mental retardation
68 (6,4%) von 1059 BP	164 (32,8%) von 500 D : 45 (9,0%) von 500 ND
10. des biologischen Vaters	Table IX-10; Father; Mental retardation
28 (2,6%) von 1059 BP	92 (18,4%) von 500 D : 28 (5,6%) von 500 ND

bezüglich der „Dissoziation“ der Familie durch Unterschiede im Erhebungszeitraum begründet sind: Die amerikanischen Probanden rekrutierten sich ausschließlich aus unterprivilegierten Wohnbezirken mit hoher Kriminalitätsbelastung, es ist daher zu erwarten, daß sie bezüglich der „Abnormität“ der Familie schlechter abschneiden; die amerikanischen Probanden waren dagegen weniger von der Kriegs- und Nachkriegszeit betroffen, es läßt sich also vermuten, daß sie hinsichtlich der „Dissoziation“ der Familie besser stehen. Wenn diese Annahme zu Recht besteht, dann müßten die Dissoziationsmerkmale in unserem ersten Aufnahmejahrgang (1962) stärker ausgeprägt sein als in unserem letzten Aufnahmejahrgang (1966). Das scheint sich jedoch nicht zu bestätigen. Die Erhebung des Jahrganges 1966 ist noch nicht abgeschlossen, die ersten Stichproben ergaben aber keine konsistenten Unterschiede zwischen 1962 und 1966 (vgl. Tab. 19).

Zwar zählten wir 1966 weniger Jungen, deren Vater am Aufnahmetag tot oder verschollen war, und mehr Jungen, die hauptsächlich bei beiden Eltern aufgewachsen sind (Tab. 19/1—2). Doch ist die Anzahl der dissoziierten Familien 1966 kaum gesunken und immer noch wesentlich höher als die amerikanische Vergleichszahl

(Tab. 19/3). Die Zahl der geschiedenen und unverheirateten Eltern stieg 1966 sogar noch an (Tab. 19/4—5). Vielleicht ist die Differenz von 4 Jahren auch noch zu klein, um unsere Vermutung zu verifizieren oder zu falsifizieren. Jedenfalls kann der eklatante Unterschied zwischen unserer Berliner Population und der amerikanischen Untersuchungsgruppe zur Zeit nicht erklärt werden.

Tabelle 19. *Dissoziation der Familie/Vergleiche*

Vergleiche von Berliner Probanden der „Öffentlichen Erziehung" des Jahrgangs 1962 (I) mit Berliner Probanden der „Öffentlichen Erziehung" des Jahrgangs 1966 (II) sowie amerikanischen „Delinquents" (III) von S. und E. GLUECK [1].

	I Berliner P. 1962	II Berliner P. 1966	III Amerik. „Delinquents"
1. Kindesvater tot od. verschollen	37,1% (91) von 245	32,8% (85) von 259	keine Vergleichszahl
2. Prob. hps. b. Eltern aufgewachsen	32,7% (80) von 245	44,4% (115) von 259	keine Vergleichszahl
3. Familie dissoziiert	87,3% (214) von 245	86,1% (223) von 259	60,4% (302) von 500 (Table XI-8)
4. Eltern geschieden	26,9% (66) von 245	29,7% (77) von 259	8,7% (43) von 493 (Table VIII-19)
5. Eltern unverheir.	27,3% (67) von 245	31,7% (82) von 259	6,3% (31) von 493 (Table VIII-19)

Zum Abschluß seien einige Befunde aus Tab. 33 vorweggenommen. Diese Tabelle informiert über die Häufigkeiten und Korrelationen von 32 Merkmalen, u. a. von 8 Merkmalen, die das Familienleben unserer Probanden betreffen (Merkmal 20 bis Merkmal 27). Besonders aufschlußreich erscheinen die Informationen über Merkmal 26: Debilität oder Krankheit der Familienangehörigen und Merkmal 27: Kriminalität oder Verwahrlosung der Familienangehörigen. Wenn hauptsächlich die hochsignifikanten positiven Korrelationswerte berücksichtigt werden, läßt sich nach Tab. 33 folgendes über diese beiden Merkmale resumieren:

Debilität oder Krankheit der Familienangehörigen

Das Merkmal wurde bei 663 (62,6%) von 1059 Berliner Probanden der „Öffentlichen Erziehung" erhoben. Es differenzierte signifikant zwischen überdurchschnittlicher und unterdurchschnittlicher Soziallabilität (Differenz: 21,7%), aber nicht zwischen ungünstiger und günstiger Legalkatamnese (Differenz: —1,0%).

Phänomenologisch erschien es sehr signifikant positiv assoziiert mit den Merkmalen Rastlosigkeit (1), Schwänzen der Schule (9), Kränklichkeit in der Kindheit (16), Hilfsschulbesuch (17), Leistungsstörungen in der Schule (18) und Kriminalität oder Verwahrlosung der Familienangehörigen (27).

In legaler Hinsicht fand sich eine hochsignifikante positive Korrelation mit Frühkriminalität (31).

Kriminalität oder Verwahrlosung der Familienangehörigen

Das Merkmal wurde bei 635 (59,9%) von 1059 Berliner Probanden der „Öffentlichen Erziehung" erhoben. Es differenzierte signifikant zwischen überdurchschnittlicher und unterdurchschnittlicher Soziallabilität (Differenz: 27,7%) sowie zwischen ungünstiger und günstiger Legalkatamnese (Differenz: 15,8%).

Phänomenologisch erschien es sehr signifikant positiv assoziiert mit den Merkmalen Hilfsschulbesuch (17), Verhaltensstörungen in der Schule vor dem 8. Lebensjahr (19), Halb-, Stief- oder Adoptivgeschwister (25) und Debilität oder Krankheit der Familienangehörigen (26).

In legaler Hinsicht fand sich eine hochsignifikante positive Korrelation mit Frühkriminalität (31).

6.5 Körperliche Merkmale

Über die somatischen Befunde unserer Versuchspersonen orientieren die Abb. 9 und 10.

Abb. 9 vergleicht die Körpergröße unserer Probanden mit den Standardpopulationen von Brock und Meredith (Meredith zitiert nach Stuart und Stevenson).

Abb. 10 vergleicht ihr Körpergewicht mit den gleichen Normalpopulationen.

Nach diesen Vergleichen läßt sich folgendes feststellen:

1. Das erste Kontrollkollektiv (Hamburger Kinder) ist sowohl hinsichtlich der Körpergröße als auch hinsichtlich des Körpergewichtes mit Ausnahme der letzten Altersstufe dem zweiten Kontrollkollektiv (nordamerikanische Probanden europäischer Abstammung) unterlegen.

2. Unsere verwahrlosten Probanden sind folgendermaßen zu beurteilen: In bezug auf die Körpergröße beweisen sie keine konsistente Abweichung; sie zeigen zwar höhere Werte als die erste, aber annähernd gleiche Werte wie die zweite Normalpopulation. In bezug auf das Körpergewicht demonstrieren sie dagegen eine augenfällige Überlegenheit, nämlich höhere Werte als alle beiden Kontrollkollektive.

Dieses Ergebnis unterscheidet sich von den Befunden von Glueck und auch von den Resultaten neuerer Untersuchungen, beispielsweise von Jonsson. Jonsson fand bei verwahrlosten und nicht verwahrlosten Minderjährigen keine Unterschiede in der Körpergröße und im Körpergewicht. S. und E. Glueck konstatierten zwar auch eine gewisse Übergewichtigkeit der „Delinquents", aber diese Übergewichtigkeit trat nicht so ausgeprägt und nicht so durchgehend in allen Altersklassen in Erscheinung wie die Übergewichtigkeit unserer Probanden. Es fragt sich, wie unser Befund zu erklären ist.

Vielleicht ist er dem Mast-Effekt der Institutionalisierung zuzuschreiben; allerdings kämen hierbei nur die vorhergehenden Institutionalisierungen in Betracht, weil die Messung der Körpergröße und des Körpergewichts bei uns so kurz nach der Aufnahme erfolgt, daß sich die Unterbringung in unserer Abteilung noch nicht auf das Körpergewicht auswirken kann. Vielleicht liegt die relative Übergewichtigkeit unserer Verwahrlosten auch einfach daran, daß sie mehr essen als andere Jugendliche. Das würde gut zur „oralen" Stigmatisierung der Verwahrlosten passen, etwa zur Häufung „oraler" Frustrationen in ihrer Vorgeschichte und zur Häufung „oraler" Symptome in ihrem Erscheinungsbild (so fanden sich unter verwahrlosten Minderjährigen nach S. und E. Glueck eine überzufällige Häufung von Nägelknabberern und nach Jonsson auch eine überzufällige Häufung von Daumenlutschern). In der Tat wurde in den Verhaltensbeobachtungen unserer Erzieher oft über unmäßiges Essen unserer Jungen berichtet; aber wir haben die unmäßigen

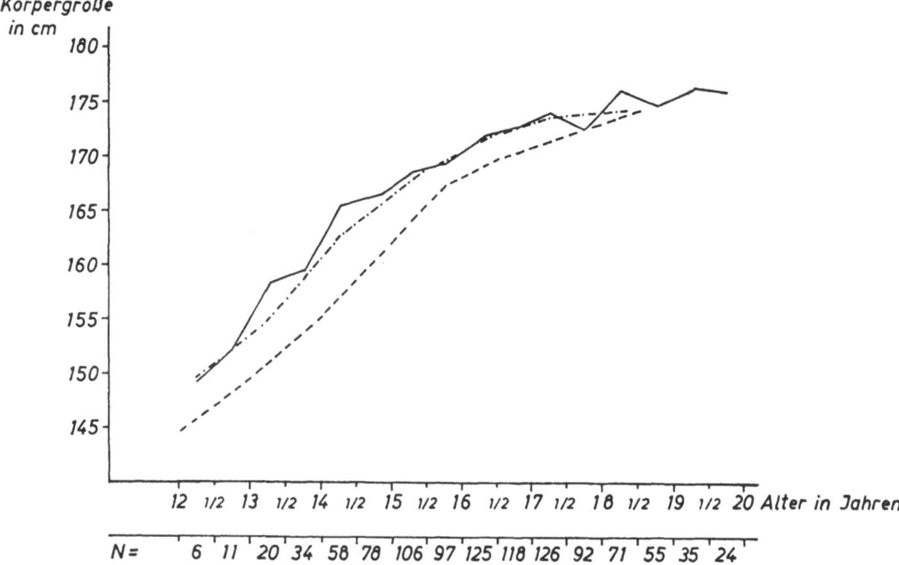

Abb. 9. Körpergrößen von verwahrlosten männlichen Minderjährigen verglichen mit Normalpopulationen

——— 1056 verwahrloste männliche Minderjährige
- - - - - 300 000 Hamburger Kinder nach BROCK
-·-·-·- nordamerikanische Probanden westeuropäischer Abstammung nach MEREDITH

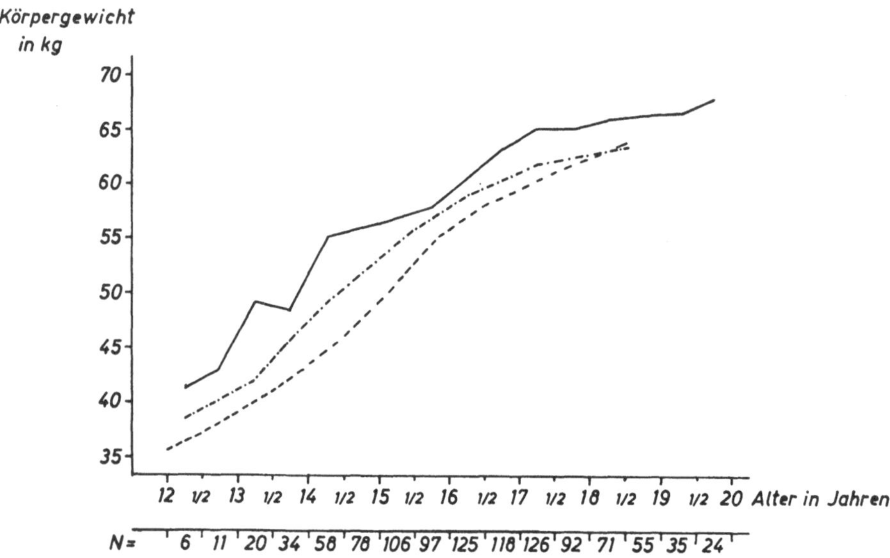

Abb. 10. Körpergewichte von verwahrlosten männlichen Minderjährigen verglichen mit Normalpopulationen

——— 1056 verwahrloste männliche Minderjährige
- - - - - 300 000 Hamburger Kinder nach BROCK
-·-·-·- nordamerikanische Probanden westeuropäischer Abstammung nach MEREDITH

Esser nicht gezählt und auch keine Vergleichszahlen aus anderen Kollektiven ermittelt, um den Einfluß des Essens auf das Körpergewicht unserer Minderjährigen verifizieren zu können.

Tab. 20 zeigt die Häufigkeiten von neurologischen Befunden bei unseren verwahrlosten Probanden.

Tabelle 20. *Neurologische Befunde/Häufigkeiten*

BP = Berliner Probanden der „Öffentlichen Erziehung"

1.	Paresen nach cerebraler Kinderlähmung	2 (0,2%)	von 1082 BP
2.	Paresen nach spinaler Kinderlähmung	2 (0,2%)	von 1082 BP
3.	Paresen nach peripherer Nervenverletzung	10 (0,9%)	von 1082 BP
4.	Cerebrales Anfallsleiden	5 (0,5%)	von 1082 BP
5.	Schwere Hördefekte	11 (1,0%)	von 1082 BP
6.	Schwere Sehdefekte	20 (1,8%)	von 1082 BP
7.	Strabismus	26 (2,4%)	von 1082 BP
8.	Nystagmus	28 (2,6%)	von 1082 BP
9.	Händezittern	97 (9,0%)	von 1082 BP
10.	Dermographismus	249 (23,0%)	von 1082 BP
11.	Hyperhidrosis	56 (5,2%)	von 1082 BP
12.	Vierfingerfurche	16 (1,5%)	von 1082 BP
13.	Bettnässen	22 (2,1%)	von 1059 BP
14.	Nägelknabbern	245 (23,1%)	von 1059 BP
15.	Sprachfehler	93 (8,8%)	von 1059 BP

Tab. 21 vergleicht diese Befunde mit den Erhebungen von S. und E. GLUECK (soweit sie vergleichbare Daten präsentieren).

Diese zwei letzten Tabellen scheinen mit den beiden ersten Tabellen zumindest in einer Hinsicht übereinzustimmen: Sie scheinen wiederum eher eine biologische Überlegenheit als Unterlegenheit der Verwahrlosten zu demonstrieren. Die Formulierung ist jedoch mit Vorbedacht vorsichtig gehalten: Hinsichtlich der Tabellen über Körpergröße und Körpergewicht läßt sich beispielsweise durchaus fragen, ob die relative Übergewichtigkeit unserer Verwahrlosten schon als ein Zeichen biologischer Überlegenheit zu bewerten ist, und hinsichtlich unserer neurologischen Befunde ist immerhin einschränkend hinzuzufügen, daß sie nicht von Vergleichsbefunden eines Berliner Kontrollkollektivs abheben. Um so wichtiger sind die Vergleichsbefunde von S. und E. GLUECK auf Tab. 22. Diese Tabelle faßt alle Untersuchungsbefunde der Autoren zusammen, die auf dem 1%-Niveau signifikant differenzieren (mit Ausnahme der Konstitutionsbefunde, welche einer separaten Erörterung bedürfen). Obwohl die Untersuchung sehr viele Einzelerhebungen enthält, nämlich außer einer internistischen Inspektion auch ophthalmologische, otologische, dermatologische und neurologische Fachuntersuchungen umfaßte, blieben nur 7 Befunde, die diesem Signifikanzanspruch genügten! Sie sind recht aufschlußreich: Wenn von den Gaumenbogen-Abnormitäten abgesehen wird, von denen die „Delinquents" teils weniger, teils mehr als andere betroffen sind, so zeigten sich die „Delinquents" deutlich überlegen. Jedenfalls finden sich in der Gruppe der „Delinquents" überzufällig weniger dynamometrische Versager, weniger Vasolabilität, weniger Ticanfälligkeit, weniger

Tabelle 21. *Neurologische Befunde/Vergleiche*

Vergleiche von Berliner Probanden der „Öffentlichen Erziehung" (BP) mit amerikanischen „Delinquents" (D) und „Non-Delinquents" (ND) nach S. und E. GLUECK [1].
Für BP Erhebungszeitraum 1962—1965, Durchschnittsalter 16 Jahre.
Für D und ND Erhebungszeitraum 1940—1948, Durchschnittsalter 14 Jahre.
MD = Manifestationsdifferenz; P = Irrtumswahrscheinlichkeit.

BP	D / ND
1. Schwere Hördefekte 11 (1,0%) von 1082 BP	Table XIV-8; Deafness, marked or slight 31 (6,2%) von 499 D : 35 (7,0%) von 499 ND MD = —0,8% P < 0,57
2. Strabismus 26 (2,4%) von 1082 BP	Table XIV-8; Strabismus, marked or slight 15 (3,0%) von 499 D : 26 (5,2%) von 499 ND MD = —2,2% P < 0,12
3. Nystagmus 28 (2,6%) von 1082 BP	Table XIV-8; Nystagmus, marked or slight 3 (0,6%) von 499 D : 4 (0,8%) von 499 ND MD = —0,2% P < 0,69
4. Händezittern 97 (9,0%) von 1082 BP	Table XIV-13; Tremor, marked or slight 92 (18,4%) von 499 D : 104 (20,8%) von 499 ND MD = —2,4% P < 0,32
5. Dermographismus 249 (23,0%) von 1082 BP	Table XIV-13; Dermographia, marked or slight 225 (45,1%) von 499 D : 291 (58,3%) von 499 ND MD = —13,2% P < 0,01
6. Nägelknabbern 245 (23,1%) von 1059 BP	Table XIV-14; Extreme nail-biting 117 (21,4%) von 499 D : 78 (15,6%) von 499 ND MD = —5,8% P < 0,02
7. Sprachfehler 93 (8,8%) von 1059 BP	Table XIV-14; Stuttering, marked or slight 27 (5,4%) von 499 D : 22 (4,4%) von 499 ND MD = —1,0% P < 0,48 Table XIV-14; Lisping, marked or slight 16 (3,2%) von 499 D : 22 (4,4%) von 499 ND MD = —1,2% P < 0,24

Beidhändigkeit und vor allem weniger Defekte als in der Gruppe der „Non-Delinquents"!

Man kann angesichts dieses Resultats, sofern man in Erwägung zieht, daß die übrigen körperlichen Untersuchungen von S. und E. GLUECK gar keine Unterschiede zwischen „Delinquents" und „Non-Delinquents" ergaben, vielleicht die Meinung vertreten, daß verwahrloste Minderjährige biologisch nicht wesentlich von anderen differieren. Man kann aber angesichts dieses Resultats keinesfalls zu der Auffassung gelangen, daß Verwahrloste bzw. Erziehungsschwierige biologisch unterlegen sind, wie es z. B. von BRADLEY, GÖLLNITZ, ENKE u. a. behauptet wird, die eine überwiegend biologische Verursachung der Dissozialität postulieren (vgl. Abschnitt 3.3). Zwar heben auch die Befunde der genannten Autoren z. T. von Vergleichsuntersuchungen ab, doch können diese Vergleichsuntersuchungen nicht mit dem „Matched-Pair-Vergleich" von S. und E. GLUECK konkurrieren. Insofern haben die Befunde von S. und E. GLUECK ein besonderes Gewicht.

Tabelle 22. *Körperliche Befunde aus „Unraveling Juvenile Delinquency", die signifikant zwischen „Delinquents" und „Non-Delinquents" differenzieren*

S. und E. GLUECK unterzogen 500 „Delinquents" und 500 „Non-Delinquents" einer eingehenden körperlichen Untersuchung, die außer einer allgemeinen internistischen Inspektion auch spezielle ophthalmologische, otologische, dermatologische und neurologische Fachuntersuchungen umfaßte und in 13 Tabellen ihrer Monographie „Unraveling Juvenile Delinquency" resumiert wurde (vgl. op. cit. Tab. XIV-4 bis Tab. XIV-16).
Es zeigte sich, daß „Delinquents" und „Non-Delinquents" bezüglich der meisten Merkmale keine relevanten Unterschiede aufwiesen und nur hinsichtlich der folgenden Merkmale auf dem 1%-Niveau signifikant differierten:

Tabelle	*Befunde*	*„Delinquents"*		*„Non-Delinquents"*	*Differenz*
XIV-4	Dynamometric Strength-Average of Both Hands; Under 75 kilograms	239 (48,5%) of 493	:	277 (56,1%) of 494	— 7,6%
XIV-7	Nature of Palatal Abnormalities; Prognathism	27 (5,4%) of 498	:	49 (9,8%) of 498	— 4,4%
XIV-7	Nature of Palatal Abnormalities; Low arching	14 (2,8%) of 498	:	3 (0,6%) of 498	2,2%
XIV-13	Nature of Other Neurological Handicaps; Dermographia, marked or slight	225 (45,1%) of 499	:	291 (58,3%) of 499	—13,2%
XIV-14	Nature of Functional Deviations; Tics, marked or slight	15 (3,0%) of 499	:	42 (8,4%) of 499	— 5,4%
XIV-14	Nature of Functional Deviations; Ambidexterity	6 (1,2%) of 499	:	23 (4,6%) of 499	— 3,4%
XIV-15	Remediable and Irremediable Defects; Present	313 (62,7%) of 499	:	373 (74,9%) of 498	—12,2%

6.6 Intellektuelle Merkmale

Abb. 11 zeigt die Intelligenzmaße von 1037 verwahrlosten männlichen Minderjährigen nach dem „Intelligenz-Struktur-Test" von AMTHAUER — verglichen mit der Normalpopulation des Testautors von 4076 Probanden.

Die beiden Verteilungskurven sind augenfällig different. Unsere Verwahrlosten zeigen im Durchschnitt eine schlechtere Intelligenztestleistung als das Eichkollektiv, sie liegen mit einem mittleren Intelligenzquotienten von 85, genauer 84,6, deutlich unter dem mittleren Intelligenzquotienten der Gesamtbevölkerung. Was bedeutet ein Intelligenzquotient von 85? Wenn man ihn nach den Intelligenzkategorien von WECHSLER kategorisieren wollte, hätte man ihn dem Bereich der „niedrigen Intelligenz" zuzuordnen. Wenn man ihn nach Prozenträngen klassifiziert, entspricht er einem Prozentrang von 17,5, was so viel bedeutet, daß nur 17,5% der Gesamtbevölkerung schlechter bzw. 82,5% der Gesamtbevölkerung besser abschneiden.

Die Beziehung zwischen Intelligenz und Delinquenz ist umstritten. In der Literatur werden alle denkbaren Positionen vertreten. Die meisten Autoren konstatierten bei den Delinquenten eine intellektuelle Unterlegenheit (vgl. u. a. GORING, 1919;

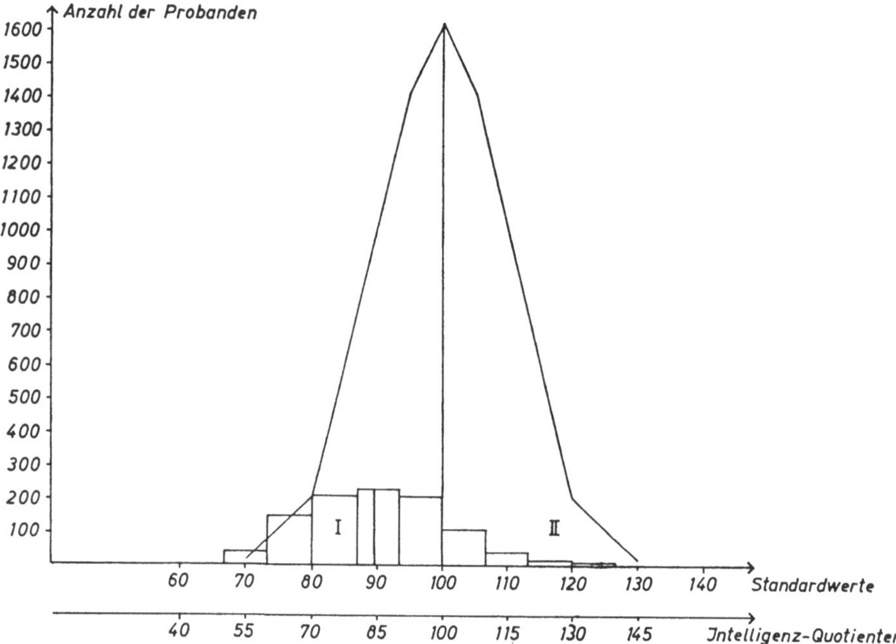

Abb. 11. Intelligenzmaße von 1037 verwahrlosten männlichen Minderjährigen (I) nach dem „Intelligenz-Struktur-Test" von AMTHAUER verglichen mit der Normalpopulation des Testautors von 4076 Probanden (II)

Mittelwert der Intelligenz-Quotienten von I: 84,6
Mittelwert der Intelligenz-Quotienten von II: 100
(Die Intelligenzmaße der Normalpopulation sind der „Handanweisung" des Tests entnommen)

GODDARD, 1920; WÖRNER, 1960; AMTHAUER, 1961; NAAR, 1965). Es lassen sich aber auch Autoren zitieren, die ihnen eine intellektuelle Überlegenheit attestieren (vgl. u. a. TULCHIN, 1939) oder wesentliche intellektuelle Unterschiede zwischen delinquenten und nicht-delinquenten Untersuchungsgruppen verneinen (vgl. u. a. HELLMER, 1960; KVARACEUS, 1961; PRENTICE u. KELLY, 1963). Diese Widersprüche haben vor allem zwei Gründe. Einerseits sind die divergenten Untersuchungsergebnisse auf unterschiedliche Testmethoden zurückzuführen. Darauf hat MERGEN mit Recht hingewiesen. Andererseits erklären sich die divergenten Untersuchungsergebnisse aus unterschiedlichen Stichproben. Auch und gerade bei diesen Untersuchungen zeigt es sich, wie bedenklich es ist, Verwahrlosung und Kriminalität zu identifizieren. Kriminalität involviert nicht notwendigerweise einen psychischen Defekt. Verwahrlosung im Sinne der persistenten und generalisierten Dissozialität bedingt dagegen in den meisten Fällen psychische Abnormität. Untersuchungsgruppen, die sich wesentlich aus verwahrlosten Kriminellen rekrutieren, zeigen daher eher Leistungsstörungen als Untersuchungsgruppen, die nicht wesentlich aus verwahrlosten Kriminellen bestehen.

Eine kritische Diskussion der Beziehung von Intelligenz und Delinquenz findet sich bei SHULMAN.

Anmerkung: In diesem Zusammenhang ist kurz auf jene partielle Leistungsschwäche einzugehen, die als „Legasthenie“ bezeichnet wird. Von WEINSCHENK wird der Legasthenie bei Delinquenten sowohl eine besondere Häufigkeit als auch eine besondere Verhaltensrelevanz attestiert. WEINSCHENK gibt an, daß er bei Kindern des 2. Schuljahres die Legasteniehäufigkeit auf 4% schätze, aber bei Gefangenen eines bundesdeutschen Zuchthauses eine Legastheniehäufigkeit von 33% festgestellt worden sei; er behauptet ferner, daß Legasthenie Dissozialität verursachen könne: „Bei kongenitalen Legasthenikern kommt es, wenn ihre Anlageschwäche unentdeckt bleibt, vielfach zu beispiellos festgefahrenen, dissozialen und kriminellen Verhaltensweisen. Diese Kinder und Jugendliche fühlen sich als Außenseiter der Gesellschaft und finden im Gelingen ihrer kriminellen Handlungen ihre Bestätigung“ ... „Die Legastheniker werden vielfach in die Rolle von Außenseitern der Gesellschaft gedrängt; ihre Straftaten sind Kompensationen ihrer Minderwertigkeitsgefühle und verschaffen ihnen nicht selten Befriedigungen für vielfältige Frustrationen und Benachteiligungen.“ Mit anderen Worten: „Sie wurden kriminell, weil sie nicht lesen konnten“ (Schlagzeile im „Praxis-Kurier“ vom 14. 5. 1969). Bevor solche Verallgemeinerungen gewagt werden, wären zumindest zwei Präzisierungen erforderlich. Erstens gilt es zu präzisieren, um welche Häufigkeiten es sich eigentlich handelt. Eine Lese- und Rechtschreibeschwäche zeigt sich auch bei einer allgemeinen Schwachbegabung. Als Legasthenie gilt in der Fachliteratur im allgemeinen jedoch nur die Lese- und Rechtschreibeschwäche bei normaler Intelligenz, nicht die Lese- und Rechtschreibeschwäche bei subnormaler Intelligenz (SCHUBENZ und BUCHWALD sowie SCHUBENZ und BÖHMIG). Da WEINSCHENK dagegen auch bei unterdurchschnittlichen Intelligenzquotienten Legasthenien diagnostiziert (WEINSCHENK und KRUZA), ist nicht sicher, inwieweit sich beispielsweise die angegebenen Häufigkeitswerte auf Rechtschreibeschwächlinge mit durchschnittlicher Intelligenz (Legastheniker im Sinne der Begriffskonvention) beziehen und inwieweit sie auch Rechtschreibeschwächlinge mit unterdurchschnittlicher Intelligenz (keine Legastheniker im Sinne der Begriffskonvention) subsumieren. Zweitens gilt es zu präzisieren, welche Verhaltensrelevanz gemeint ist. Eine Erklärung dissozialen Verhaltens aus Minderwertigkeitsgefühlen ist schon von ADLER versucht worden (vgl. Kap. 3.1). Diese Konzeption gehört zu jenen psychologischen Theorien, die Dissozialität als Entäußerungen von Konflikten bzw. als Bewältigungsversuche von Problemen verstehen („problem-solving-theories“ nach MARTIN und FITZPATRICK). Unseres Erachtens genügen solche einzelnen Konflikte bzw. Probleme vielleicht zur Erklärung circumskripter Dissozialität, aber nicht zur Erklärung jener sowohl im Verhaltenslängsschnitt als auch im Verhaltensquerschnitt ausgedehnten Dissozialität, die die Verwahrlosung ausmacht. In Kap. 3.1 wurde es folgendermaßen zu formulieren versucht: „Solche Motive reichen wohl zur Erklärung einzelner Verhaltensweisen, aber schwerlich zur Erklärung einer ganzen Entwicklung aus.“

6.7 Schulische Merkmale

Tab. 23 zeigt den Schulstatus von schulentlassenen Berliner Probanden der „Öffentlichen Erziehung“ aus dem Erhebungszeitraum 1962 bis 1965 — verglichen mit dem Schulstatus der Berliner Schulabgänger vom 31. 3. 1966. Von unseren 1059 männlichen Probanden der „Öffentlichen Erziehung“ waren 263 (24,8%) z. Z. der Untersuchung Schüler und 796 (75,2%) z. Z. der Untersuchung aus der sog. allgemeinbildenden Schule entlassen. Diese Stichprobe wird in der zitierten Abbildung mit dem Gesamtkollektiv männlicher Schulabgänger in West-Berlin vom 31. 3. 1966 verglichen.

Prima vista fällt auf, daß die erste Schulkategorie, die Kategorie „Sonderschulen“, nur in dem Gesamtkollektiv aufgeführt wird. Es handelt sich um eine administrative Schulkategorie, welche neben solchen Spezialschulen wie Blindenschulen und Sprachheilschulen auch die Schulen von Erziehungsheimen umfaßt, ohne eine Differenzierung nach den konventionellen Schulkategorien (Hilfsschule, Grundschule, Hauptschule, Realschule und Gymnasium) durchzuführen. Da wir bei unseren Jungen diese Differenzierung in jedem einzelnen Fall vornehmen, taucht die Schulkategorie „Sonderschulen" in unserem Kollektiv nicht auf. Die Divergenz zwischen beiden Kollektiven beeinträchtigt den Vergleich, insofern offen bleibt, wie sich die 212 unter der Schulkategorie „Sonderschulen" subsumierten Schulabgänger auf die konventionellen Schulkategorien verteilen. Trotzdem ergibt der Vergleich immer noch bemerkenswerte Unterschiede: Unsere verwahrlosten Minderjährigen zeigen nicht

Tabelle 23. *Schulstatus von schulentlassenen Berliner Probanden der „Öffentlichen Erziehung" aus dem Erhebungszeitraum 1962—1965 (I) verglichen mit dem Schulstatus der Berliner Schulabgänger vom 31. 3. 1966 (II)*

I (n=796 Knaben) Von diesen kamen:			II (n=9059 Knaben) Von diesen kamen:		
			212	(2,3%)	aus Sonderschulen
146	(18,3%)	aus der Hilfsschule	838	(9,3%)	aus der Hilfsschule
112	(14,1%)	aus der Grundschule	244	(2,7%)	aus der Grundschule
500	(62,8%)	aus der Hauptschule	4432	(48,9%)	aus der Hauptschule
29	(3,6%)	aus der Realschule	1739	(19,2%)	aus der Realschule
9	(1,1%)	aus dem Gymnasium	1594	(17,6%)	aus dem Gymnasium
796=99,9%			9059=100,0%		

nur eine relative Insuffizienz in ihren Intelligenztestleistungen, sie demonstrieren auch eine relative Insuffizienz in ihren Schulleistungen: Während im Gesamtkollektiv 19,2% Realschüler und 17,6% Gymnasiasten gezählt wurden, fanden sich in unserer Stichprobe nur 3,6% Realschüler und 1,1% Gymnasiasten. Während das Gesamtkollektiv nur 9,3% Hilfsschüler enthielt, kam unser Kollektiv zu 18,3% aus der Hilfsschule. Wenn nicht nur unsere Hilfsschulabgänger, sondern auch unsere passageren Hilfsschulbesucher gezählt werden würden (vgl. Merkmal 57 der „Jugendpsychiatrischen Befundkarte"), dann läge unsere Hilfsschulquote übrigens noch höher, dann hätten wir nicht nur 18,3% Hilfsschüler (146 von 796 schulentlassenen Probanden), sondern 24,1% Hilfsschüler (255 von sämtlichen 1059 Versuchspersonen)!

Diese Befunde decken sich etwa mit den Erhebungen von STUTTE, 1958 [3], aus seinem Kollektiv von 201 schwererziehbaren Fürsorgezöglingen (101 Jungen, 100 Mädchen). Von diesen Fürsorgezöglingen besuchten 2% die Ober- oder Mittelschule, 75,5% die Volksschule und 22,5% die Hilfsschule.

6.8 Kriminelle Merkmale

Besonders aufschlußreich ist Tab. 24. Hierzu ist noch eine Ergänzung erforderlich: Bei jeder kriminalstatistischen Erhebung ist zu unterscheiden zwischen einmaliger Straffälligkeit in einer einzigen Deliktkategorie, einmaliger Straffälligkeit in mehreren verschiedenen Deliktkategorien, mehrmaliger Straffälligkeit in einer einzigen Deliktkategorie und mehrmaliger Straffälligkeit in mehreren verschiedenen Deliktkategorien. Tab. 24 erfaßt die ersten beiden, aber nicht die letzten beiden

Tabelle 24. *Gerichtlich oder polizeilich verhandelte Delikte von männlichen Probanden der „Öffentlichen Erziehung"*

P = Berliner Probanden der „Öffentlichen Erziehung" n = 1059
rP = rechtsbrüchige Probanden der „Öffentlichen Erziehung" n = 789 (74,5% von 1059)

1.	Eigentumsdelikte	638 = 60,2% von 1059 P	oder = 80,9% von 789 rP
2.	Verkehrsdelikte	229 = 21,6%	oder = 29,0%
3.	Sachbeschädigung	159 = 15,0%	oder = 20,2%
4.	Sexualdelikte	87 = 8,2%	oder = 11,0%
5.	Körperletzung	86 = 8,1%	oder = 10,9%
6.	Übertretung des Schulgesetzes	65 = 6,1%	oder = 8,2%
7.	Hausfriedensbruch	38 = 3,6%	oder = 4,8%
8.	Betrug	36 = 3,4%	oder = 3,9%
9.	Hehlerei	31 = 2,9%	oder = 3,9%
10.	Grober Unfug	25 = 2,4%	oder = 3,2%
11.	Urkundenfälschung	22 = 2,1%	oder = 2,8%
12.	Brandstiftung	21 = 2,0%	oder = 2,7%
13.	Beleidigung	16 = 1,5%	oder = 2,0%
14.	Rauchen im Walde	13 = 1,2%	oder = 1,6%
15.	Erpressung	11 = 1,0%	oder = 1,4%
16.	Trunkenheit im Verkehr	10 = 0,9%	oder = 1,3%
17.	Transportgefährdung	9 = 0,8%	oder = 1,1%
18.	Widerstand gg. Staatsgewalt	6 = 0,6%	oder = 0,8%
19.	Unerlaubter Waffenbesitz	6 = 0,6%	oder = 0,8%
20.	Herbeiführung von Brandgefahr	5 = 0,5%	oder = 0,6%
21.	Vortäuschen einer Straftat	4 = 0,4%	oder = 0,5%
22.	Verstoß gg. Forst- u. Feld-Pol.Ges.	4 = 0,4%	oder = 0,5%
23.	Verbotenes Fischen	4 = 0,4%	oder = 0,5%
24.	Erschleichen freien Eintritts	2 = 0,2%	oder = 0,3%
25.	Anstiftung zum Diebstahl	2 = 0,3%	oder = 0,3%
26.	Bedrohung	2 = 0,2%	oder = 0,3%
27.	je 1 Proband trat in Erscheinung wegen folgender 14 Tatbestände:		

Mordversuch, Freiheitsberaubung, Landfriedensbruch, Siegelbruch, Funkvergehen, Paßvergehen, unerlaubtes Schießen, unbefugtes Zelten, verbotenes Baden, Mißbrauch von Ausweispapieren, Verstoß gegen das Opiumgesetz, Verstoß gegen das Sprengstoffgesetz, Verstoß gegen das Pflichtversicherungsgesetz, Verstoß gegen das Gesetz über Fernmeldeanlagen.

Anmerkung: Da viele Probanden in mehreren Deliktkategorien als Täter in Erscheinung traten, und die Täter in jeder Deliktkategorie separatim gezählt wurden, ist die Zahl der Täter größer als die Zahl der Probanden: Wenn 1—27 zusammengezählt werden, kommen 1545 Täter auf 789 rechtsbrüchige Probanden.

Da jeder Täter auch eine Tat repräsentiert, entsprechen die 1545 Täter auch 1545 Rechtsverletzungen. Das ist jedoch nicht die Gesamtsumme der Rechtsverletzungen, weil diese Erhebung nur die einmaligen Rechtsverletzungen zählt, aber viele Rechtsverletzungen mehrmals verübt wurden. Insofern ist die Erhebung unvollständig und durch eine Schätzung der Wiederholungskriminalität zu ergänzen. Von den 638 Eigentumsdelikten wurde der Anteil der Wiederholungen nicht ermittelt. Von den 907 anderen Rechtsverletzungen wurden 149 bzw. 16,4% mehr als einmal verübt. Wenn man diese 16% für alle Deliktkategorien annimmt und bei diesen 16% von 1545 Rechtsverletzungen nur 2 Taten in Rechnung stellt, ist die Gesamtsumme der Rechtsverletzungen auf rund 1800 Rechtsverletzungen zu schätzen.

Modalitäten: Wenn ein Proband in *zwei* Deliktkategorien *einmal* straffällig wird, wird er *zweimal* als Täter gezählt; wenn er jedoch in *einer* Deliktkategorie *zweimal* straffällig wird, wird er nur *einmal* als Täter registriert. Tab. 24 zählt also nur die einmaligen Rechtsverletzungen. Insofern ist sie, wie es in ihrer Anmerkung heißt, „unvollständig" und „durch eine Schätzung der Wiederholungskriminalität zu ergänzen". In der Anmerkung heißt es weiter: „Von den 638 Eigentumsdelikten wurde der Anteil der Wiederholungen nicht ermittelt. Von den 907 anderen Rechtsverletzungen wurden 149 bzw. 16,4% mehr als einmal verübt. Wenn man diese 16% für alle Deliktkategorien annimmt und bei diesen 16% von 1545 Rechtsverletzungen nur 2 Taten in Rechnung stellt, ist die Gesamtsumme der Rechtsverletzungen auf rund 1800 Rechtsverletzungen zu schätzen." Diese Schätzung dürfte aber noch recht niedrig liegen. Insbesondere bei den Vermögensdelinquenten sind mehr als 16% Rezidivisten und pro Rezidivist im Durchschnitt mehr als 2 Taten zu erwarten. Gleiches gilt auch für die Sexualdelinquenten. Hier liegt übrigens eine Erhebung vor: Es wurde festgestellt, daß 24, also 27,6%, von den 87 Sexualdelinquenten rezidiviert sind. Es ließ sich allerdings nicht präzisieren, wie oft sie rezidivierten. (Bemerkenswert erscheint in diesem Zusammenhang Merkmal 32 „Delinquenz in über 3 Fällen" aus Tab. 33, welches bei der Beschreibung der psychologischen Merkmale erörtert werden wird. Dieses Merkmal wurde bei 500 bzw. 47,2% von 1059 Probanden erhoben und ergibt eine Gesamtsumme von 2000 Rechtsverletzungen, wenn nur 4 Delikte in Rechnung gestellt werden. Das sind Werte, die über den vorgenannten Zahlen liegen. Das Merkmal 32 der zitierten Tabelle ist jedoch nicht für die sog. „Verhandelten Rechtsverletzungen" repräsentativ, da es sich auch auf die sog. „Nicht-verhandelten Delikte" bezieht.)

„Nicht-verhandelte Rechtsverletzungen" heißen alle Rechtsverletzungen, die nicht von einem Gericht oder von der Kriminalpolizei verhandelt wurden, aber auf eine andere Weise, beispielsweise durch Familienangehörige, aktenkundig geworden sind. Hierbei handelt es sich überwiegend um Delikte im sozialen Nahraum (Familie, Heim, Schule).

„Verhandelte Rechtsverletzungen" heißen alle Rechtsverletzungen, die von einem Gericht oder von der Kriminalpolizei verhandelt wurden. Hierzu zählen zunächst alle Delikte, die im Strafregister erfaßt wurden, dann auch alle Delikte, die im kriminalpolizeilichen Register vermerkt worden sind (nicht jedoch die Verdachtsfälle des kriminalpolizeilichen Registers).

Wenn zu resumieren versucht wird, was die Tab. 24 zählt und was sie nicht zählt, so läßt sich sagen: Sie zählt, wie viele Probanden in jeder der 40 Deliktkategorien in Erscheinung treten; sie zählt aber nicht, wie oft sie in jeder der 40 Deliktkategorien auffällig wurden. Da die Anzahl der Täter in jeder Deliktkategorie separatim erhoben wird, aber die Anzahl der Taten in jeder Deliktkategorie unberücksichtigt bleibt, ist die Zahl der Täter größer als die Zahl der Probanden und die Zahl der Taten größer als die Zahl der Täter.

Wenn alle die Kriminalität betreffenden Tabellen berücksichtigt werden, so läßt sich über die Kriminalität der verwahrlosten Jungen zusammenfassend folgendes feststellen:

1. Die Kriminalität der 1059 verwahrlosten Jungen ist exzessiv. Vergleiche Tab. 25: Bei 11,4% fanden sich keine aktenkundigen Reklamationen, 14,1% wiesen ausschließlich „Nicht-verhandelte Rechtsverletzungen" auf, 74,5% hatten auch oder nur „Verhandelte Delikte". Wenn schließlich noch die unter der sog. „Dunkelziffer" subsumierten unerkannten Rechtsverletzungen in Rechnung gestellt werden, erscheint die Kriminalität der verwahrlosten Jungen ziemlich umfänglich.

2. *Sofern verwahrloste Jungen verhandelte Rechtsverletzungen aufweisen, sind sie oft Mehrfachtäter.* Hierbei läßt sich unterscheiden zwischen heterologen und homologen Mehrfachtätern. Heterologe Mehrfachtäter können Täter genannt werden, die in verschiedenen Deliktkategorien auffällig werden. Homologe Mehrfachtäter lassen sich Täter nennen, die in einer Deliktkategorie mehrfach in Erscheinung treten. Unsere rechtsbrüchigen Verwahrlosten sind beides. Sie sind heterologe Mehrfachtäter, daher ist die Zahl der Täter größer als die Zahl der Probanden (nach Tab. 24 kommen 1545 Täter auf 789 Probanden). Sie sind auch homologe Mehrfachtäter, daher ist die Zahl der Taten größer als die Zahl der Täter (nach Tab. 24 kommen schätzungsweise etwa 1800 Taten auf 1545 Täter).

Tabelle 25. *Kriminalität von männlichen Probanden der „Öffentlichen Erziehung“*

Von 1059 männlichen Probanden der „Öffentlichen Erziehung“ in Berlin hatten:

11,4%	(121)	keine aktenkundigen Rechtsverletzungen
14,1%	(149)	ausschließlich „Nicht-verhandelte Rechtsverletzungen“
37,3%	(395)	ausschließlich „Verhandelte Rechtsverletzungen“
37,2%	(394)	„Verhandelte“ und „Nicht-verhandelte Rechtsverletzungen“

Anmerkung: „Nicht-verhandelte Rechtsverletzungen“ heißen alle Rechtsverletzungen, die nicht von einem Gericht oder von der Kriminalpolizei verhandelt wurden, aber auf eine andere Weise, beispielsweise durch Familienangehörige, aktenkundig geworden sind. Hierbei handelt es sich überwiegend um Delikte im sozialen Nahraum (Familie, Heim, Schule).

„Verhandelte Rechtsverletzungen“ heißen alle Rechtsverletzungen, die von einem Gericht oder von der Kriminalpolizei verhandelt wurden. Hierzu zählen zunächst alle Delikte, die im Strafregister erfaßt wurden, dann auch alle Delikte, die im „kriminalpolizeilichen Register“ vermerkt worden sind (nicht jedoch die Verdachtsfälle des „kriminalpolizeilichen Registers).

Die Mehrfachtäter sind von besonderer kriminologischer Bedeutung. In diesem Zusammenhang sei noch einmal auf die Informationen aus Tab. 33 über das Merkmal 32 „Delinquenz in über 3 Fällen“ eingegangen. Wenn hauptsächlich die hochsignifikanten positiven Korrelationswerte berücksichtigt werden, läßt sich nach dieser Tabelle folgendes resumieren:

Das Merkmal „Delinquenz in über 3 Fällen“ wurde bei 500 (47,2%) von 1059 Berliner Probanden der „Öffentlichen Erziehung“ erhoben. Es differenzierte signifikant zwischen überdurchschnittlicher und unterdurchschnittlicher Soziallabilität (Differenz: 37,4%) sowie zwischen ungünstiger und günstiger Legalkatamnese (Differenz: 24,9%).

Phänomenologisch erschien es sehr signifikant positiv assoziiert mit den psychologischen Merkmalen Rastlosigkeit (1), Mangelhafte Versuchungstoleranz (4), Weglaufen (8), Schwänzen der Schule (9), Schlechter Umgang (11), Beschädigung, Zerstörung von Objekten (13), Bedrohung, Mißhandlung von Personen (14) und Alkoholmißbrauch (15).

In anamnestischer Hinsicht fand sich eine hochsignifikante positive Korrelation mit den Merkmalen Kränklichkeit in der Kindheit (16), Leistungsstörungen in der Schule (18) und Verhaltensstörungen in der Schule vor dem 8. Lebensjahr (19).

In legaler Hinsicht zeigte es sich mit mehreren anderen Kriminalitätsmerkmalen hochsignifikant positiv korreliert (28, 29, 30 und 31).

3. Sofern verwahrloste Jungen verhandelte Rechtsverletzungen aufweisen, sind sie oft Frühtäter. Das Merkmal „Delinquenz vor dem vollendeten 14. Lebensjahr“ fand sich bei 474 bzw. 44,7% von allen 1059 Versuchspersonen, und zwar bei 54 (36,2%) der 149 Probanden, die ausschließlich nicht verhandelte Delikte hatten, sowie bei 420 (53,2%) der 789 Probanden, die nur oder auch verhandelte Rechtsverletzungen aufwiesen.

In diesem Zusammenhang interessierten auch die Informationen aus Tab. 33 über das Merkmal 31 „Delinquenz vor dem vollendeten 14. Lebensjahr“. Wenn hauptsächlich die hochsignifikanten positiven Korrelationswerte beachtet werden, ist nach dieser Tabelle folgendes festzustellen:

Das Merkmal „Delinquenz vor dem vollendeten 14. Lebensjahr“ wurde, wie bereits erwähnt, bei 474 (44,7%) von 1059 Berliner Probanden der „Öffentlichen Erziehung“ erhoben. Es differenzierte signifikant zwischen überdurchschnittlicher und unterdurchschnittlicher Soziallabilität (Differenz: 40,4%), aber nicht zwischen ungünstiger und günstiger Legalkatamnese (Differenz: 2,2%).

Phänomenologisch erschien es sehr signifikant positiv assoziiert mit den psychologischen Merkmalen Rastlosigkeit (1), Mangelhafte Versuchungstoleranz (4), Weglaufen (8), Schwänzen der Schule (9), Schlechter Umgang (11), Beschädigung, Zerstörung von Objekten (13), Bedrohung und Mißhandlung von Personen (14).

In anamnestischer Hinsicht fand sich eine hochsignifikante positive Korrelation mit den Merkmalen Hilfsschulbesuch (17), Leistungsstörungen in der Schule (18), Verhaltensstörungen in der Schule vor dem 8. Lebensjahr (19), Halb-, Stief- oder Adoptivgeschwister (25), Debilität oder Krankheit der Familienangehörigen (26) und Kriminalität oder Verwahrlosung der Familienangehörigen (27).

In legaler Hinsicht zeigte es sich mit mehreren anderen Kriminalitätsmerkmalen hochsignifikant positiv korreliert (28, 29 und 32).

4. Sofern verwahrloste Jungen verhandelte Rechtsverletzungen aufweisen, sind sie überwiegend Vermögenstäter. Die Eigentumsdelikte stehen an erster Stelle unter den verhandelten Rechtsverletzungen (das gilt übrigens auch für die nicht verhandelten Delikte!). Es folgen die Verkehrsdelikte, die Sachbeschädigungen, die Sexualdelikte und die Körperverletzungen. Wenn man die Verkehrsdelikte herausnimmt und die Sachbeschädigungen und Körperverletzungen zusammenlegt, sind die drei häufigsten Delikte in der Reihenfolge ihrer Häufigkeit die Eigentumsdelikte (80,9%), die Schädigungsdelikte (31,1%) und die Sexualdelikte (11,0%).

Es ist interessant, diese Kriminalitätssequenz unserer Population mit der Kriminalitätsequenz anderer Populationen zu vergleichen, wie es in Tab. 26 versucht wird.

Die Tabelle demonstriert die 3 häufigsten Deliktkategorien

A. von 789 rechtsbrüchigen und verwahrlosten Minderjährigen aus Berlin (West)

B. von 500 rechtsbrüchigen und verwahrlosten Minderjährigen aus Boston (USA)

C. von allen 8995 rechtsbrüchigen männlichen Minderjährigen in Berlin (West) im Jahre 1966.

Wie jeder Vergleich, so „hinkt“ auch dieser Vergleich. Zunächst differieren Zeit und Ort. Dann ist die Altersstruktur der Populationen unterschiedlich: Das Durchschnittsalter beträgt in der 1. Population 16 Jahre, in der 2. Population 14 Jahre und ist in der 3. Population noch jünger einzuschätzen, da sie sehr viele Kinder enthält

Tabelle 26. *Häufigste Deliktkategorien bei rechtsbrüchigen männlichen Minderjährigen / Vergleiche*

(A) Bei 789 rechtsbrüchigen und verwahrlosten Minderjährigen aus Berlin (West) fanden sich (1962—1965):

80,9% (638) Täter mit Eigentumsdelikten [a]
31,1% (245) Täter mit Schädigungsdelikten [b]
11,0% (87) Täter mit Sexualdelikten

(B) Bei 500 rechtsbrüchigen und verwahrlosten Minderjährigen aus Boston (USA) fanden sich (1940—1948):

65,2% (326) Täter mit Eigentumsdelikten [c]
12,6% (63) Täter mit Schädigungsdelikten [d]
2,4% (12) Täter mit Sexualdelikten
Vgl. p. 293, Table A-2 von S. and E. GLUECK: Unraveling Juvenile Delinquency (third printing), Harvard University Press, Cambridge Mass. USA 1957.

(C) Bei 8995 rechtsbrüchigen Minderjährigen aus Berlin (West) fanden sich (1966):

64,4% (5790) Täter mit Eigentumsdelikten [e]
18,1% (1629) Täter mit Schädigungsdelikten [f]
2,5% (222) Täter mit Sexualdelikten
Vgl. p. 46 vom Statistischen Jahresbericht 1966 vom Landeskriminalamt Berlin: „Kriminalität in Berlin 1966".

Anmerkungen:
[a] Diebstähle und Unterschlagungen.
[b] 86 Täter mit Körperverletzung und 159 Täter mit Sachbeschädigung.
[c] 172 Täter mit „Larceny" und 154 Täter mit „Burglary".
[d] 13 Täter mit „Assault and Battery" und 50 Täter mit „Offenses against the public order" (zumeist Sachbeschädigungen).
[e] 5690 Täter mit Diebstahl und 100 Täter mit Unterschlagung.
[f] 885 Täter mit Körperverletzung und 744 Täter mit Sachbeschädigung.

(2299 von 8995 männlichen Minderjährigen). Last not least müßte auch die Täterstruktur differieren: Bei den ersten beiden Populationen handelt es sich nur um Verwahrloste; bei der dritten Population handelt es sich sicher nicht nur um Verwahrloste. Um so erstaunlicher ist die Übereinstimmung hinsichtlich der Kriminalitätssequenz zwischen allen drei Populationen.

In Zusammenhang mit der Kriminalitätsstruktur läßt sich fragen, inwieweit die Kriminalität der verwahrlosten Jungen der leichten, mittelschweren und schweren Kriminalität zuzuordnen ist. Evident ist, daß in unserer Population von 789 verwahrlosten Jungtätern bis auf einen Mordversuch kein Kapitalverbrechen vorkommt (vgl. Tab. 24). Das könnte eine relative Benignität verwahrloster Jungtäter annehmen lassen. Nach Tab. 27 (deren Befunde übrigens auch in Tab. 26 angezogen worden sind) ist relative Benignität jedoch nicht nur für verwahrloste, sondern für alle Jungtäter charakteristisch.

Wenn unsere Befunde abschließend mit den Befunden von S. und E. GLUECK aus „Unraveling Juvenile Delinquency" verglichen werden, zeigt sich im übrigen eine weitgehende Übereinstimmung. Auch die Kriminalität ihrer „Delinquents" äußerte sich besonders häufig als Eigentumskriminalität, Frühkriminalität und Wiederholungskriminalität (vgl. Kap. 2.5).

Tabelle 27. *Straftaten der ermittelten Täter in Berlin 1966*
(m = männliche Täter, w = weibliche Täter)
Nach dem statistischen Jahresbericht 1966 vom Landeskriminalamt Berlin:
„Kriminalität in Berlin 1966"

Straftaten	Aufgliederung der Täter nach Alter und Geschlecht							
	Erwachsene		Heranw.		Jugendl.		Kinder	
	m.	w.	m.	w.	m.	w.	m.	w.
Mord und Totschlag	21	2	1	—	2	—	—	—
Versuchter Mord und Totschlag	28	5	4	—	1	—	—	—
Kindestötung	—	—	—	—	—	1	—	—
Abtreibung	27	52	—	4	—	6	—	—
Fahrlässige Tötung	2	1	—	—	1	—	—	—
Körperverl. mit tödlichem Ausgang	5	3	—	—	—	—	—	—
Gefährl. u. schw. Körperverletzung	1 447	314	94	4	64	3	11	2
Notzucht	142	—	13	—	11	—	—	—
Unzüchtige Handlungen m. Kindern	249	1	20	—	46	—	2	—
Unzucht zwischen Männern	286	—	39	—	20	—	—	—
Kuppelei	47	25	4	—	—	—	—	—
Zuhälterei	45	—	1	—	—	—	—	—
Erregung geschlechtl. Ärgernisses	237	15	11	—	10	—	—	—
Alle anderen Sittlichkeitsdelikte	194	24	22	—	23	—	—	—
Verbr./Verg. wid. d. pers. Freiheit	633	73	29	—	14	2	1	—
Raub, räub. Erpr., Auto-Straßenraub	233	18	31	5	26	2	16	—
Schwerer Diebstahl	1 677	100	385	9	523	21	434	12
Einfacher Diebstahl	6 628	3040	979	168	1839	451	1530	291
Unterschlagung	1 522	442	48	18	20	6	32	3
Begünstigung und Hehlerei	168	57	24	5	43	6	46	3
Betrug	4 955	1056	105	22	49	23	12	8
Untreue	54	13	—	—	—	—	—	—
Urkundenfälschung	318	79	35	5	12	18	1	—
Vorsätzliche Brandstiftung	28	3	3	1	3	—	7	—
Fahrlässige Brandstiftung	158	85	4	1	5	1	18	—
Herstellung von Falschgeld	2	—	—	—	—	—	—	—
Verbreitung von Falschgeld	1	—	—	—	—	—	—	—
Verbrechen u. Vergehen im Amt	47	6	—	—	—	—	—	—
davon: Passive Bestechung	3	—	—	—	—	—	—	—
Widerstand gegen die Staatsgewalt	689	42	47	1	13	—	—	—
Verbr./Verg. wider d. öffentl. Ordn.	1 357	132	91	8	53	10	4	3
Alle sonst. Verbr./Verg. gem. StGB	15 553	1967	798	49	702	52	546	40
davon: Beleidigung	1 492	262	58	2	48	—	14	—
Leichte vors. Körperverl.	9 062	831	411	19	202	13	103	3
Sachbeschädigung	1 444	147	138	8	268	16	338	23
Verbr./Verg. geg. Neben- u. Landesges.	4 224	1815	36	17	30	5	1	—
davon: Rauschgiftdelikte	49	19	1	2	—	1	—	—
Konkursdelikte	16	10	—	—	—	—	—	—
Andere Wirtschaftsdelikte	191	49	—	—	—	—	—	—
Insgesamt	40 977	9370	2824	317	3510	607	2661	362

6.9 Psychologische Merkmale

Über die psychologischen Merkmale unserer Versuchspersonen orientieren die Tab. 28—33 und Abb. 12.

Tab. 28 zeigt die Häufigkeiten von 43 Befundkartenmerkmalen bei 1059 Berliner Probanden der „Öffentlichen Erziehung".

Tabelle 28. *Psychologische Merkmale*
Häufigkeiten von 43 Befundkartenmerkmalen[a]
bei 1059 Berliner Probanden der „Öffentlichen Erziehung"
Anordnung der Merkmale nach Häufigkeitswerten (Rangliste):

Nr.	Merkmal	Häufigkeit bei 1059 Probanden
1.	Schwänzen der Schule	801 (75,6%)
2.	Mang. Arbeitsbindung	756 (71,4%)
3.	Bummeln	711 (67,1%)
4.	Weglaufen	680 (64,2%)
5.	Mang. Kontaktbindung	565 (53,4%)
6.	Mang. Versuchungstol.	547 (51,7%)
7.	Depressive Verstimmung	512 (48,3%)
8.	Schwänzen der Arbeit	489 (46,2%)
9.	Mang. Entmutigungstol.	486 (45,9%)
10.	Schlechter Umgang	449 (42,4%)
11.	Mang. Reglementierungstol.	411 (38,8%)
12.	Oppositionelles Verhalten	410 (38,7%)
13.	Mang. Interessenbindung	405 (38,2%)
14.	Häuf. Arbeitsplatz-Wechsel	360 (34,0%)
15.	Unaufrichtig, unwahrhaftig	359 (33,9%)
16.	Unzuverlässig, säumig	349 (33,0%)
17.	Intell. Entwickl.rückstand	346 (32,7%)
18.	Bedroh., Mißhand. von Pers.	318 (30,0%)
19.	Beschäd., Zerstör. von Obj.	301 (28,4%)
20.	Alkoholmißbrauch	293 (27,7%)
21.	Unordentlich, unsauber	274 (25,9%)
22.	Rastlosigkeit z. Z. d. Erheb.	256 (24,2%)
23.	Nägelknabbern z. Z. d. Erheb.	245 (23,1%)
24.	Jähzorniges Verhalten	231 (21,8%)
25.	Berufs-Int. für Abent. u. Sens.	198 (18,7%)
26.	Mißtrauisches Verhalten	185 (17,5%)
27.	Häuf. Besuch von Vergnüg.St.	171 (16,1%)
28.	Tätow./Haarfärb./Body-Build.	155 (14,6%)
29.	Älterer Umgang	127 (12,0%)
30.	Suiciddrohung od. -versuch	125 (11,8%)
31.	Häuf. Besuch des Kinos	121 (11,4%)
32.	Freiz.-Int. für Abent. u. Sens.	120 (11,3%)
33.	Unernst, albern	104 (9,8%)
34.	Sprachfehler z. Z. d. Erheb.	93 (8,8%)
35.	Biolog. Entwickl.rückstand	82 (7,7%)
36.	Neig. zu Tagträum. od. Konfab.	72 (6,8%)
37.	Sex. Manip. mit Männern	70 (6,6%)
38.	Psychosex. Identifikat. stör.	57 (5,4%)
39.	Sex. Manip. mit Kameraden	42 (4,0%)
40.	Bandenanschluß.	26 (2,5%)
41.	Einnässen z. Z. d. Erheb.	22 (2,1%)
42.	Tierquälerei	16 (1,5%)
43.	Uneheliche Vaterschaft	9 (0,8%)

[a] Vgl. K. HARTMANN u. K. EBERHARD (1963).

Tabelle 29. *Psychologische Merkmale*
Häufigkeiten von 43 Befundkartenmerkmalen[a]
bei Berliner Probanden der „Öffentlichen Erziehung" mit
überdurchschnittlicher Soziallabilität (I) und unterdurchschnittlicher Soziallabilität (II)[b]
Anordnung der Merkmale nach Differenzwerten (Rangliste):

Nr.	Merkmal	I (n = 562)	II (n = 497)	Differenz
1.	Bedroh., Mißhand. von Pers.	248 (44,1%)	70 (14,1%)	30,0% sss
2.	Beschäd., Zerstör. von Obj.	230 (40,9%)	71 (14,3%)	26,6% sss
3.	Mang. Kontaktbindung	365 (65,0%)	200 (40,2%)	24,8% sss
4.	Mang. Versuchungstoleranz	355 (63,2%)	192 (38,6%)	24,6% sss
5.	Rastlosigkeit z. Z. d. Erheb.	198 (35,2%)	58 (11,7%)	23,5% sss
6.	Mang. Reglementierungstol.	277 (49,3%)	134 (27,0%)	22,3% sss
7.	Mang. Entmutigungstoleranz	312 (55,5%)	174 (35,0%)	20,5% sss
8.	Oppositionelles Verhalten	267 (47,5%)	143 (28,8%)	18,7% sss
9.	Mang. Arbeitsbindung	450 (80,1%)	306 (61,6%)	18,5% sss
10.	Weglaufen	405 (72,1%)	275 (55,3%)	16,8% sss
11.	Schwänzen der Schule	467 (83,1%)	334 (67,2%)	15,9% sss
12.	Jähzorniges Verhalten	164 (29,2%)	67 (13,5%)	15,7% sss
13.	Alkoholmißbrauch	196 (34,9%)	97 (19,5%)	15,4% sss
14.	Depressive Verstimmung	312 (55,5%)	200 (40,2%)	15,3% sss
15.	Schlechter Umgang	276 (49,1%)	174 (35,0%)	14,1% sss
16.	Unordentlich, unsauber	180 (32,0%)	94 (18,9%)	13,1% sss
17.	Unzuverlässig, säumig	219 (39,0%)	130 (26,2%)	12,8% sss
18.	Mang. Interessenbindung	247 (44,0%)	158 (31,8%)	12,2% sss
19.	Bummeln	408 (72,6%)	303 (61,0%)	11,6% sss
20.	Intell. Entwickl.rückstand	213 (37,9%)	133 (26,8%)	11,1% sss
21.	Mißtrauisches Verhalten	122 (21,7%)	63 (12,7%)	9,0% sss
22.	Freiz.Int. für Abent. u. Sens.	81 (14,4%)	39 (7,8%)	6,6% sss
23.	Tätow. / Haarfärb. / Body-Build.	99 (17,6%)	56 (11,3%)	6,3% ss
24.	Unernst, albern	71 (12,6%)	33 (6,6%)	6,0% ss
25.	Häuf. Besuch des Kinos	74 (13,2%)	47 (9,5%)	3,7%
26.	Berufs-Int. für Abent. u. Sens.	113 (20,1%)	85 (17,1%)	3,0%
27.	Suiciddrohung od. -versuch	74 (13,2%)	51 (10,3%)	2,9%
28.	Sex. Manip. mit Kameraden	30 (5,3%)	12 (2,4%)	2,9% s
29.	Neig. zu Tagträum. od. Konfab.	45 (8,0%)	27 (5,4%)	2,6%
30.	Schwänzen der Arbeit	266 (47,3%)	223 (44,9%)	2,4%
31.	Sex. Manip. mit Männern	43 (7,7%)	27 (5,4%)	2,3%
32.	Tierquälerei	14 (2,5%)	2 (0,4%)	2,1% ss
33.	Einnässen z. Z. d. Erheb.	17 (3,0%)	5 (1,0%)	2,0% s
34.	Sprachfehler z. Z. d. Erheb.	54 (9,6%)	39 (7,8%)	1,8%
35.	Bandenanschluß	18 (3,2%)	8 (1,6%)	1,6%
36.	Älterer Umgang	71 (12,6%)	56 (11,3%)	1,3%
37.	Biolog. Entwickl.rückstand	45 (8,0%)	37 (7,4%)	0,6%
38.	Häuf. Besuch von Vergnüg.St.	90 (16,0%)	81 (16,3%)	−0,3%
39.	Häuf. Arbeitsplatz-Wechsel	189 (33,6%)	171 (34,4%)	−0,8%
40.	Uneheliche Vaterschaft	2 (0,4%)	7 (1,4%)	−1,0%
41.	Unaufrichtig, unwahrhaftig	180 (32,0%)	179 (36,0%)	−4,0%
42.	Psychosex. Identifikat.stör.	19 (3,4%)	38 (7,6%)	−4,2% ss
43.	Nägelknabbern z. Z. d. Erheb.	107 (19,0%)	138 (27,8%)	−8,8% sss

[a] Vgl. K. Hartmann u. K. Eberhard (1963).
[b] Vgl. K. Hartmann u. G. Adam (1966).

s = signifikant auf dem 5%-Niveau; ss = signifikant auf dem 1%-Niveau; sss = signifikant auf dem 0,1%-Niveau.

Tabelle 30. *Psychologische Merkmale*
Häufigkeiten von 43 Befundkartenmerkmalen[a]
bei Berliner Probanden der „Öffentlichen Erziehung" mit ungünstiger Legalkatamnese (I) und günstiger Legalkatamnese (II)

Anordnung der Merkmale nach Differenzwerten (Rangliste):

Nr.	Merkmal	I (n = 120)	II (n = 94)	Differenz
1.	Alkoholmißbrauch	62 (51,7%)	24 (25,5%)	26,2% sss
2.	Mang. Versuchungstol.	68 (56,7%)	32 (34,0%)	22,7% sss
3.	Häuf. Arbeitsplatz-Wechsel	79 (65,8%)	43 (45,7%)	20,1% ss
4.	Schlechter Umgang	59 (49,2%)	33 (35,1%)	14,1% s
5.	Weglaufen	80 (66,7%)	50 (53,2%)	13,5% s
6.	Tätow. / Haarfärb. / Body-Build.	22 (18,3%)	8 (8,5%)	9,8% s
7.	Unzuverlässig, säumig	43 (35,8%)	25 (26,6%)	9,2%
8.	Bedroh., Mißhand. von Pers.	39 (32,5%)	22 (23,4%)	9,0%
9.	Jähzorniges Verhalten	31 (25,8%)	17 (18,1%)	7,7%
10.	Beschäd., Zerstör. von Obj.	31 (25,8%)	17 (18,1%)	7,7%
11.	Intell. Entwickl.rückstand	48 (40,0%)	31 (33,0%)	7,0%
12.	Mang. Interessenbindung	42 (35,0%)	27 (28,7%)	6,3%
13.	Oppositionelles Verhalten	56 (46,7%)	38 (40,4%)	6,3%
14.	Sex. Manip. mit Männern	15 (12,5%)	6 (6,4%)	6,1%
15.	Bummeln	76 (63,3%)	54 (57,4%)	5,9%
16.	Mang. Arbeitsbindung	86 (71,7%)	63 (67,0%)	4,7%
17.	Unaufrichtig, unwahrhaftig	37 (30,8%)	26 (27,7%)	3,1%
18.	Nägelknabbern z. Z. d. Erheb.	13 (10,8%)	8 (8,5%)	2,3%
19.	Mang. Reglementierungstol.	50 (41,7%)	37 (39,4%)	2,3%
20.	Mang. Entmutigungstoleranz	48 (40,0%)	36 (38,3%)	1,7%
21.	Uneheliche Vaterschaft	3 (2,5%)	1 (1,1%)	1,4%
22.	Älterer Umgang	11 (9,2%)	8 (8,5%)	0,7%
23.	Mang. Kontaktbindung	56 (46,7%)	44 (46,8%)	–0,1%
24.	Unernst, albern	10 (8,3%)	8 (8,5%)	–0,2%
25.	Einnässen z. Z. d. Erheb.	1 (0,8%)	1 (1,1%)	–0,3%
26.	Mißtrauisches Verhalten	21 (17,5%)	17 (18,1%)	–0,6%
27.	Häuf. Besuch. von Vergnüg.St.	27 (22,5%)	22 (23,4%)	–0,9%
28.	Tierquälerei	0 (0,0%)	1 (1,1%)	–1,1%
29.	Rastlosigkeit z. Z. d. Erheb.	19 (15,8%)	16 (17,0%)	–1,2%
30.	Unordentlich, unsauber	28 (23,3%)	22 (24,5%)	–1,2%
31.	Berufs-Int. für Abent. u. Sens.	29 (24,2%)	24 (25,5%)	–1,3%
32.	Depressive Verstimmung	66 (55,0%)	53 (56,4%)	–1,4%
33.	Häuf. Besuch des Kinos	13 (10,8%)	12 (12,8%)	–2,0%
34.	Sprachfehler z. Z. d. Erheb.	9 (7,5%)	9 (9,6%)	–2,1%
35.	Schwänzen der Arbeit	64 (53,3%)	53 (56,4%)	–3,1%
36.	Neig. zu Tagträum. od. Konfab.	5 (4,2%)	7 (7,4%)	–3,2%
37.	Bandenanschluß	1 (0,8%)	4 (4,3%)	–3,5%
38.	Freiz.-Int. für Abent. u. Sens.	6 (5,0%)	10 (10,6%)	–5,6%
39.	Suiciddrohung od. -versuch	15 (12,5%)	17 (18,1%)	–5,6%
40.	Sex. Manip. mit Kameraden	1 (0,8%)	6 (6,4%)	–5,6% s
41.	Biolog. Entwickl.rückstand	4 (3,3%)	11 (11,7%)	–8,4% s
42.	Psychosex. Identifikat.stör.	6 (5,0%)	13 (13,8%)	–8,8% s
43.	Schwänzen der Schule	66 (55,5%)	60 (63,8%)	–8,8%

[a] Vgl. K. Hartmann u. K. Eberhard (1963).

s = signifikant auf dem 5%-Niveau; ss = signifikant auf dem 1%-Niveau; sss = signifikant auf dem 0,1%-Niveau.

Tabelle 31. *Psychologische Merkmale*
Häufigkeiten von 23 pathognostischen Befundkartenmerkmalen [a]

Nr.	Merkmal	I Amerikanische „Delinquents"		II Amerikanische „Non-Delinquents"	Differenz	Table [a]
1.	Rastlosigkeit z. Z. d. Erheb.	91 (18,2%) v. 500	:	59 (11,8%) v. 500	6,4% ss	XII-28
2.	Psychosex. Identifikat.stör.	149 (29,8%) v. 500	:	50 (12,0%) v. 500	17,8% ss	XIX- 5
3.	Depressive Verstimmung	72 (14,4%) v. 500	:	22 (4,4%) v. 500	10,0% ss	XII-28
4.	Mang. Entmutigungstoleranz	88 (17,6%) v. 500	:	40 (8,0%) v. 500	9,6% ss	XII-28
5.	Mang. Reglementierungstol.	66 (21,3%) v. 310	:	34 (11,6%) v. 293	9,7% ss	XIII-20
6.	Mang. Kontaktbindung	62 (12,4%) v. 500	:	30 (6,0%) v. 500	6,4% ss	XII-28
7.	Mang. Arbeitsbindung	194 (38,8%) v. 500	:	95 (19,0%) v. 500	19,8% ss	XII-28
8.	Unzuverlässig, säumig	245 (49,0%) v. 500	:	64 (12,8%) v. 500	36,2% ss	XII-28
9.	Unaufrichtig, unwahrhaftig	129 (25,8%) v. 500	:	20 (4,0%) v. 500	21,8% ss	XII-28
10.	Freiz.-Int. für Abent. u. Sens.	213 (47,9%) v. 445	:	45 (9,5%) v. 472	38,4% ss	XIII-11
11.	Berufs-Int. für Abent. u. Sens.	103 (20,9%) v. 492	:	61 (12,2%) v. 499	8,7% ss	XII-20
12.	Häuf. Besuch von Vergnüg.St.	76 (15,2%) v. 500	:	4 (0,8%) v. 500	14,4% ss	XIII-14
13.	Bummeln	455 (91,0%) v. 500	:	34 (6,8%) v. 500	84,2% ss	XIII-13
14.	Weglaufen	295 (59,0%) v. 500	:	6 (1,2%) v. 500	57,8% ss	XIII-13
15.	Schwänzen der Schule	474 (94,8%) v. 500	:	54 (10,8%) v. 500	84,0% ss	XII-26
16.	Schlechter Umgang	492 (98,4%) v. 500	:	37 (7,4%) v. 500	91,0% ss	XIII-16
17.	Älterer Umgang	233 (44,6%) v. 500	:	52 (10,4%) v. 500	34,2% ss	XIII-16
18.	Bandenanschluß	280 (56,0%) v. 500	:	3 (0,6%) v. 500	55,4% ss	XIII-16
19.	Mißtrauisches Verhalten	33 (6,6%) v. 500	:	9 (1,8%) v. 500	4,8% ss	XII-28
20.	Jähzorniges Verhalten	64 (12,8%) v. 500	:	13 (2,6%) v. 500	10,2% ss	XII-28
21.	Oppositionelles Verhalten	68 (13,6%) v. 500	:	29 (5,8%) v. 500	7,8% ss	XII-28
22.	Beschäd., Zerstör. von Obj.	309 (61,8%) v. 500	:	19 (3,8%) v. 500	58,0% ss	XIII-13
23.	Bedroh., Mißhand. von Pers.	32 (6,4%) v. 500	:	4 (0,8%) v. 500	5,6% ss	XII-28

I bei amerikanischen „Delinquents" [a]
II bei amerikanischen „Non-Delinquents" [a]
III bei 1059 Berliner Probanden der „Öffentlichen Erziehung", Gesamtkollektiv
IV bei 562 Berliner Probanden mit überdurchschnittlicher Soziallabilität [b]
V bei 497 Berliner Probanden mit unterdurchschnittlicher Soziallabilität [b]
VI bei 120 Berliner Probanden mit ungünstiger Legalkatamnese
VII bei 94 Berliner Probanden mit günstiger Legalkatamnese

s = signifikant auf dem 5%-Niveau; ss = signifikant auf dem 1%-Niveau; sss = signifikant auf dem 0,1%-Niveau.

[a] Vgl. K. Hartmann u. K. Eberhard (1963).
[b] Vgl. K. Hartmann u. G. Adam (1966).

Die Tab. 28 gibt also für jedes Merkmal an, ob es sich um ein frequentes Verwahrlosungsmerkmal handelt. Die höchsten Häufigkeitswerte erreichen folgende 5 Merkmale (Aufzählung in der Reihenfolge der Rangliste): Schwänzen der Schule, Mangelhafte Arbeitsbindung, Bummeln, Weglaufen, Mangelhafte Kontaktbindung.

Hiernach läßt sich beispielsweise feststellen, daß Schulschwänzen, Arbeitsvernachlässigung, Bummeln und Weglaufen mit ziemlicher Sicherheit auf eine Verwahrlosung schließen lassen bzw. daß die Abwesenheit dieser Symptome mit großer Wahrscheinlichkeit gegen die Diagnose einer Verwahrlosung spricht.

Tabelle 31 (Fortsetzung)

III Berliner P. Gesamtkollekt.	IV Berliner P. überdurch. SL		V Berliner P. unterdurch. SL	Differenz	VI Berliner P. ungünstige LK		VII Berliner P. günstige LK	Differenz
256 (24,2%)	198 (35,2%)	:	58 (11,7%)	23,5% sss	19 (15,8%)	:	16 (17,0%)	−1,2
57 (5,4%)	19 (3,4%)	:	38 (7,6%)	−4,2% ss	6 (5,0%)	:	13 (13,8%)	−8,8 s
512 (48,3%)	312 (55,5%)	:	200 (40,2%)	15,3% sss	66 (55,0%)	:	53 (56,4%)	−1,4
486 (45,9%)	312 (55,5%)	:	174 (35,0%)	20,5% sss	48 (40,0%)	:	36 (38,3%)	1,7
411 (38,8%)	277 (49,3%)	:	134 (27,0%)	22,3% sss	50 (41,7%)	:	37 (39,4%)	2,3
565 (53,4%)	365 (65,0%)	:	200 (40,2%)	24,8% sss	56 (46,7%)	:	44 (46,8%)	−0,1
756 (71,4%)	450 (80,1%)	:	306 (61,6%)	18,5% sss	86 (71,7%)	:	63 (67,0%)	4,7
349 (33,0%)	219 (39,0%)	:	130 (26,2%)	12,8% sss	43 (35,8%)	:	25 (26,6%)	9,2
359 (33,9%)	180 (32,0%)	:	179 (36,0%)	−4,0% s	37 (30,8%)	:	26 (27,7%)	3,1
120 (11,3%)	81 (14,4%)	:	39 (7,8%)	6,6% sss	6 (5,0%)	:	10 (10,6%)	−5,6
198 (18,7%)	113 (20,1%)	:	85 (17,1%)	3,0%	29 (24,2%)	:	24 (25,5%)	−1,3
171 (16,1%)	90 (16,0%)	:	81 (16,3%)	−0,3%	27 (22,5%)	:	22 (23,4%)	−0,9
711 (67,1%)	408 (72,6%)	:	303 (61,0%)	11,6% sss	76 (63,3%)	:	54 (57,4%)	5,9
680 (64,2%)	405 (72,1%)	:	275 (55,3%)	16,8% sss	80 (66,7%)	:	50 (53,2%)	13,5 s
801 (75,6%)	467 (83,1%)	:	334 (67,2%)	15,9% sss	66 (55,0%)	:	60 (63,8%)	−8,8
449 (42,4%)	276 (49,1%)	:	174 (35,0%)	14,1% sss	59 (49,2%)	:	33 (35,1%)	14,1 s
127 (12,0%)	71 (12,6%)	:	56 (11,3%)	1,3%	11 (9,2%)	:	8 (8,5%)	0,7
26 (2,5%)	18 (3,2%)	:	8 (1,6%)	1,6%	1 (0,8%)	:	4 (4,3%)	−3,5
185 (17,5%)	122 (21,7%)	:	63 (12,7%)	9,0% sss	21 (17,5%)	:	17 (18,1%)	−0,6
231 (21,8%)	164 (29,2%)	:	67 (13,5%)	15,7% sss	31 (25,8%)	:	17 (18,1%)	7,7
410 (38,7%)	267 (47,5%)	:	143 (28,8%)	18,7% sss	56 (46,7%)	:	38 (40,4%)	6,3
301 (28,4%)	230 (40,9%)	:	71 (14,3%)	26,6% sss	31 (25,8%)	:	17 (18,1%)	7,7
318 (30,0%)	248 (44,1%)	:	70 (14,1%)	30,0% sss	39 (32,5%)	:	22 (23,4%)	9,0

Tab. 29 zeigt die Häufigkeiten von 43 Befundkartenmerkmalen bei Berliner Probanden mit überdurchschnittlicher und unterdurchschnittlicher Soziallabilität.

Die Untersuchung bezieht sich wiederum auf 1059 Versuchspersonen, und zwar auf zwei Untergruppen, eine Untergruppe von unterdurchschnittlicher Soziallabilität (n = 497) und eine Untergruppe von überdurchschnittlicher Soziallabilität (n = 562). Die Soziallabilität wurde nach dem vorbeschriebenen Meßverfahren von HARTMANN und ADAM an 25 Schlechtpunkten gemessen; sie heißt unterdurchschnittlich bei 1—12 Schlechtpunkten und überdurchschnittlich bei 13—25 Schlechtpunkten.

Die Tabelle gibt u. a. für jedes Merkmal an, ob es sich um ein distinktes Kriterium intensiver Verwahrlosung handelt. Die höchsten Differenzwerte erreichen folgende 5 Merkmale (Aufzählung in der Reihenfolge der Rangliste): Bedrohung, Mißhandlung von Personen, Beschädigung, Zerstörung von Objekten, Mangelhafte Kontaktbindung, Mangelhafte Versuchungstoleranz, Rastlosigkeit.

Tab. 30 zeigt die Häufigkeiten von 43 Befundkartenmerkmalen bei Berliner Probanden mit ungünstiger und günstiger Legalkatamnese.

Diese Untersuchung bezieht sich nicht auf sämtliche 1059 Versuchspersonen, sondern nur auf 214 von 1059 Jungen, bei denen eine Katamnese bezüglich des legalen Verhaltens sinnvoll war, weil sie seit ihrer Untersuchung mindestens 3 Jahre hinter sich gebracht und inzwischen ihre Volljährigkeit erreicht hatten. Dieses Teilkollektiv wurde in 2 Untergruppen aufgeteilt, in eine Untergruppe mit günstiger Legalkatamnese (n = 94) und in eine Untergruppe mit ungünstiger Legalkatamnese (n = 120). Die

Tabelle 32. *Psychologische Merkmale. Rangplatzvergleiche von 23 pathognostischen Befundkartenmerkmalen* [a]

I = Häufigkeiten der Merkmale bei amerikanischen „Delinquents" nach S. und E. GLUECK [a]
II = Häufigkeiten der Merkmale bei 1059 Berliner Probanden der „Öffentlichen Erziehung"
III = Häufigkeitsdifferenzen der Merkmale bei 562 Berliner Probanden mit überdurchschnittlicher Soziallabilität und 497 Berliner Probanden mit unterdurchschnittlicher Soziallabilität
IV = Häufigkeitsdifferenzen der Merkmale bei 120 Berliner Probanden mit ungünstiger Legalkatamnese und 94 Berliner Probanden mit günstiger Legalkatamnese

I Häufigkeiten bei amerikanischen Delinquents	%	II Häufigkeiten bei Berliner Probanden	%	III Häufigkeitsdifferenzen zwischen Berliner Pb. mit über- u. unterdurchschn. SL	%	IV Häufigkeitsdifferenzen zwischen Berliner Pb. mit ungünst. u. günst. LK	%
1. Schlechter Umgang	98,4	Schulschwänzen	75,6	Bedroh., Mißhandl.	30,0 sss	Schlechter Umgang	14,1 s
2. Schulschwänzen	94,8	Mang. Arbeitsbindung	71,4	Beschäd., Zerstör.	26,6 sss	Weglaufen	13,5 s
3. Bummeln	91,0	Bummeln	67,1	Mang. Kontaktbind.	24,8 sss	Unzuverlässig	9,2
4. Beschäd., Zerstör.	61,8	Weglaufen	64,2	Rastlosigkeit	23,5 sss	Bedroh., Mißhandl.	9,0
5. Weglaufen	59,0	Mang. Kontaktbindung	53,4	Mang. Reglement.tol.	22,3 sss	Beschäd., Zerstör.	7,7
6. Bandenanschluß	56,0	Depressive Verstim.	48,3	Mang. Entmut.tol.	20,5 sss	Jähzorniges Verh.	7,7
7. Unzuverlässig	49,0	Mang. Entmut.tol.	45,9	Oppositionelles Verh.	18,7 sss	Oppositionelles Verh.	6,3
8. Freiz.-Int. für Abent.	47,9	Schlechter Umgang	42,4	Mang. Arbeitsbindung	18,5 sss	Bummeln	5,9
9. Älterer Umgang	44,6	Mang. Reglement.tol.	38,8	Weglaufen	16,8 sss	Mang. Arbeitsbindung	4,7
10. Mang. Arbeitsbindung	38,8	Oppositionelles Verh.	38,7	Schulschwänzen	15,9 sss	Unaufrichtig	3,1
11. Psychosex. Identif.stör.	29,8	Unaufrichtig	33,9	Jähzorniges Verh.	15,7 sss	Mang. Reglement.tol.	2,3
12. Unaufrichtig	25,8	Unzuverlässig	33,0	Depressive Verstim.	15,3 sss	Mang. Entmut.tol.	1,7
13. Mang. Reglement.tol.	21,3	Bedroh., Mißhandl.	30,0	Schlechter Umgang	14,1 sss	Älterer Umgang	0,7
14. Berufs-Int. für Abent.	20,9	Beschäd., Zerstör.	28,4	Unzuverlässig	12,8 sss	Mang. Kontaktbindung	−0,1
15. Rastlosigkeit	18,2	Rastlosigkeit	24,2	Bummeln	11,6 sss	Mißtrauisches Verh.	−0,6
16. Mang. Entmut.tol.	17,6	Jähzorniges Verh.	21,8	Mißtrauisches Verh.	9,0 sss	Häuf. Bes. v. Vergnüg.St.	−0,9
17. Häuf. Bes. v. Vergnüg.St.	15,2	Berufs-Int. für Abent.	18,7	Freiz.-Int. für Abent.	6,6 sss	Rastlosigkeit	−1,2
18. Depressive Verstim.	14,4	Mißtrauisches Verh.	17,5	Berufs-Int. für Abent.	3,0	Berufs-Int. für Abent.	−1,3
19. Oppositionelles Verh.	13,6	Häuf. Bes. v. Vergnüg.St.	16,1	Bandenanschluß	1,6	Depressive Verstim.	−1,4
20. Jähzorniges Verh.	12,8	Älterer Umgang	12,0	Älterer Umgang	1,3	Bandenanschluß	−3,5
21. Mang. Kontaktbindung	12,4	Freiz.-Int. für Abent.	11,3	Häuf. Bes. v. Vergnüg.St.	−0,3	Freiz.-Int. für Abent.	−5,6
22. Mißtrauisches Verh.	6,6	Psychosex. Identif.stör.	5,4	Unaufrichtig	−4,0	Schulschwänzen	−8,8
23. Bedroh., Mißhandl.	6,4	Bandenanschluß	2,5	Psychosex. Identif. Stör.	−4,2 ss	Psychosex. Identif.stör.	−8,8 s

[a] Vgl. K. HARTMANN u. K. EBERHARD (1963).

s = signifikant auf dem 5%-Niveau; ss = signifikant auf dem 1%-Niveau; sss = signifikant auf dem 0,1%-Niveau.

Legalkatamnese galt als günstig, wenn die Nachuntersuchung keine kriminologisch relevanten Rechtsverletzungen feststellen ließ, und als ungünstig, wenn die Nachuntersuchung kriminologisch relevante Rechtsverletzungen ergab.

Die Tabelle gibt u. a. für jedes Merkmal an, ob es sich um ein distinktes Kriterium persistenter Verwahrlosung handelt. Die höchsten Differenzwerte erreichen folgende 5 Merkmale (Aufzählung in der Reihenfolge der Rangliste): Alkoholmißbrauch, Mangelhafte Versuchungstoleranz, Häufiger Arbeitsplatzwechsel, Schlechter Umgang, Weglaufen.

Die nächsten beiden Tabellen beschränken sich auf diejenigen 23 psychologischen Befundkartenmerkmale, die als pathognostische Verwahrlosungsmerkmale gelten können, insofern sie von S. und E. Glueck in ihrer Monographie „Unraveling Juvenile Delinquency" bei der Vergleichsuntersuchung von „Delinquents" und „Non-Delinquents" überzufällig häufiger bei „Delinquents" nachgewiesen worden sind.

Tab. 31 zeigt die Häufigkeiten der 23 ausgewählten pathognostischen Verwahrlosungsmerkmale, und zwar:

unter I bei amerikanischen „Delinquents",
unter II bei amerikanischen „Non-Delinquents",
unter III bei 1059 Berliner Probanden der „Öffentlichen Erziehung", Gesamtkollektiv,
unter IV bei 562 Berliner Probanden mit überdurchschnittlicher Soziallabilität,
unter V bei 497 Berliner Probanden mit unterdurchschnittlicher Soziallabilität,
unter VI bei 120 Berliner Probanden mit ungünstiger Legalkatamnese,
unter VII bei 94 Berliner Probanden mit günstiger Legalkatamnese.

Tab. 32 vergleicht die 23 ausgewählten pathognostischen Verwahrlosungsmerkmale bezüglich ihrer Rangordnungen; sie zeigt:

unter I ihre Häufigkeiten bei amerikanischen „Delinquents",
unter II ihre Häufigkeiten bei 1059 Berliner Probanden der „Öffentlichen Erziehung",
unter III ihre Häufigkeitsdifferenzen zwischen Berliner Probanden mit überdurchschnittlicher und unterdurchschnittlicher Soziallabilität,
unter IV ihre Häufigkeitsdifferenzen zwischen Berliner Probanden mit ungünstiger und günstiger Legalkatamnese.

Die Vertikalreihen I und II in Tab. 32 erlauben einen Vergleich zwischen verwahrlosten amerikanischen Jungen und verwahrlosten deutschen Versuchspersonen. Verwahrloste amerikanische Jungen und verwahrloste deutsche Jungen zeigen offenbar eine bemerkenswerte Übereinstimmung bezüglich der Merkmale Schulschwänzen, Bummeln und Weglaufen. Hier wie dort stehen das Schulschwänzen, das Bummeln und das Weglaufen an der Spitze der psychologischen Verwahrlosungssymptomatik, hier wie dort rangieren das Schulschwänzen vor dem Bummeln und das Bummeln vor dem Weglaufen. Verwahrloste amerikanische Jungen und verwahrloste deutsche Jungen zeigen dagegen eine Differenz bezüglich der Merkmale Schlechter Umgang und Bandenanschluß sowie hinsichtlich der Merkmale Mangelhafte Kontaktbindung und Depressive Verstimmung. Bei verwahrlosten amerikanischen Jungen rangieren Schlechter Umgang und Bandenanschluß vor Depression und Kontaktstörungen, bei verwahrlosten deutschen Jungen rangieren dagegen Depression und Kontaktstörung vor Schlechtem Umgang und Bandenanschluß. Es ist deutlich, daß verwahrloste ame-

Tabelle 33. *Interkorrelationsmatrix (nach* Eberhard, *modifiziert)*

		1	2	3	4	5	6	7	8	9	10	11	12	13	14
Häufigk. der Mme		256	512	486	547	565	756	711	680	801	489	450	410	301	31
Häufigk. in % von 1059 Pbn.		24,2	48,3	45,9	51,7	53,3	71,4	67,1	64,2	75,6	46,2	42,5	38,7	28,4	3
MD%/SL		*** 23,5	*** 15,3	*** 20,5	*** 24,6	*** 24,8	*** 18,5	*** 11,6	*** 16,8	*** 15,9	2,4	*** 14,1	*** 18,7	*** 26,6	** 3
MD%/LK		−1,2	−1,4	1,7	*** 22,7	−0,1	4,7	5,9	* 13,5	−8,8	−3,1	* 14,1	6,3	7,7	
Rastlosigkeit	(1)		*** +.24	*** +.29	*** +.42	+.10	* +.18	+.12	*** +.31	* +.20	−.09	+.06	*** +.15	*** +.25	** +
Depressive Verstimmung	(2)	*** +.24		*** +.31	−.00	*** +.12	−.05	*** −.14	+.04	+.02	+.01	−.05	−.01	−.02	+
Mang. Entmutigungstoleranz	(3)	*** +.29	*** +.31		*** +.14	*** +.20	+.09	+.07	*** +.15	+.05	+.06	−.05	** +.10	* +.10	+
Mang. Versuchungstoleranz	(4)	*** +.42	−.00	*** +.14		−.02	* +.09	*** +.19	*** +.24	* +.11	+.01	*** +.42	* +.09	*** +.30	* +
Mang. Kontaktbindung	(5)	+.10	*** +.12	*** +.20	−.02		*** +.20	−.03	+.05	−.04	−.05	* −.08	** +.12	* +.12	* +
Mang. Arbeitsbindung	(6)	* +.18	−.05	+.09	* +.09	*** +.20		*** +.21	* +.09	*** +.14	*** +.44	* +.11	*** +.26	* +.15	* +
Bummeln	(7)	+.12	*** −.14	+.07	*** +.19	−.03	*** +.21		* +.08	*** +.21	*** +.29	*** +.19	* +.11	* +.15	−
Weglaufen	(8)	*** +.31	+.04	*** +.15	*** +.24	+.05	* +.09	* +.08		** +.11	+.07	** +.16	+.00	+.12	−
Schwänzen der Schule	(9)	* +.20	+.02	+.05	* +.11	−.04	** * −.14	*** +.21	** +.11		*** +.35	* +.13	−.06	+.14	−
Schwänzen der Arbeit	(10)	−.09	+.01	+.06	+.01	−.05	*** +.44	*** +.29	+.07	*** +.35		*** +.12	+.03	−.01	* −
Schlechter Umgang	(11)	+.06	−.05	−.05	*** +.42	* −.08	* +.11	*** +.19	** +.16	* +.13	*** +.12		+.04	*** +.21	+
Oppositionelles Verhalten	(12)	*** +.15	−.01	** +.10	* +.09	** +.12	*** +.26	* +.11	+.00	−.06	+.03	+.04		* +.08	** +
Beschäd., Zerstör. v. Obj.	(13)	*** +.25	−.02	* +.10	*** +.30	* +.12	* +.15	* +.15	+.12	+.14	−.01	*** +.21	* +.08		** +
Bedroh., Mißhand. v. Pers.	(14)	*** +.13	+.01	+.00	* +.10	* +.12	* +.19	−.01	−.02	−.04	* −.11	+.06	*** +.25	*** +.20	
Alkoholmißbrauch	(15)	* +.04	+.04	+.00	*** +.24	−.08	+.14	*** +.37	** +.21	+.02	** +.12	*** +.19	+.05	** +.08	** +
„Kränklichk." i. d. Kindh.	(16)	*** +.23	*** +.16	*** +.16	*** +.11	+.05	−.02	−.03	+.04	* +.12	* −.07	+.02	+.02	+.08	* +
Hilfsschulbesuch	(17)	*** +.11	** −.16	−.07	* +.14	+.07	−.03	−.01	−.06	+.00	−.11	−.03	−.07	*** +.17	* +
Leist. stör. i. d. Schule	(18)	** +.16	* −.06	−.00	* +.12	+.03	+.08	** +.11	+.03	*** +.27	+.05	*** +.14	−.06	** +.17	+
Verh. stör. i. d. Schule	(19)	*** +.26	+.06	** +.11	*** +.17	*** +.16	** +.19	+.07	+.02	+.11	−.09	+.03	* +.09	*** +.19	** +
Unehelich geboren	(20)	* +.09	+.02	+.02	+.03	+.03	−.04	+.08	−.03	+.05	+.00	−.03	+.06	+.00	+
Häuf. Beziehungswechsel	(21)	+.08	+.14	+.03	−.03	* +.22	−.02	* −.16	+.19	*** −.28	** −.29	** −.29	* +.18	−.14	* +
Einzelkind	(22)	−.01	−.01	+.00	−.11	+.09	−.03	+.02	−.06	* −.08	−.03	+.00	* +.10	+.02	+
KM von KV getrennt	(23)	+.16	** +.15	+.01	*** −.18	** +.13	+.02	+.01	−.07	* −.18	−.04	−.08	+.04	−.06	−
Pb von KM u. KV getrennt	(24)	*** +.17	+.02	+.02	−.02	*** +.12	+.04	−.02	*** +.16	** −.13	−.03	** −.11	*** +.13	−.00	** +
Halb-, Stief-, Adopt.geschw.	(25)	+.09	−.00	−.01	+.00	+.01	−.04	+.01	+.03	−.03	−.06	−.05	−.06	+.01	+
Fam. debil od. krank	(26)	** +.23	+.08	+.06	+.06	* +.08	−.04	−.02	+.04	** +.11	−.03	−.02	−.03	* +.13	* +
Fam. krim. od. verwahrl.	(27)	* +.16	+.02	−.06	+.00	+.04	−.01	+.06	−.06	* +.11	−.04	−.02	−.06	+.05	+
Nicht verhand. Delikte	(28)	*** +.20	** +.11	+.05	+.02	−.05	−.08	+.00	−.02	−.03	+.01	*** +.15	** +.11	*** +.22	** +
Verh. Del. ohne Verk. del.	(29)	+.12	* −.10	** −.12	*** +.38	−.08	+.06	+.01	** +.11	*** +.13	** +.14	*** +.51	+.01	*** +.53	* +
Verkehrsdelikte	(30)	−.08	−.11	−.04	*** +.26	* −.12	* +.24	+.11	+.10	+.07	*** +.26	*** +.38	+.05	** +.11	+
Del. v. d. voll. 14. Lj.	(31)	*** +.26	* −.08	−.03	*** +.21	+.10	+.02	+.08	*** +.15	*** +.32	+.05	*** +.11	−.02	*** +.37	** +
Del. in über 3 Fällen	(32)	*** +.19	* +.07	−.05	*** +.15	+.01	+.06	+.07	*** +.18	** +.18	−.02	*** +.29	+.05	*** +.43	** +

Erläuterungen: MD%/SL = Manifestationsdifferenz in bezug auf über- und unterdurchschnittliche Soziallabilität
MD%/LK = Manifestationsdifferenz in bezug auf ungünstige und günstige Legalkatamnese
* = signifikant auf dem 5%-Niveau
** = signifikant auf dem 1%-Niveau
*** = signifikant auf dem 0,1%-Niveau

Tabelle 33 (Fortsetzung)

293	530	255	563	341	346	108	210	783	472	493	663	635	543	768	229	474	500	
27.7	50.0	24.1	53.1	32.2	32.7	10.2	19.8	73.9	44.6	46.5	62.6	59.9	51.3	72.5	21.6	44.7	47.2	
15.4***	18.5***	15.1***	22.5***	34.5***	7.1*	4.5*	−11.2***	28.4***	27.9***	25.2***	21.7***	27.7***	10.9***	22.5***	12.3***	40.4***	37.4***	
26.2***	8.9	7.9	6.6	4.8	−3.0	1.1	−2.9	0.9	−1.8	−0.2	−1.0	15.8*	23.0***	22.0***	11.1	2.2	24.9***	
15	16	17	18	19	20	21	22	23	24	25	26	27	28	29	30	31	32	
+.04*	+.23***	+.11***	+.16**	+.26***	+.09*	+.08	−.01	+.16	+.17***	+.09	+.23**	+.16*	+.20***	+.12	−.08	+.26***	+.19***	(1)
+.04	+.16***	−.16**	−.06*	+.06	+.02	+.14	−.01	+.15**	+.02	−.00	+.08	+.02	+.11**	−.10*	−.11	−.08*	+.07*	(2)
+.00	+.16***	−.07	−.00	+.11**	+.02	+.03	+.00	+.01	+.02	−.01	+.06	−.06	+.05	−.12**	−.04	−.03	−.05	(3)
+.24***	+.11***	+.14*	+.12*	+.17***	+.03	−.03	−.11	−.18***	−.02	+.00	+.06	+.00	+.02	+.38***	+.26***	+.21***	+.15***	(4)
−.08	+.05	+.07	+.03	+.16***	+.03	+.22*	+.09	+.13**	+.12***	+.01	+.08*	+.04	−.05	−.08	−.12*	+.10	−.01	(5)
+.14	−.02	−.03	+.08	+.19**	−.04	−.02	−.03	+.02	+.04	−.04	−.04	−.01	−.08	+.06	+.24*	+.02	+.06	(6)
+.37***	−.03	−.01	+.11**	+.07	+.08	−.16*	+.02	+.01	−.02	+.01	−.02	+.06	+.00	+.01	+.11	+.08	+.07	(7)
+.21**	+.04	−.06	+.03	+.02	+.03	+.19	−.06	−.07	+.16***	+.03	+.04	−.06	−.02	+.11**	+.10	+.15***	+.18***	(8)
−.02	+.12*	+.00	+.27***	+.11	+.05	−.28***	−.08*	−.18*	−.13**	−.03	+.11**	+.11*	−.03	+.13***	+.07	+.32***	+.18**	(9)
+.12**	−.07*	−.11	+.05	−.09	+.00	−.29**	−.03	−.04	−.03	−.06	−.03	−.04	+.01	+.14**	+.26***	+.05	−.02	(10)
+.19***	+.02	−.03	+.14***	+.03	−.03	−.29**	+.00	−.08	−.11**	−.05	−.02	−.02	+.15***	+.51***	+.38***	+.11***	+.29***	(11)
+.05	+.02	−.07	−.06	+.09*	+.06	+.18*	+.10*	+.04	+.13***	−.06	−.03	−.06	+.11**	+.01	+.05	−.02	+.05	(12)
+.08**	+.08	+.17***	+.17**	+.19***	+.00	−.14	+.02	−.06	−.00	+.01	+.13*	+.05	+.22***	+.53***	+.11**	+.37***	+.43***	(13)
+.09**	+.09*	+.09*	+.07	+.19***	+.01	+.12*	+.07	−.00	+.15***	+.03	+.13*	+.06	+.17***	+.18*	+.01	+.18***	+.12**	(14)
	−.07	−.15	+.15**	−.02	+.02	−.11	−.04	+.07	−.07	−.05	+.08	+.13*	+.05	+.34***	+.22***	−.11	+.13**	(15)
−.07		+.09	+.02	+.20***	+.09	+.02	−.01	+.03	+.05	+.01	+.15***	+.00	+.16***	+.03	−.11	+.07	+.14***	(16)
−.15	+.09		+.31***	+.16***	+.02	+.08	−.34**	+.05	+.07	+.11*	+.36***	+.35***	+.05	+.14***	−.27**	+.25***	+.11*	(17)
+.15**	+.02	+.31***		+.13**	−.05	+.03	−.23***	−.06	−.02	+.04	+.10**	+.08*	−.14***	+.14**	+.06	+.11**	+.12***	(18)
−.02	+.20***	+.16***	+.13**		+.13***	+.18**	−.18*	+.07	+.21***	+.19***	+.15*	+.22***	+.26***	+.12	−.06	+.28***	+.14***	(19)
+.02	+.09	+.02	−.05	+.13***		+.32***	+.24***	+.77***	+.20***	+.31***	−.06	−.05	+.10*	+.00	−.04	−.02	−.04	(20)
−.11	+.02	+.08	+.03	+.18**	+.32***		+.09*	+.79***	+.10***	+.22**	−.09	−.01	+.35***	−.03	−.41*	−.27**	−.21*	(21)
−.04	−.01	−.34**	−.23***	−.18*	+.24***	+.09*		+.37***	+.16**	−.77***	−.20***	−.44***	+.16*	−.08*	−.05	−.17*	−.13*	(22)
+.07	+.03	+.05	−.06	+.07	+.77***	+.79***	+.37***		+.44***	+.46***	−.00	+.11*	−.14**	−.04	−.00	−.06	−.05	(23)
−.07	+.05	+.07	−.02	+.21***	+.20***	+1.0***	+.16**	+.44***		+.10**	+.05	+.10*	+.21***	−.03	−.04	+.06	−.00	(24)
−.05	+.01	+.11*	+.04	+.19***	+.31***	+.22**	−.77***	+.46***	+.10**		+.10*	+.27***	+.17***	+.08	−.04	+.10**	+.07*	(25)
+.08	+.15***	+.36***	+.10**	+.15*	−.06	−.09	−.20***	−.00	+.05	+.10*		+.22***	−.19***	+.03	−.05	+.12**	+.05	(26)
+.13*	+.00	+.35***	+.08*	+.22***	−.05	−.01	−.44***	+.11*	+.10*	+.27**	+.22***		−.13***	+.07	−.01	+.23***	+.07	(27)
+.05	+.16***	+.05	−.14***	+.26***	+.10*	+.35***	+.16*	−.14**	+.21***	+.17***	−.19***	−.13***		−.08	+.03	+.45***	+.28***	(28)
+.34***	+.03	+.14***	+.14**	+.12	+.00	−.03	−.08*	−.04	−.03	+.08	+.03	+.07	−.08		+.71***	+.54***	+.75***	(29)
+.22***	−.11	−.27**	+.06	−.06	−.04	−.41*	−.05	−.00	−.04	−.04	−.05	−.01	+.03	+.71***		+.07	+.46***	(30)
−.11	+.07	+.25***	+.11**	+.28***	−.02	−.27**	−.17*	−.06	+.06	+.10**	+.12**	+.23***	+.45***	+.54***	+.07		+.52***	(31)
+.13**	+.14***	+.11*	+.12***	+.14***	−.04	−.21*	−.13*	−.05	−.00	+.07*	+.05	+.07	+.28***	+.75***	+.46***	+.52***		(32)

rikanische Jungen viel mehr als verwahrloste deutsche Jungen dazu neigen, sich zusammenzutun, ja, sich zu organisieren. Das Merkmal Bandenanschluß fand sich beispielsweise bei 56,0% der amerikanischen Population, aber nur bei 2,5% der Berliner Stichprobe!

Die Vertikalreihen II, III und IV in Tab. 32 erlauben einen Vergleich zwischen der Frequenz und der Distinktivität der 23 ausgewählten pathognostischen Verwahrlosungsmerkmale (Distinktivität hinsichtlich der Verwahrlosungsintensität und Verwahrlosungspersistenz).

Verwahrlosungsmerkmale können sein:

a) frequent und distinktiv — gilt z. B. für das Merkmal Weglaufen: Häufigkeit 64,2%, Häufigkeitsdifferenz zwischen überdurchschnittlicher und unterdurchschnittlicher Soziallabilität 16,8% (sehr signifikant), Häufigkeitsdifferenz zwischen ungünstiger und günstiger Legalkatamnese 13,5% (signifikant);

b) frequent und nicht distinktiv — gilt z. B. für das Merkmal Unaufrichtig: Häufigkeit 33,9%, Häufigkeitsdifferenz zwischen überdurchschnittlicher und unterdurchschnittlicher Soziallabilität —4,0% (nicht signifikant), Häufigkeitsdifferenz zwischen ungünstiger und günstiger Legalkatamnese 3,1% (nicht signifikant);

c) nicht frequent und distinktiv — gilt z. B. für das Merkmal Psychosexuelle Identifikationsstörungen: Häufigkeit 5,4%, Häufigkeitsdifferenz zwischen überdurchschnittlicher und unterdurchschnittlicher Soziallabilität —4,2% (sehr signifikant), Häufigkeit zwischen ungünstiger und günstiger Legalkatamnese —8,8% (signifikant);

d) nicht frequent und nicht distinktiv — gilt z. B. für das Merkmal Bandenanschluß: Häufigkeit 2,5%, Häufigkeitsdifferenz zwischen überdurchschnittlicher und unterdurchschnittlicher Soziallabilität 1,6% (nicht signifikant), Häufigkeitsdifferenz zwischen ungünstiger und günstiger Legalkatamnese —3,5% (nicht signifikant).

Tab. 33 zeigt neben Häufigkeitswerten auch Korrelationswerte von 32 Merkmalen, darunter von 15 psychologischen Merkmalen (Merkmal 1—15 der Tabelle). Die Berechnung der Korrelationswerte erfolgte durch meinen Mitarbeiter Eberhard in Zusammenhang mit einer sog. *Cluster-Analyse,* deren wesentliches Ergebnis noch resumiert werden soll (vgl. Eberhard: Merkmalssyndrome der Verwahrlosung). Die Auswahl der psychologischen Merkmale bedarf einer kurzen Erläuterung. Sämtliche in diesem Kapitel bisher abgehandelten psychologischen Merkmale sind Merkmale der sog. „Jugendpsychiatrischen Befundkarte". Die psychologischen Merkmale in Tab. 28 bis 30 repräsentieren die 43 ersten Merkmale der Befundkarte. Bei den psychologischen Merkmalen in Tab. 31 und 32 handelt es sich um eine Auswahl aus den 43 ersten Befundkartenmerkmalen, nämlich um 23 Merkmale, die von S. und E. Glueck überzufällig häufiger bei ihren „Delinquents" nachgewiesen wurden. Bei den psychologischen Merkmalen der nunmehr diskutierten Tab. 33 geht es wieder um eine Auswahl aus den 43 ersten Befundkartenmerkmalen, und zwar um 15 Merkmale, die für die korrelationsstatistische Analyse besonders interessieren. Die Tabelle ist aufschlußreich. Sie gibt beispielsweise für alle 15 psychologischen Merkmale an, ob und wie sie mit Kriminalität korreliert sind. Sie charakterisiert aber nicht nur ihr kriminologisches Erscheinungsbild im besonderen, sondern ihr psychopathologisches Erscheinungsbild im allgemeinen. Wenn hauptsächlich die hochsignifikanten positiven Korrelationen berücksichtigt werden, läßt sich das psychopathologische Erscheinungsbild der ausgewählten 15 psychologischen Merkmale nach dieser Tabelle etwa folgendermaßen resumieren:

Merkmal 1: Rastlosigkeit

Das Merkmal wurde bei 256 (24,2%) von 1059 Berliner Probanden der „Öffentlichen Erziehung" erhoben. Es differenzierte signifikant zwischen überdurchschnittlicher und unterdurchschnittlicher Soziallabilität (Differenz 23,5%), aber nicht zwischen ungünstiger und günstiger Legalkatamnese (Differenz: −1,2%).

Phänomenologisch erschien es sehr signifikant positiv assoziiert mit den psychologischen Merkmalen Depressive Verstimmung (2), Mangelhafte Entmutigungstoleranz (3), Mangelhafte Versuchungstoleranz (4), Weglaufen (8), Oppositionelles Verhalten (12), Beschädigung, Zerstörung von Objekten (13) und Bedrohung, Mißhandlung von Personen (14).

In anamnestischer Hinsicht fand sich eine hochsignifikante positive Korrelation mit den Merkmalen Kränklichkeit in der Kindheit (16), Hilfsschulbesuch (17), Leistungsstörungen in der Schule (18), Verhaltensstörungen in der Schule vor dem 8. Lebensjahr (19), Trennung des Probanden von den Kindeseltern (24) und Debilität oder Krankheit der Familienangehörigen (26).

In legaler Hinsicht zeigte es sich mit mehreren Kriminalitätsmerkmalen hochsignifikant positiv korreliert (28, 31 und 32).

Merkmal 2: Depressive Verstimmung

Das Merkmal wurde bei 512 (48,3%) von 1059 Berliner Probanden der „Öffentlichen Erziehung" erhoben. Es differenzierte signifikant zwischen überdurchschnittlicher und unterdurchschnittlicher Soziallabilität (Differenz: 15,3%), aber nicht zwischen ungünstiger und günstiger Legalkatamnese (Differenz: −1,4%).

Phänomenologisch erschien es sehr signifikant positiv assoziiert mit den psychologischen Merkmalen Rastlosigkeit (1), Mangelhafte Entmutigungstoleranz (3) und Mangelhafte Kontaktbindung (5).

In anamnestischer Hinsicht fand sich eine hochsignifikante positive Korrelation mit den Merkmalen Kränklichkeit in der Kindheit (16) und Trennung der Kindeseltern (23).

In legaler Hinsicht zeigte es sich nur mit dem Kriminalitätsmerkmal Nicht-verhandelte Delikte (28) hochsignifikant positiv korreliert.

Merkmal 3: Mangelhafte Entmutigungstoleranz

Das Merkmal wurde bei 486 (45,9%) von 1059 Berliner Probanden der „Öffentlichen Erziehung" erhoben. Es differenzierte signifikant zwischen überdurchschnittlicher und unterdurchschnittlicher Soziallabilität (Differenz: 20,5%), aber nicht zwischen ungünstiger und günstiger Legalkatamnese (Differenz: 1,7%).

Phänomenologisch erschien es sehr signifikant positiv assoziiert mit den psychologischen Merkmalen Rastlosigkeit (1), Depressive Verstimmung (2), Mangelhafte Versuchungstoleranz (4), Mangelhafte Kontaktbindung (5), Weglaufen (8) und Oppositionelles Verhalten (12).

In anamnestischer Hinsicht fand sich eine hochsignifikante positive Korrelation mit den Merkmalen Kränklichkeit in der Kindheit (16) und Verhaltensstörungen in der Schule vor dem 8. Lebensjahr (19).

In legaler Hinsicht zeigte es sich mit keinem Kriminalitätsmerkmal hochsignifikant positiv korreliert.

Merkmal 4: Mangelhafte Versuchungstoleranz

Das Merkmal wurde bei 547 (51,7%) von 1059 Berliner Probanden der „Öffentlichen Erziehung" erhoben. Es differenzierte signifikant zwischen überdurchschnittlicher und unterdurchschnittlicher Soziallabilität (Differenz: 24,6%) sowie zwischen ungünstiger und günstiger Legalkatamnese (Differenz: 22,7%).

Phänomenologisch erschien es sehr signifikant positiv assoziiert mit den psychologischen Merkmalen Rastlosigkeit (1), Mangelhafte Entmutigungstoleranz (3), Bummeln (7), Weglaufen (8), Schlechter Umgang (11), Beschädigung, Zerstörung von Objekten (13) und Alkoholmißbrauch (15).

In anamnestischer Hinsicht fand sich eine hochsignifikante positive Korrelation mit den Merkmalen Kränklichkeit in der Kindheit (16) und Verhaltensstörungen in der Schule vor dem 8. Lebensjahr (19).

In legaler Hinsicht zeigte es sich mit mehreren Kriminalitätsmerkmalen hochsignifikant positiv korreliert (29, 30, 31 und 32).

Merkmal 5: Mangelhafte Kontaktbindung

Das Merkmal wurde bei 565 (53,3%) von 1059 Berliner Probanden der „Öffentlichen Erziehung" erhoben. Es differenzierte signifikant zwischen überdurchschnittlicher und unterdurchschnittlicher Soziallabilität (Differenz: 24,8%), aber nicht zwischen ungünstiger und günstiger Legalkatamnese (Differenz: —0,1%).

Phänomenologisch erschien es sehr signifikant positiv assoziiert mit den psychologischen Merkmalen Depressive Verstimmung (2), Mangelhafte Entmutigungstoleranz (3), Mangelhafte Arbeitsbindung (6) und Oppositionelles Verhalten (12).

In anamnestischer Hinsicht fand sich eine hochsignifikante positive Korrelation mit den Merkmalen Verhaltensstörungen in der Schule vor dem 8. Lebensjahr (19), Trennung der Kindeseltern (23) und Trennung des Probanden von den Kindeseltern (24).

In legaler Hinsicht zeigte es sich mit keinem Kriminalitätsmerkmal hochsignifikant positiv korreliert.

Merkmal 6: Mangelhafte Arbeitsbindung

Das Merkmal wurde bei 756 (71,4%) von 1059 Berliner Probanden der „Öffentlichen Erziehung" erhoben. Es differenzierte signifikant zwischen überdurchschnittlicher und unterdurchschnittlicher Soziallabilität (Differenz: 18,5%), aber nicht zwischen ungünstiger und günstiger Legalkatamnese (Differenz: 4,7%).

Phänomenologisch erschien es sehr signifikant positiv assoziiert mit den psychologischen Merkmalen Mangelhafte Kontaktbindung (5), Bummeln (7), Schwänzen der Schule (9), Schwänzen der Arbeit (10) und Oppositionelles Verhalten (12).

In anamnestischer Hinsicht fand sich eine hochsignifikante positive Korrelation mit dem Merkmal Verhaltensstörungen in der Schule vor dem 8. Lebensjahr (19).

In legaler Hinsicht zeigte es sich mit keinem Kriminalitätsmerkmal hochsignifikant positiv korreliert.

Merkmal 7: Bummeln

Das Merkmal wurde bei 711 (67,1%) von 1059 Berliner Probanden der „Öffentlichen Erziehung" erhoben. Es differenzierte signifikant zwischen überdurchschnittlicher und unterdurchschnittlicher Soziallabilität (Differenz: 11,6%), aber nicht zwischen ungünstiger und günstiger Legalkatamnese (Differenz: 5,9%).

Phänomenologisch erschien es sehr signifikant positiv assoziiert mit den psychologischen Merkmalen Mangelhafte Versuchungstoleranz (4), Mangelhafte Arbeitsbindung (6), Schwänzen der Schule (9), Schwänzen der Arbeit (10), Schlechter Umgang (11) und Alkoholmißbrauch (15).

In anamnestischer Hinsicht fand sich eine hochsignifikante positive Korrelation mit dem Merkmal Leistungsstörungen in der Schule (18).

In legaler Hinsicht zeigte es sich mit keinem Kriminalitätsmerkmal hochsignifikant positiv korreliert.

Merkmal 8: Weglaufen

Das Merkmal wurde bei 680 (64,2%) von 1059 Berliner Probanden der „Öffentlichen Erziehung" erhoben. Es differenzierte signifikant zwischen überdurchschnittlicher und unterdurchschnittlicher Soziallabilität (Differenz: 16,8%) sowie zwischen ungünstiger und günstiger Legalkatamnese (Differenz: 13,5%).

Phänomenologisch erschien es sehr signifikant positiv assoziiert mit den psychologischen Merkmalen Rastlosigkeit (1), Mangelhafte Entmutigungstoleranz (3), Mangelhafte Versuchungstoleranz (4), Schwänzen der Schule (9), Schlechter Umgang (11) und Alkoholmißbrauch 15).

In anamnestischer Hinsicht fand sich eine hochsignifikante positive Korrelation mit dem Merkmal Trennung des Probanden von den Kindeseltern (24).

In legaler Hinsicht zeigte es sich mit mehreren Kriminalitätsmerkmalen hochsignifikant positiv korreliert (29, 31 und 32).

Merkmal 9: Schwänzen der Schule

Das Merkmal wurde bei 801 (75,6%) von 1059 Berliner Probanden der „Öffentlichen Erziehung" erhoben. Es differenzierte signifikant zwischen überdurchschnittlicher und unterdurchschnittlicher Soziallabilität (Differenz: 15,9%), aber nicht zwischen ungünstiger und günstiger Legalkatamnese (Differenz: −8,8%).

Phänomenologisch erschien es sehr signifikant positiv assoziiert mit den psychologischen Merkmalen Mangelhafte Arbeitsbindung (6), Bummeln (7), Weglaufen (8) und Schwänzen der Arbeit (10).

In anamnestischer Hinsicht fand sich eine hochsignifikante positive Korrelation mit den Merkmalen Leistungsstörungen in der Schule (18) und Debilität oder Krankheit der Familienangehörigen (26).

In legaler Hinsicht zeigte es sich mit mehreren Kriminalitätsmerkmalen hochsignifikant positiv korreliert (29, 31 und 32).

Merkmal 10: Schwänzen der Arbeit

Das Merkmal wurde bei 489 (46,2%) von 1059 Berliner Probanden der „Öffentlichen Erziehung" erhoben. Es differenzierte weder zwischen überdurchschnittlicher und unterdurchschnittlicher Soziallabilität (Differenz: 2,4%) noch zwischen ungünstiger und günstiger Legalkatamnese (Differenz: −3,1%).

Phänomenologisch erschien es sehr signifikant positiv assoziiert mit den psychologischen Merkmalen Mangelhafte Arbeitsbindung (6), Bummeln (7), Schwänzen der Schule (9), Schlechter Umgang (11) und Alkoholmißbrauch (15).

In anamnestischer Hinsicht fanden sich keine hochsignifikanten positiven Korrelationen.

In legaler Hinsicht zeigte es sich mit mehreren Kriminalitätsmerkmalen hochsignifikant positiv korreliert (29, 30).

Merkmal 11: Schlechter Umgang

Das Merkmal wurde bei 450 (42,5%) von 1059 Berliner Probanden der „Öffentlichen Erziehung" erhoben. Es differenzierte signifikant zwischen überdurchschnittlicher und unterdurchschnittlicher Soziallabilität (Differenz: 14,1%) sowie zwischen ungünstiger und günstiger Legalkatamnese (Differenz: 14,1%).

Phänomenologisch erschien es sehr signifikant positiv assoziiert mit den psychologischen Merkmalen Mangelhafte Versuchungstoleranz (4), Bummeln (7), Weglaufen (8), Schwänzen der Arbeit (10), Beschädigung, Zerstörung von Objekten (13) und Alkoholmißbrauch (15).

In anamnestischer Hinsicht fand sich eine hochsignifikante positive Korrelation mit dem Merkmal Leistungsstörungen in der Schule (18).

In legaler Hinsicht zeigte es sich mit mehreren Kriminalitätsmerkmalen hochsignifikant positiv korreliert (28, 29, 30, 31 und 32).

Merkmal 12: Oppositionelles Verhalten

Das Merkmal wurde bei 410 (38,7%) von 1059 Berliner Probanden der „Öffentlichen Erziehung" erhoben. Es differenzierte signifikant zwischen überdurchschnittlicher und unterdurchschnittlicher Soziallabilität (Differenz: 18,7%), aber nicht zwischen ungünstiger und günstiger Legalkatamnese (Differenz: 6,3%).

Phänomenologisch erschien es sehr signifikant positiv assoziiert mit den psychologischen Merkmalen Rastlosigkeit (1), Mangelhafte Entmutigungstoleranz (3), Mangelhafte Kontaktbindung (5), Mangelhafte Arbeitsbindung (6) und Bedrohung, Mißhandlung von Personen (14).

In anamnestischer Hinsicht fand sich eine hochsignifikante positive Korrelation mit dem Merkmal Trennung des Probanden von den Kindeseltern (24).

In legaler Hinsicht zeigte es sich nur mit dem Kriminalitätsmerkmal Nicht-verhandelte Delikte (28) hochsignifikant positiv korreliert.

Merkmal 13: Beschädigung, Zerstörung von Objekten

Das Merkmal wurde bei 301 (28,4%) von 1059 Berliner Probanden der „Öffentlichen Erziehung" erhoben. Es differenzierte signifikant zwischen überdurchschnittlicher und unterdurchschnittlicher Soziallabilität (Differenz: 26,6%), aber nicht zwischen ungünstiger und günstiger Legalkatamnese (Differenz: 7,7%).

Phänomenologisch erschien es sehr signifikant positiv assoziiert mit den psychologischen Merkmalen Rastlosigkeit (1), Mangelhafte Versuchungstoleranz (4), Schlechter Umgang (11), Bedrohung, Mißhandlung von Personen (14) und Alkoholmißbrauch (15).

In anamnestischer Hinsicht fand sich eine hochsignifikante positive Korrelation mit den Merkmalen Hilfsschulbesuch (17), Leistungsstörungen in der Schule (18) und Verhaltensstörungen in der Schule vor dem 8. Lebensjahr (19).

In legaler Hinsicht zeigte es sich mit mehreren Kriminalitätsmerkmalen hochsignifikant positiv korreliert (28, 29, 30, 31 und 32).

Merkmal 14: Bedrohung, Mißhandlung von Personen

Das Merkmal wurde bei 318 (30,0%) von 1059 Berliner Probanden der „Öffentlichen Erziehung" erhoben. Es differenzierte signifikant zwischen überdurchschnittlicher und unterdurchschnittlicher Soziallabilität (Differenz: 30,0%), aber nicht zwischen ungünstiger und günstiger Legalkatamnese (Differenz: 9,0%).

Phänomenologisch erschien es sehr signifikant positiv assoziiert mit den psychologischen Merkmalen Rastlosigkeit (1), Oppositionelles Verhalten (12), Beschädigung, Zerstörung von Objekten (13) und Alkoholmißbrauch (15).

In anamnestischer Hinsicht fand sich eine hochsignifikante positive Korrelation mit den Merkmalen Verhaltensstörungen in der Schule vor dem 8. Lebensjahr (19) und Trennung des Probanden von den Kindeseltern (24).

In legaler Hinsicht zeigte es sich mit mehreren Kriminalitätsmerkmalen hochsignifikant positiv korreliert (28, 31 und 32).

Merkmal 15: Alkoholmißbrauch

Das Merkmal wurde bei 293 (27,7%) von 1059 Berliner Probanden der „Öffentlichen Erziehung" erhoben. Es differenzierte signifikant zwischen überdurchschnittlicher und unterdurchschnittlicher Soziallabilität (Differenz: 15,4%) sowie zwischen ungünstiger und günstiger Legalkatamnese (Differenz: 26,2%).

Phänomenologisch erschien es sehr signifikant positiv assoziiert mit den psychologischen Merkmalen Mangelhafte Versuchungstoleranz (4), Bummeln (7), Weglaufen (8), Schwänzen der Arbeit (10), Schlechter Umgang (11), Beschädigung, Zerstörung von Objekten (13) und Bedrohung, Mißhandlung von Personen (14).

In anamnestischer Hinsicht fand sich eine hochsignifikante positive Korrelation mit dem Merkmal Leistungsstörungen in der Schule (18).

In legaler Hinsicht zeigte es sich mit mehreren Kriminalitätsmerkmalen hochsignifikant positiv korreliert (29, 30 und 32).

Anmerkung über Verwahrlosungssyndrome

Die in dieser Arbeit demonstrierten Tabellen über psychologische Merkmale pflegen sich hinsichtlich der Gruppierung und Formulierung an die Merkmalsgruppierungen und Merkmalsformulierungen der sog. „Jugendpsychiatrischen Befundkarte" zu halten, die in einem bestimmten Strukturmodell gründen. Nach diesem Strukturmodell lassen sich verschiedene Merkmale der Korrelationsmatrix (Tab. 33) zu Merkmalsfamilien zusammenfassen, konstituieren beispielsweise die Mangelhafte Entmutigungstoleranz und Mangelhafte Versuchungstoleranz eine Merkmalsfamilie im Sinne der *„Belastungsschwäche"* oder die Mangelhafte Kontaktbindung und Mangelhafte Arbeitsbindung eine Merkmalsfamilie im Sinne der *„Bindungsschwäche"* oder die Merkmale Weglaufen, Bummeln, Schulschwänzen und Arbeitsschwänzen eine Merkmalsfamilie im Sinne der *„Umtriebigkeit"* usw. Ihre mutmaßliche Zusammengehörigkeit wurde teils nur durch die Gruppierung, nach Möglichkeit aber auch durch die Formulierung zum Ausdruck gebracht. Das zugrunde liegende Strukturmodell war indessen zunächst nur eine Arbeitshypothese und bedurfte der Überprüfung, u. a. durch eine *Cluster-Analyse.* Eine solche Cluster-Analyse hat mein Mitarbeiter EBERHARD inzwischen durchgeführt (vgl. EBERHARD: Merkmalssyndrome der Verwahrlosung). Sie kann im Rahmen der vorliegenden Arbeit nicht näher referiert und diskutiert werden. Es seien nur einige ihrer Ergebnisse zitiert (mit einigen Modifikationen in bezug auf ihre Interpretation und Definition). Die graphische Darstellung der Cluster-Analyse zeigt Abb. 12. Danach ergeben sich für die 32 Merkmale der Interkorrelationsmatrix folgende Verwahrlosungssyndrome (die hochgestellten Zahlen beziehen sich auf die Interkorrelationsmatrix aus Tab. 33):

1. Ein Verwahrlosungssyndrom, das als „Instabilitätssyndrom" beschrieben werden könnte.

Zu diesem Syndrom zählen z. B. die Merkmale:
Depressivität [2]
Mangelhafte Entmutigungstoleranz [3]
Mangelhafte Kontaktbindung [5]
Rastlosigkeit [1]
(Weglaufen [8] — auch dem 2. Cluster zuzuordnen)
(Mangelhafte Versuchungstoleranz [4] — auch dem 3. Cluster zuzuordnen.)

Das Instabilitätssyndrom ist von geringerer Sozialgefährlichkeit, involviert überwiegend eine autoplastische Verwahrlosung. (ALEXANDER unterschied zwischen autoplastischer und alloplastischer Symptombildung; die autoplastische Symptombildung richtet sich besonders gegen die eigene Person, die alloplastische Symptombildung richtet sich hauptsächlich gegen die Umwelt.) Jugendliche, die vor allem diese Symptomatik aufweisen, könnten auch als „Kümmerer" bezeichnet werden.

(Das 1. Verwahrlosungssyndrom wird also durch folgende Stichworte charakterisiert: Instabilität — autoplastische Verwahrlosung — „Kümmerer".)

2. Ein Verwahrlosungssyndrom, das als „Asozialitätssyndrom" beschrieben werden könnte.

Zu diesem Syndrom zählen z. B. die Merkmale:
Mangelhafte Arbeitsbindung [6]
Schwänzen der Arbeit [10]
Schwänzen der Schule [9]
Bummeln [7]
Alkoholmißbrauch [15]
(Schlechter Umgang [11] — auch dem 3. Cluster zuzuordnen.)

Das „Asozialitätssyndrom" ist von mittlerer Sozialgefährlichkeit, involviert überwiegend eine passive Verwahrlosung. Jugendliche, die hauptsächlich diese Symptomatik zeigen, könnten auch als „Versager" bezeichnet werden.

(Das 2. Verwahrlosungssyndrom wird also durch folgende Stichworte charakterisiert: Asozialität — passive Verwahrlosung — „Versager".)

3. Ein Verwahrlosungssyndrom, das als „Kriminalitätssyndrom" beschrieben werden könnte.

Zu diesem Syndrom zählen z. B. die Merkmale:
Bedrohung, Mißhandlung von Personen [14]
Beschädigung, Zerstörung von Objekten [13]
Verhandelte Verkehrsdelikte [30]
Verhandelte andere Delikte [29]
Delinquenz vor dem vollendeten 14. Lebensjahr [31]
Delinquenz in über 3 Fällen [32]
Nicht verhandelte Rechtsverletzungen [28]
(Oppositionelles Verhalten [12] — auch dem 2. Cluster zuzuordnen.)

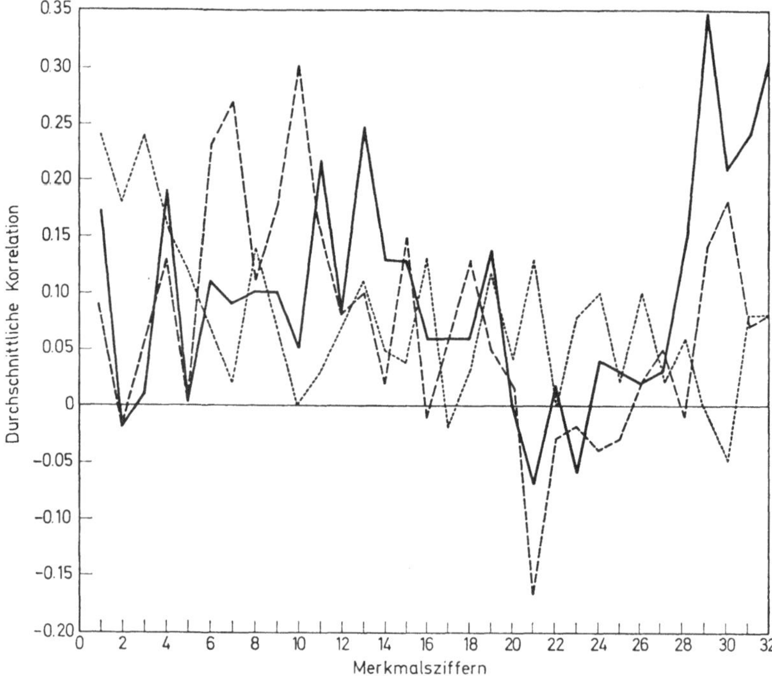

Abb. 12. Darstellung einer Clusteranalyse von 32 Merkmalen (nach EBERHARD)
...... 1. Cluster ----- 2. Cluster —— 3. Cluster

Merkmale

1 Rastlosigkeit
2 Depressive Verstimmung
3 Mangelhafte Entmutigungstoleranz
4 Mangelhafte Versuchungstoleranz
5 Mangelhafte Kontaktbindung
6 Mangelhafte Arbeitsbindung
7 Bummeln
8 Weglaufen
9 Schwänzen der Schule
10 Schwänzen der Arbeit
11 Schlechter Umgang
12 Oppositionelles Verhalten
13 Beschädigung, Zerstörung von Objekten
14 Bedrohung, Mißhandlung von Personen
15 Alkoholmißbrauch
16 „Kränklichkeit" in der Kindheit
17 Hilfsschulbesuch
18 Leistungsstörungen in der Schule
19 Verhaltensstörungen in der Schule vor dem 8. Geburtstag
20 Unehelich geboren
21 Hauptsächlich in wechselnden Beziehungssituationen aufgewachsen
22 Einzelkind
23 Kindesmutter von Kindesvater getrennt (mindestens 1 Jahr)
24 Proband von Kindesmutter und Kindesvater getrennt (mindestens 1 Jahr)
25 Proband hat Halb-, Stief- oder Adoptivgeschwister
26 Debilität od. Krankheit d. biolog. od. soziolog. Eltern od. Geschwister

27 Kriminalität od. Verwahrlosung d. biolog. od. soziolog. Eltern od. Geschwister
28 Polizeilich oder gerichtlich nicht verhandelte Rechtsverletzungen
29 Verhandelte Rechtsverletzungen außer Verkehrsdelikten
30 Verkehrsdelikte
31 Aktenkundige Rechtsverletzungen vor dem 14. Geburtstag
32 Aktenkundige Rechtsverletzungen in über 3 Fällen

Das „Kriminalitätssyndrom" ist von erheblicher Sozialgefährlichkeit, involviert überwiegend eine aggressive Verwahrlosung. Jugendliche, die besonders diese Symptomatik entwickeln, könnten auch als „Störer" bezeichnet werden.

(Das 3. Verwahrlosungssyndrom wird also durch folgende Stichworte charakterisiert: Kriminalität — aggressive Verwahrlosung — „Störer".)

Wie die Cluster-Analyse zeigt, ist das frühere, der sog. „Jugendpsychiatrischen Befundkarte" zugrunde gelegte Strukturmodell korrektur- bzw. ergänzungsbedürftig. So sind beispielsweise die als Mangelhafte Kontaktbindung und Mangelhafte Arbeitsbindung bezeichneten Symptome nicht so eng assoziiert, wie zunächst vermutet wurde: Die Mangelhafte Kontaktbindung gehört dem 1. Cluster, die Mangelhafte Arbeitsbindung dem 2. Cluster an. Dagegen erscheint es gerechtfertigt, die Merkmale Mangelhafte Entmutigungstoleranz und Mangelhafte Versuchungstoleranz als eine Merkmalsfamilie, etwa im Sinne der Belastungsschwäche, zu konzipieren, weil beide zum ersten Cluster tendieren. Ähnliches gilt auch für die Merkmale Bummeln, Schulschwänzen und Weglaufen. Es dürfte legitim sein, diese Merkmale — wie beispielsweise auf der „Jugendpsychiatrischen Befundkarte" — als eine Merkmalsfamilie zusammenzufassen: Die Merkmale Schulschwänzen und Bummeln fallen beide in das 2. Cluster. Das Merkmal Weglaufen hat zwar eine stärkere Beziehung zum 1. Cluster, läßt sich aber auch dem 2. Cluster zuordnen.

Im übrigen ist festzuhalten, daß alle 3 Cluster nicht gänzlich unabhängig sind. Das zeigt sich z. B. in ihren Korrelationen mit der Kriminalität. Es ist zwar deutlich, daß das 1. Cluster wenig mit Kriminalität korreliert, es ist aber nicht so, daß das 1. Cluster gar nichts mit Kriminalität zu tun hat.

Diese Aus- und Auffächerung der Verwahrlosung in verschiedene Verwahrlosungssyndrome gibt mehrere Probleme auf. Es bleibt etwa zu klären, wie bzw. warum Verwahrlosung sich so unterschiedlich äußert, manchmal eher passiv, manchmal mehr aktiv in Erscheinung tritt. Es scheint, daß dies eine Frage der Verwahrlosungsintensität ist. Es läßt sich vermuten, daß die passive Verwahrlosung vorherrscht, wenn die Verwahrlosung eine schwächere Intensität hat, und daß die aktive Verwahrlosung dominiert, wenn die Verwahrlosung eine stärkere Intensität entwickelt (wobei aus der Clusterbildung abzuleiten wäre, daß diese Intensitätsveränderungen nicht kontinuierlich, sondern schubweise erfolgen). Die Intensität des Verwahrlosungsprozesses ist ihrerseits eine Funktion verschiedener Faktoren, insbesondere solcher Faktoren, wie Vitalität, Tonus, Temperament: Sthenische Temperamente scheinen mehr zu aktiver Verwahrlosung, asthenische Temperamente eher zu passiver Verwahrlosung zu disponieren. Für den Einfluß des Temperaments spricht die Tatsache, daß die aktive Verwahrlosung vorzugsweise beim männlichen Geschlecht und beim männlichen Geschlecht vorzugsweise bei athletischen Konstitutionen vorkommt und mit zunehmendem Lebensalter und, jedenfalls nach SHELDON, auch mit zunehmendem Körpergewicht abzunehmen pflegt.

Eine besondere diagnostische Bedeutung kommt den „defektiven" Verwahrlosungssymptomen zu. Wer die Verwahrlosung beschreiben will, muß davon ausgehen, daß sich ihr psychologischer Befund nicht nur aus „produktiven", sondern zu einem sehr wesentlichen Teil auch aus „defektiven" Elementen zusammensetzt, nämlich aus Merkmalen wie Mangelhafte Kontaktbindung, Mangelhafte Entmutigungstoleranz und Depressivität. Das ist ein Faktum, keine Hypothese. Diese Merkmale können nach der Untersuchung von S. und E. GLUECK als typische und nach unseren Erhebungen auch als frequente psychologische Verwahrlosungsmerkmale gelten. Diese Merkmale sind auch typisch und frequent bei Verwahrlosungen mit überdurchschnittlicher Soziallabilität. Es sei etwa daran erinnert, daß Mangelhafte Kontaktbindung bei 65,0%, Mangelhafte Entmutigungstoleranz bei 55,5% und Depressivität ebenfalls bei 55,5% der verwahrlosten Minderjährigen mit überdurchschnittlicher Soziallabilität gefunden wurden!

Aus diesen defektiven Verwahrlosungssymptomen läßt sich ableiten, daß es sich bei Verwahrlosten weniger darum handelt, daß sie „nicht anders wollen", sondern mehr darum geht, daß sie „nicht anders können", daß Verwahrlosung weniger mit Mutwilligkeit und mehr mit Krankhaftigkeit zu identifizieren ist. Dabei dürfte es von nachgeordneter Bedeutung sein, ob man diese Krankhaftigkeit von der Krankheit abhebt, wie es KURT SCHNEIDER fordert, oder ob man sie mit Krankheit identifiziert, wie es sich in der Rechtsprechung zumindest bei schweren Fällen bereits durchgesetzt hat.

Die defektiven Verwahrlosungssymptome sind auch von diagnostischem Interesse, weil sie sehr häufig dem Ausbruch der eigentlichen Dissozialität vorausgehen. Das ist sogar die Regel. In der Regel zeigt die Verwahrlosung zwei Stadien: ein Primärstadium der Verkümmerung und ein Sekundärstadium der Verwilderung. Im Primärstadium der Verkümmerung wird die Verwahrlosung zumeist nur als ein „Krankheitsfall" diagnostiziert und therapiert; im Sekundärstadium der Verwilderung wird sie oft nur noch als ein „Erziehungsfall" erkannt und behandelt. Dennoch ist es ein und derselbe Verwahrlosungsprozeß in zwei verschiedenen Phasen.

7. Versuch einer Pathographie der Verwahrlosung

Das letzte Kapitel beschrieb verschiedene Merkmalsbereiche eines Kollektivs von verwahrlosten männlichen Minderjährigen, insbesondere ihre familiären, körperlichen, intellektuellen, schulischen, kriminellen und psychologischen Merkmale. Das folgende Kapitel will die Untersuchungsergebnisse zusammenfassen. Bei dieser Zusammenfassung soll es jedoch nicht darum gehen, die Einzelbefunde zu rekapitulieren, sondern vielmehr versucht werden, aus den Einzelbefunden das charakteristische Krankheitsbild der Verwahrlosung zu entwickeln und neben ihrem Erscheinungsbild und ihrer Vorgeschichte — vollständigkeitshalber — auch ihre Behandlung und ihren Verlauf zu skizzieren. Abschließend werden die terminologischen Abgrenzungen des 4. Kapitels zu resumieren versucht.

Zum Erscheinungsbild der Verwahrlosung

Wie im Bereich des intellektuellen Verhaltens zwischen untermittelmäßigen, mittelmäßigen und übermittelmäßigen Leistungen differenziert wird, so kann auch im Bereich des sozialen Verhaltens zwischen untermittelmäßigen, mittelmäßigen und übermittelmäßigen Leistungen unterschieden werden. Ihre Häufigkeitsverteilung läßt sich, wenn ein Verteilungsmodus nach GAUSS („Normalverteilung") unterstellt wird, entsprechend Abb. 13 darstellen. Dem Bereich „übermittelmäßig sozial" würde beispielsweise das als „Altruismus", dem Bereich „untermittelmäßig sozial" das als „Dissozialität" bezeichnete Verhalten zugeordnet werden können. Wie die Zeichnung darzustellen versucht, können die Grenzen zwischen dem Zentralbereich und den Grenzbereichen nach den jeweiligen Grenzbestimmungen der Gesellschaft weiter oder enger

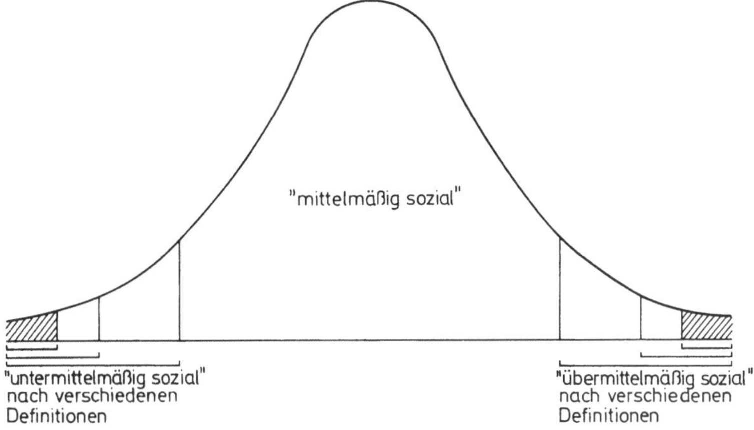

Abb. 13. Einteilung sozialen Verhaltens

gefaßt werden. Die Zuordnung eines bestimmten Verhaltens zur Dissozialität ist somit durch Unsicherheit gekennzeichnet. Aber diese Unsicherheit ist nicht überall gleich; bei mäßigen Abweichungen ist sie ziemlich groß, bei extremen Abweichungen (auf der Abbildung schraffiert) vergleichsweise gering. Das ist für die Diskussion der Dissozialität relevant. Es gilt festzustellen, daß die Dissozialitätsdiagnose problematisch ist, aber nicht in allen Fällen gleicherweise problematisch erscheint: Die Zuordnung des Schulschwänzens zur Dissozialität ist umstreitbar, die des Einbruchdiebstahls weniger und die des Totschlags noch weniger. Man kann also die Diskussion der Dissozialität nicht abschneiden, indem man auf die Relativität des diagnostischen Prozesses verweist; sie gilt, aber sie gilt eben nicht durchgängig.

In der Kategorie des „untermittelmäßig sozialen" bzw. „dissozialen" Verhaltens sind verschiedene Subkategorien auszumachen. Eine Subkategorie dissozialen Verhaltens bildet die inkriminierte Dissozialität; sie wird als Kriminalität definiert. Eine andere Subkategorie dissozialen Verhaltens ist die persistente und generalisierte Dissozialität; sie wird unterschiedlich bezeichnet. Manche Autoren heißen sie „pathologische Dissozialität" (vgl. AMMANN u. a. in „Kommunehäuser für Jugendliche"). In der vorliegenden Arbeit wird das alte Wort „Verwahrlosung" bevorzugt, weil es etwas über die Verursachung dieser Störung aussagt. Nicht jede Dissozialität, sondern nur die persistente und generalisierte Dissozialität gilt also hier als „Verwahrlosung". Mit anderen Worten: Verwahrlosung kann erst dann diagnostiziert werden, wenn fortgesetzte Unregelmäßigkeiten auftreten (persistente Dissozialität) und mehrere

Unregelmäßigkeiten, also etwa Arbeitsunbeständigkeit, Alkoholismus, Streunen und Stehlen nebeneinander vorkommen (generalisierte Dissozialität). Psychopathologisch zeigt die Verwahrlosung ein komplexes Erscheinungsbild.

„Labilität“: Charakteristisch ist etwa folgender Elternbericht: Unser Junge hat Schwierigkeiten auf der Lehrstelle; der Lehrmeister sagt, er sei begabt, aber er habe kein Interesse oder zumindest kein anhaltendes Interesse an seiner Arbeit. Die Berufsschule klagt ebenfalls darüber, daß er sich keine Mühe gibt; die Schulaufgaben werden nicht oder nachlässig angefertigt, auch in bezug auf die Schulleistung ist ein erfolgreicher Lehrabschluß in Frage gestellt (mangelhafte Arbeitsbindung). Wie in der Arbeit und Berufsschule, so ist er auch in seiner Freizeitbeschäftigung nicht engagiert. Er fängt vieles an, aber gibt es bald wieder auf; er ist in einen Sportverein eingetreten, aber er geht nicht zum Training; er besorgt sich Teile für einen Plattenspieler, aber er baut ihn nicht zusammen; er liest kein Buch zu Ende, er liest eigentlich nur anspruchslose Groschenhefte; er hat überhaupt kein Hobby (mangelhafte Interessenbindung). Manchmal entsteht der Eindruck, er ist überhaupt an nichts und niemanden recht gebunden. Als er in der Erziehungsberatungsstelle gefragt wurde, an wem er am meisten hängt, sagte er, er hänge an niemandem. Das erschien zunächst unwahrscheinlich. Aber er hat auch in dem Lehrlingswohnheim, in dem er zur Zeit wohnt, keinen Kontakt. Von den Jungen, mit denen er immerhin seit mehreren Wochen sein Zimmer teilt, weiß er allenfalls den Spitznamen, aber nicht den Vornamen anzugeben und gar nichts über ihre Lebensgeschichte zu berichten (mangelhafte Kontaktbindung). Darüber hinaus klagte das Wohnheim darüber, daß er sich kaum wäscht, sein Zimmer nicht aufräumt und die Urlaubszeiten überschreitet. Außer der mangelhaften Arbeitsbindung, Interessenbindung und Kontaktbindung besteht also auch eine mangelhafte Bindung an die sozialen Erwartungen bezüglich Sauberkeit, Ordnung und Pünktlichkeit.

Zu der Bindungsschwäche kommt häufig eine Belastungsschwäche; der Verwahrloste hat nicht nur Schwierigkeiten, Bindungen einzugehen, er hat auch Schwierigkeiten, Belastungen zu ertragen. Es wird beispielsweise über unseren Probanden geklagt, daß er bei Frustrationen dazu neigt, „die Flinte ins Korn zu werfen“. Er kann es nicht ertragen, wenn er von Erwachsenen gerügt oder von Gleichaltrigen gehänselt wird, wenn eine Arbeit mißlingt oder eine Wunscherfüllung verschoben wird (mangelhafte Frustrationstoleranz). Es wird vor allem darüber geklagt, daß er minderen Versuchungen erliegt: Der Sonnenschein genügt, um ihn vom Schulweg fortzulocken, zum Baden oder Bummeln zu verführen (mangelhafte Versuchungstoleranz). Schließlich ist er intolerant in bezug auf Aufsicht und Anweisung (mangelhafte Fähigkeit, Reglementierungen zu ertragen) und sehr empfindlich in Hinsicht auf vermeintliche Benachteiligungen (mangelhafte Fähigkeit, Zurücksetzungen zu tolerieren).

Recht verstanden werden diese Begriffe Bindungsschwäche und Belastungsschwäche von den Begriffen „Labilität“ bzw. „Haltlosigkeit“ subsumiert: Labilität bzw. Haltlosigkeit meinen beides, Mangel an Gebundenheit und Mangel an Tragfähigkeit. Die Begriffe sind zwar vage, aber anschaulich. Besonders der Begriff Haltlosigkeit gibt ein überaus treffendes Bild von der Verfassung des Verwahrlosten. Es nimmt sich wirklich so aus, als ob der Verwahrloste keinen ausreichenden psychischen Halt besitzt.

Einerseits zeigt der Verwahrloste also bestimmte Insuffizienzen *(defektive Symptomatik).* Andererseits wird er jedoch auch und gerade durch bestimmte Exzesse auffällig *(produktive Symptomatik)*. Zu dieser produktiven Symptomatik läßt sich vielleicht das zuordnen, was mit den Begriffen Impulsivität, Aggressivität und Kriminalität umschrieben werden kann.

„Impulsivität“: Der Begriff Impulsivität ist wieder nur ein Bild für ein komplexes, aber überaus charakteristisches Verwahrlosungssyndrom. Er meint die eigentümliche Unruhe, Rastlosigkeit, Getriebenheit des Verwahrlosten, die sich in vielen verschiedenen Verhaltensweisen äußert. Verwahrloste haben ein ausgeprägtes Verlangen nach Abenteuer und Aufregung, nach Sensation und Excitation, nach allem, was im Englischen mit dem Begriff „thrill“ umschrieben wird. S. und E. GLUECK fanden das Merkmal „adventurous“ bzw. „desirous of change, excitement, or risk“ bei 55,3% der „Delinquents“, aber nur bei 18,0% der „Non-Delinquents“ („Unraveling Juvenile Delinquency“, S. 245). Suche, ja, Sucht nach Sensation und Excitation bestimmen beispielsweise ihre Berufs- und Freizeitinteressen: Wenn Verwahrloste nach ihren Berufswünschen gefragt werden, möchten sie oft gern Fernfahrer oder Beifahrer werden oder zur See fahren; wer sich nach ihren Freizeitbeschäftigungen erkundigt, hört von Rummelplätzen, Spielhallen, Kneipen, Lokalen, „wo etwas los ist“; alle Beschäftigungen, die mit Stillsitzen verbunden sind, werden schwer ertragen. Suche, ja, Sucht nach Sensation und Excitation bestimmen auch manche ihrer sozialen Fehlverhaltensweisen, besonders häufig ihr Streunen und Stehlen. In ihrem Streunen und Stehlen geht es oft und vor allem um den Nervenkitzel, etwas Verbotenes und Gefährliches zu tun, Schwierigkeiten und Hindernisse zu überwinden, Entdeckung und Verfolgung zu riskieren. Solches Streunen und Stehlen erscheint vielleicht vergleichsweise harmlos, ist aber häufig besonders schwer zu beeinflussen, vermutlich weil es Abwehrfunktionen hat. Mit den auf Nervenkitzel bzw. „thrill“ ausgerichteten Aktivitäten lassen sich nämlich einerseits Angst verleugnen, andererseits Depressionen vermeiden. Und beides ist wichtig: Die Verleugnung von Ängstlichkeit ist ein unspezifisches Anliegen für jeden Jungen. Die Vermeidung von Depressionen wird ein spezifisches Anliegen für den verwahrlosten Minderjährigen, weil er zumeist schwere Frustrationen hinter sich hat.

„Aggressivität“: Aggressivität ist ein sehr typisches Verwahrlosungssyndrom, das sich mehr oder minder versteckt in oppositionellem Verhalten oder mehr oder minder durchbruchsartig in Aggressionen gegen die eigene oder fremde Personen, in Tierquälereien oder Sachbeschädigungen äußern kann. Wie die Impulsivität so hat auch die Aggressivität der Verwahrlosten vermutlich viele verschiedene Ursachen. Einige aggressive Verhaltensweisen der Verwahrlosten imponieren als gegenphobische Aggressivität, d. h. ebenso wie manches impulsive Streunen oder Stehlen, als ein Versuch, Ängstlichkeit zu verleugnen. Andere und viele aggressive Verhaltensweisen der Verwahrlosten erscheinen eher als frustrationsbedingte Aggressivität im Sinne von DOLLARD u. Mitarb., nämlich als eine Reaktion auf emotionale Enttäuschungen und Entbehrungen in der Kindheit. Diese Entbehrungen dürften in zweifacher Hinsicht zu einem Übermaß von Aggressivität führen: Sie begünstigen die Aggressionsentwicklung, und sie beeinträchtigen gleichzeitig die Aggressionshemmung, indem sie auch die Bindungen verkümmern lassen, die unsere Aggressionen in Schranken zu halten pflegen.

„Kriminalität“: Kriminalität ist zwar nicht ein obligates, aber ein frequentes Merkmal der Verwahrlosung. Von den untersuchten Berliner Probanden waren 75% straffällig geworden. Sofern sie straffällig wurden, waren sie oft Mehrfachtäter,

häufig Frühtäter und überwiegend Vermögenstäter. Hinsichtlich der Kriminalitätssequenz gleicht die Kriminalität verwahrloster Minderjähriger im übrigen der Kriminalität anderer Minderjähriger: Wie bei allen Jungtätern, so stehen auch bei verwahrlosten Jungtätern an 1. Stelle die Eigentumsdelikte, an 2. Stelle die Schädigungsdelikte und an 3. Stelle die Verkehrsdelikte. Wie bei allen Jungtätern, so sind auch bei verwahrlosten Jungtätern Totschlag und Mord selten. Das schließt jedoch nicht aus, daß sie später, als Erwachsene, einen Totschlag oder Mord begehen.

„Schlechter Umgang": Das Merkmal „Schlechter Umgang" wurde in der vorliegenden Studie in allen Fällen registriert, in denen ein Anschluß an andere verwahrloste oder kriminelle Minderjährige ermittelt worden war; es entspricht in der Untersuchung von S. und E. GLUECK dem Merkmal „Delinquent companions". Unter den von S. und E. GLUECK und uns untersuchten Verwahrlosungsmerkmalen ist es ein *frequentes* Verwahrlosungssymptom: Wollte man die 10 häufigsten Verwahrlosungsmerkmale der amerikanischen Population und unserer Berliner Untersuchungsgruppe aufzählen, so wäre es bei den amerikanischen „Delinquents" mit einer Häufigkeit von 98% an 1. Stelle und bei unseren Berliner Verwahrlosten mit einer Häufigkeit von 42% immerhin an 8. Stelle zu nennen (vgl. Tab. 32). Unter den von S. und E. GLUECK und uns untersuchten Verwahrlosungsmerkmalen ist es auch ein *distinktives* Verwahrlosungssymptom: Es differenzierte, wie Tab. 31 zeigt, deutlich zwischen „Delinquents" und „Non-Delinquents" (Manifestationsdifferenz 91,0%), zwischen Berliner Probanden mit überdurchschnittlicher und unterdurchschnittlicher Soziallabilität (Manifestationsdifferenz 14,1%) und zwischen Berliner Probanden mit ungünstiger und günstiger Legalkatamnese (Manifestationsdifferenz ebenfalls 14,1%). In Anbetracht dieser Befunde überrascht es nicht, daß dem schlechten Umgang von manchen Autoren eine größere Bedeutung für die Verwahrlosung beigemessen wird als dem dissoziierten Elternhaus. Der schlechte Umgang ist vor allem von der soziologischen Schule hervorgehoben worden, die Verwahrlosung durch Identifikationen mit ungünstigen Vorbildern erklärt (vgl. Kap. 3.2). Das dissoziierte Elternhaus wird dagegen insbesondere von der psychologischen Schule betont, die Verwahrlosung auf Frustrationen, zumal in der frühen Kindheit, zurückführt. Die psychologische Schule akzentuiert die „broken homes", die soziologische Schule die „bad companionship". „Bad companionship" kann jedoch nicht vor „broken homes" prävalieren, weil ein „broken home" zwar als Ursache von „bad companionship", aber „bad companionship" nicht als Ursache eines „broken home" vorgestellt werden kann (vgl. Kap. 3.4).

Schulische Mängel: Verwahrloste Minderjährige zeigen schlechtere schulische Leistungen als andere Minderjährige. Die Hilfsschülerquote unserer Untersuchungsgruppe von Berliner Probanden ist doppelt so hoch wie die Hilfsschülerquote eines Vergleichskollektivs von Berliner Schulabgängern aus dem gleichen Untersuchungszeitraum (18% : 9%). Auch in der Untersuchung von S. und E. GLUECK war der Hilfsschüleranteil der „Delinquents" doppelt so hoch wie der Hilfsschüleranteil der „Non-Delinquents" (21% : 10%). Das Ergebnis der amerikanischen Untersuchung ist besonders eindrucksvoll, weil bei der Auswahl der „Delinquents" und „Non-Delinquents" darauf geachtet worden war, daß beide Gruppen in der Verteilung ihrer Intelligenzquotienten übereinstimmten. Diese schulische Leistungsschwäche wird aber nur am Ende unserer Aufzählung erwähnt, weil sie als ein Sonderfall der

Leistungsschwäche imponiert, die sich aus der Bindungs- und Belastungsschwäche des Verwahrlosten ergibt.

Intellektuelle Mängel: Verwahrloste Minderjährige zeigen auch schlechtere intellektuelle Leistungen als andere Minderjährige. Der mittlere Intelligenz-Quotient unserer verwahrlosten Berliner Probanden im Intelligenzstruktur-Test von AMTHAUER liegt mit einem Wert von 84,6 unter dem mittleren Intelligenz-Quotienten des Eichkollektivs. Diese intellektuelle Leistungsschwäche wird auch nur am Ende unserer Aufzählung vermerkt, weil sie ebenfalls als ein Sonderfall der Leistungsschwäche erscheint, die aus der Bindungs- und Belastungsschwäche des Verwahrlosten resultiert.

In diesem Zusammenhang empfiehlt sich eine Anmerkung, um einem häufigen Mißverständnis zu begegnen: Testprädikate und Zeugniszensuren messen im Regelfall nur das, was ein Proband bei bestimmten Prüfungen tatsächlich geleistet hat, aber nicht, was er bei diesen Prüfungen möglicherweise hätte leisten können; Testprädikate und Zeugniszensuren geben also im Regelfall nur Auskunft über seine intellektuelle Leistung, aber nicht über seine intellektuelle Potenz.

Körperliche Mängel: Ob Verwahrlosung mit körperlichen Mängeln einhergeht, ist umstritten. Einige Autoren, u. a. ENKE und GÖLLNITZ, behaupten, bei ihren verwahrlosten Probanden oft körperliche Störungen festgestellt zu haben. S. und E. GLUECK fanden bei ihren „Delinquents" hierfür jedoch keinen Anhalt. Obwohl die „Delinquents" in ihrer Kindheit häufiger durch Kränklichkeit, Einnässen und schwere Unfälle auffielen, zeigten sie am Untersuchungsstichtag keine besondere Häufung körperlicher Mängel.

Zur Vorgeschichte der Verwahrlosung

Wer als Psychiater, Psychologe oder Fürsorger aus der Arbeit mit weniger verwahrlosten Jugendlichen zur Arbeit mit verwahrlosten Minderjährigen überwechselt, wird alsbald durch die Beobachtung betroffen, wie desolat die Familienverhältnisse verwahrloster Minderjähriger in der Regel beschaffen sind. Oft ist er auch in der Familie seiner früheren jugendlichen Klienten den verschiedensten Auffälligkeiten begegnet, oft hat er auch in diesen Familien davon gehört, daß etwa einer der Verwandten Selbstmord verübte oder ein anderer in der Nervenklinik verstorben ist. Aber die Familien verwahrloster Minderjähriger sind in jeder Hinsicht schwerer gestört — sowohl in der Struktur als auch in der Atmosphäre zumeist erheblich geschädigt. Der Verwahrloste ist also in der Regel in sehr ungünstigen Familienverhältnissen aufgewachsen.

Diese enge Verknüpfung von Ungeborgenheit und Verwahrlosung wird schon in dem Wort Verwahrlosung angedeutet. Verwahrlosung leitet sich von dem althochdeutschen „wara" ab, welches Achtung bedeutet und auch den Worten Gewahrsam und Wahrnehmung zugrunde liegt. Verwahrlosung meint also einen Mangel an Gewahrsam und Wahrnehmung.

Die enge Verknüpfung von Ungeborgenheit und Verwahrlosung wird darüber hinaus durch zahlreiche Untersuchungen bestätigt. Besonders wichtig ist wieder die Studie „Unraveling Juvenile Delinquency" von S. und E. GLUECK. Sie bezieht sich zwar auf die amerikanische Jugendgeneration zwischen den beiden letzten Weltkriegen; sie ist aber die beste Vergleichsuntersuchung zwischen verwahrlosten und nicht-verwahrlosten Minderjährigen und belegt die familiäre Misere der Verwahrlosten mit überzeugenden Daten. Beide Untersuchungsgruppen stammten aus unterprivilegierten Wohngegenden. Merkmale familiärer Desintegration und Deprivation erreichten daher bei beiden Gruppen hohe Häufigkeitswerte. Aber die verwahrlosten Minderjährigen waren besonders schlecht gestellt.

So ergab die Gegenüberstellung von verwahrlosten und nicht-verwahrlosten Minderjährigen (vgl. Kap. 2.5) beispielsweise folgende Prozentzahlen:
60% : 34% bezüglich des Merkmals Dissoziation der Eltern-Kind-Gemeinschaft;
20% : 14% bezüglich des Merkmals Tod eines Elters oder beider Eltern;
22% : 13% bezüglich des Merkmals Separation oder Scheidung der Eltern;
63% : 35% bezüglich des Merkmals Mangelhafte Verträglichkeit der Eltern;
90% : 54% bezüglich des Merkmals Mangelhaftes Sozialverhalten der Familie;
84% : 38% bezüglich des Merkmals Mangelhafter Zusammenhalt der Familie.

Aufschlußreich sind in diesem Zusammenhang schließlich auch die Untersuchungen über sog. Wolfskinder, über Heimkinder, über Kinder aus Konzentrationslagern sowie über Affenkinder, die ohne Mutter oder nur mit Mutterattrappen aufgezogen wurden. Alle Untersuchungen zeigten, daß Deprivationen in der frühen Kindheit zu schweren Fehlentwicklungen im Sinne einer Verwahrlosung zu führen pflegen. Vgl. Abb. 14 über die Auswirkung der Mutterentbehrung auf den Entwicklungsquotienten von Säuglingen.

Neben dem psychologischen Faktor „emotionale Deprivation" sind in der Diskussion der Verwahrlosungsverursachung die soziologischen Faktoren „ungünstige Verhältnisse" und „ungünstige Vorbilder" zu bedenken. Für die Relevanz ungünstiger Verhältnisse spricht u. a. die Häufung von Kriminalität in Notzeiten, für die Relevanz

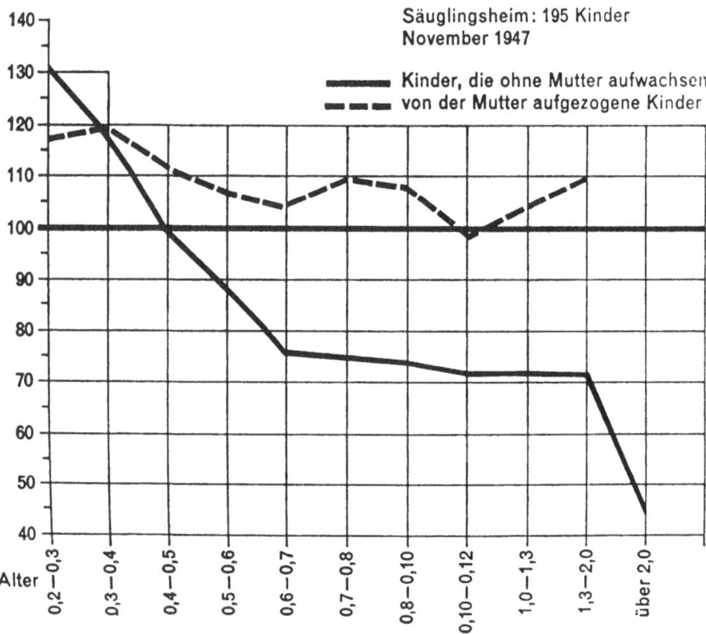

Abb. 14. Auswirkung der Mutterentbehrung auf den Entwicklungsquotienten von Säuglingen (nach SPITZ 1974)

ungünstiger Vorbilder z. B. die epidemieartige Ausbreitung solcher abweichender Verhaltensweisen, wie der „Rock-and-Roll-Kravalle“ in den 50er Jahren oder des Drogenkonsums in den 60er und 70er Jahren. Diese „Epidemien“ waren nicht durch eine abrupte Veränderung individueller Charakterstrukturen, sondern durch eine abrupte Veränderung kollektiver Verhaltensmodelle zu erklären. Beide Faktoren unterscheiden sich indessen hinsichtlich ihres Wirkungsansatzes: Die Wirkung ungünstiger Verhältnisse ist sehr früh, die der ungünstiger Vorbilder später anzusetzen; ungünstige Verhältnisse kommen als Matrix für Pflegeschäden, ungünstige Vorbilder eher als ihre Komplikation in Betracht; es läßt sich etwa vorstellen, daß ungünstige Verhältnisse eine Disposition für Pflegeschäden und Pflegeschäden eine Disposition für ungünstige Vorbilder abgeben.

Außer psychosozialen Faktoren sind für die Pathogenese der Verwahrlosung schließlich auch biologische Faktoren zu berücksichtigen. Hier gilt es zwischen körperlichen Krankheiten und körperlichen Konstitutionen zu unterscheiden. In „Unraveling Juvenile Delinquency“ sind beide Faktoren exploriert worden. Die Untersuchung auf körperliche Krankheiten erbrachte keinen relevanten Unterschied zwischen „Delinquents“ und „Non-Delinquents“. Die Untersuchung auf körperliche Konstitutionen zeigte dagegen eine deutliche Differenz zwischen „Delinquents“ und „Non-Delinquents“: Bei den verwahrlosten Jugendlichen ließ sich eine signifikante Häufung athletischer (mesomorpher) Konstitutionen nachweisen.

Wie sind diese biologischen Befunde in die Pathogenese der Verwahrlosung einzuordnen? Daß bei Verwahrlosungsentwicklungen keine überzufällige Häufung von körperlichen Krankheiten festzustellen ist, erlaubt es vielleicht, an einer hauptsächlich psychosozialen Verwahrlosungsgenese festzuhalten. Daß bei Verwahrlosungsentwicklungen eine überzufällige Häufung von athletischen (mesomorphen) Konstitutionen zu konstatieren ist, nötigt allerdings dazu, eine ausschließlich psychosoziale Verwahrlosungsgenese abzulehnen. Wahrscheinlich hat die Konstitution für die Verwahrlosungsgenese eine ähnliche Bedeutung wie das Geschlecht und das Alter. Wie in bezug auf Konstitutionstypen der athletische Typ dominiert, so pflegt in bezug auf das Geschlecht das männliche Geschlecht und in bezug auf das Alter der Heranwachsende bzw. Jungerwachsene in der Delinquenzstatistik zu dominieren. Da der athletische Konstitutionstyp, das männliche Geschlecht und der Heranwachsende bzw. Jungerwachsene besonders zur Extraversion neigen, ist anzunehmen, daß ihnen vor allem für die Extraversion des Verwahrlosungsprozesses eine Bedeutung zukommt.

Zur Behandlung der Verwahrlosung

In einem Handbuch für Heimerzieher von Kiehn heißt es: „Der Erziehungsvorgang läßt sich weder in Regeln fassen, noch läßt er sich in bestimmte technische Vorgänge und Handgriffe zerlegen“. Diese Feststellung kann nicht befriedigen. Wie der Psychoanalytiker über seine psychoanalytische Intervention, so kann und muß auch der Erzieher über seine erzieherische Intervention Auskunft geben oder zu geben versuchen. Im Rahmen dieser Arbeit sollen jedoch nur einige Behandlungsgrundsätze skizziert werden. Zur Einführung sei das Werk von Aichhorn und im neueren deutschsprachigen Schrifttum besonders die Monographie von Engel „Zur Metamorphose des Rechtsbrechers“ empfohlen.

Die Behandlung der Verwahrlosung ist wie die Behandlung jeder anderen Störung auf den Charakter der Störung abzustellen. Für die Charakterisierung der Verwahrlosung ist hier besonders relevant, daß sich Verwahrlosung zumeist als eine psychologische Störung darstellt, zumeist aus emotionalen Frustrationen in der frühen Kindheit hervorgeht und zumeist als Erziehungsrückstand in Erscheinung tritt. Hieraus ergeben sich für die Behandlung folgende Forderungen:

Da sich Verwahrlosung zumeist als eine psychologische Störung darstellt, muß ihre Behandlung hauptsächlich eine psychologische Behandlung sein. Die somatische Behandlung, beispielsweise mit Psychopharmaka, ist nur eine unterstützende Maßnahme (vgl. Krebs: „Psychopharmako-Therapie kann die Heilpädagogik nicht ersetzen, sie vermag jedoch vielfach die pädagogische Angriffsfläche zu verbreitern und erst die Voraussetzungen zu schaffen für eine gezielte pädagogische oder psychotherapeutische Hilfe").

Da Verwahrlosung zumeist aus emotionalen Frustrationen in der frühen Kindheit hervorgeht, muß ihre Behandlung vor allem eine präventive Behandlung sein. Die Prävention muß sich einerseits auf die Familie beziehen. Zur familienbezogenen Prävention gehört etwa die Aufklärung der Eltern über die Folgen emotionaler Frustration in der frühen Kindheit. Zur familienbezogenen Prävention gehört auch die Beratung über die Familienplanung bzw. Geburtenregelung. Die Prävention muß sich andererseits auf die Gesellschaft ausdehnen. Es kann, wie Mollenhauer [2] mit Recht argumentierte, beispielsweise nicht genügen, an junge Mütter zu appellieren, die Berufstätigkeit in den ersten Lebensjahren ihrer Kinder einzuschränken; es muß vielmehr versucht werden, die gesellschaftlichen Verhältnisse so zu verbessern, daß dieser Verzicht möglich wird.

Da Verwahrlosung zumeist als Erziehungsrückstand in Erscheinung tritt, muß ihre Behandlung wesentlich eine restituierende Behandlung sein. Zur sozialen Entwicklung gehören zwei eng miteinander verknüpfte Prozesse: In der Phase der *„Soziabilisierung"* (Claessens zitiert nach Rückriem) die Entwicklung emotionaler Fähigkeiten wie Bindungs- und Belastungsfähigkeit, in der Phase der eigentlichen *Sozialisierung* die Aneignung technischer Fertigkeiten, von der Aneignung elementarer Kultur- und Sozialtechniken bis zur Erlernung spezieller Fachkenntnisse. Der Verwahrloste ist zumeist in bezug auf beide Prozesse retardiert, zunächst in der Entwicklung von Bindungs- und Belastungsfähigkeit, sodann und deswegen häufig auch in der Entwicklung technischer Fertigkeiten rückständig. Die Behandlung des Verwahrlosten muß daher prinzipiell eine „Entwicklungshilfe" in bezug auf beide Prozesse sein. Brauneck [3] sagte, die Behandlung der Verwahrlosung muß vor allem in dem Versuch bestehen, den Verwahrlosten „in dem zentralen Punkt, in Sachen des Gemütes, etwas nachholen zu lassen". Im folgenden sei in Anlehnung an eine Arbeit über „Möglichkeiten und Schwierigkeiten der Sozialpädagogik" (Hartmann [6]) auf einige Hilfen näher eingegangen.

Informatorische Hilfen: Als informatorische Hilfe sei z. B. die Instruktion in Berufsfragen angeführt. Informatorische Hilfen sind eine ebenso elementare wie essentielle Funktion aller Mitarbeiter der Jugendhilfe. Da der in seiner Sozialisation gestörte Jugendliche in der Regel ein beträchtliches Informationsdefizit hat, muß seine Resozialisierung häufig mit einem Informationsnachtrag beginnen, mit Aufklärung, Unterweisung, Unterrichtung, insbesondere in Ausbildungs- und Arbeits-, Sexual- und

Partnerschaftsproblemen. Manchmal geht es auch um ganz banale Dinge, wie den Gebrauch von Messer und Gabel oder den Umgang mit Formularen. Beispiel: Ein Jugendlicher, der in einem Jugendgefängnis eine Lehrausbildung abgeschlossen hatte, wurde nach der Übergabe des Diploms zum Essen eingeladen. Obwohl die Speisekarte ein reichliches Angebot aufwies, beschränkte er sich auf die Wahl von Kartoffelsalat und Würstchen. Als sein Lehrmeister sich darüber wunderte, bekannte er, daß er mit Messer und Gabel nicht richtig umzugehen wisse. Oder: Zwei Heimkinder, die von einem Ehepaar an Wochenenden in ihrem Haushalt aufgenommen wurden, enttäuschten ihre Gasteltern immer wieder dadurch, daß sie ihnen nicht zu schreiben pflegten, wenn sie einmal mit ihrem Heim verreisten. Es stellte sich heraus, daß die Kinder einfach nicht wußten, wie man eine simple Postkarte adressiert. In solchen Fällen muß die Resozialisierung erste Sozialisierungsschritte nachholen. Für spezielle Beratungen sind die speziellen Beratungsdienste der Ämter, z. B. der Arbeitsämter, einzuschalten.

Analytische Hilfen: Als analytische Hilfen werden vor allem die auf Deutung begründeten Hilfen verstanden; sie werden vornehmlich von der von FREUD entwickelten Psychoanalyse intendiert. Zwar kann die Behandlung verwahrloster Jugendlicher nicht zunächst auf Psychoanalyse fokussieren, wie im folgenden noch zu erörtern sein wird. Doch sind einzelne Elemente der psychoanalytischen Technik, wie die Deutung, durchaus auch bei diesen Klienten mit Erfolg anzuwenden. Beispiel: Ein Jugendlicher erfuhr zur Zeit seines Heimaufenthaltes, daß er seinen Vatersnamen nicht weiterführen dürfe, weil es dem Vater nach jahrelangen Bemühungen gelungen war, die Vaterschaft anzufechten. Als ihn ein Psychologe am folgenden Tag während eines „Gruppengesprächs", wie es damals genannt wurde, bzw. während eines „group counseling", wie es heute heißen würde, noch einmal mit Vatersnamen ansprach, reagierte er mit einem Wutanfall. Hier konnte die Deutung eines Erziehers helfen, daß sein Zorn offenbar nicht dem Psychologen, sondern seinem Vater galt. Das war eine klassische Übertragungsdeutung im Sinne von FREUD [3]: „... wir überwinden die Übertragung, indem wir dem Kranken nachweisen, daß seine Gefühle nicht aus der gegenwärtigen Situation stammen ..."

Kompensatorische Hilfen: Als kompensatorische Hilfen werden die auf Verhaltensmodifikation bezogenen Hilfen definiert; sie werden explizit von der von WATSON inspirierten Verhaltenstherapie angestrebt. Für das soziale Lernen sind besonders relevant: Das Bekräftigungslernen (Lernen durch Belohnung oder Bestrafung), das Beobachtungslernen (Lernen durch Imitation) und das Übungslernen (Lernen durch Übung). Recht besehen erfolgt in jedem Erziehungs- und Behandlungsprozeß ein Lernen durch Bekräftigung (der Klient lernt dadurch, daß er durch seinen Mentor positive oder negative Sanktionen seines Verhaltens erfährt), ein Lernen durch Identifikation (der Klient lernt dadurch, daß er seinen Mentor beobachtet) und ein Lernen durch Übung (der Klient lernt dadurch, daß er neue Verhaltensweisen praktiziert und repetiert).

Unter den kompensatorischen Hilfen kommen der Ausbildung und Arbeit eine ganz wesentliche Bedeutung zu. Ausbildung und Arbeit können besonders jene „Entwicklungshilfe" leisten, die als Prinzip der Verwahrlosungsbehandlung postuliert wurde. Dieser Einsatz in Ausbildung und Arbeit vermittelt Kenntnisse und Fertigkeiten. Er trainiert Belastungsfähigkeit — vgl. SIMON: „Kräfte und Fähigkeiten wachsen dadurch, daß sie gebraucht, und zwar voll gebraucht werden" [1]. Er entwickelt Bindungsfähigkeit — vgl. A. DE SAINT EXUPÉRY (sinngemäß): Wer für eine Aufgabe Opfer bringt, lernt sie lieben [2].

Die kompensatorischen Hilfen, das Nachlernen und das Nachlernen-Helfen, sind wahrscheinlich die entscheidenden Bestandteile der Sozialtherapie bzw. Soziotherapie. BOSCH: „Lernen, anpassen, üben, gewöhnen, anleiten, belehren, hemmen, verstärken, bahnen — schon das Vokabular einer solchen banalen Schilderung (der Soziotherapie) verleitet dazu, eine Lösung unseres Problems auf einem Weg zu suchen, der mit den einer dynamischen Methodik zugrunde liegenden Theorien nicht gangbar ist. Es drängt dazu, das Wesentliche soziotherapeutischen Handelns methodisch als Conditionierung zu verstehen und sich als theoretischer Grundlagen naturwissenschaftlicher Lerntheorien zu bedienen."

Kathartische Hilfen: Als kathartische Hilfen werden die auf Affektabfuhr abstellenden Hilfen subsumiert; sie werden beispielsweise von dem von MORENO begründeten Psychodrama akzentuiert. Die „Katharsis" wurde von FREUD zugunsten der „Analysis" aufgegeben. Doch kommt kathartischen Prozessen in der Psychotherapie, selbst in der psychoanalytischen Therapie, eine erhebliche Bedeutung zu. Ein psychoanalytischer Patient verglich die psychoanalytische Behandlung mit den Vorgängen, die TUCHOLSKY in dem Essay „Abends nach sechs" beschrieben hat [3]. „Abends nach sechs" handelt von den Paaren, die sich nach der Arbeit treffen und nun zunächst „ihr Herz ausschütten". Wie im alltäglichen Gespräch, so ist auch im psychoanalytischen Diskurs die affektive Entlastung eine erste und wichtige Hilfe. Der erfahrene Lehrer wird sich ihrer erinnern, wenn er mit Konflikten seiner Schüler konfrontiert wird: Er wird die erregten Gemüter zunächst zu Wort kommen lassen, weil er weiß, daß kathartische Hilfen oft eher nötig und jedenfalls eher möglich sind als analytische Hilfen. Dies gilt ebenso für den Umgang mit dem jugendlichen Verwahrlosten. In einer Reportage über den Strafvollzug wurde ein Strafvollzugsbeamter über seinen Umgang mit den Gefangenen befragt. „Erst mal anhören und dann weitersehen", empfahl er als Devise. Gleiches, eine „emotionale erste Hilfe", intendiert auch das speziell für pädagogische Problemfälle von REDL konzipierte „life space interview", das therapeutische Gespräch im aktuellen Lebenskontext.

Affirmative Hilfen: Als affirmative Hilfen gelten die auf Zuwendung zielenden Hilfen; sie sind u. a. ein Anliegen der von ROGERS konzipierten Gesprächspsychotherapie. In der psychoanalytischen Theorie werden sie eher mit Mißtrauen beurteilt (FREUD [4]: „Die Erfahrung spricht nicht für die Vorzüglichkeit einer solchen affektiven Technik ..."), in der psychoanalytischen Praxis kommen sie jedoch ebenfalls ins Spiel. Wie eine Nachuntersuchung psychoanalytisch behandelter Patienten durch STRUPP und Mitarbeiter zeigte, erwies sich die affektive Zuwendung sogar als eine wesentliche Bedingung des Behandlungserfolges. Die Autoren schrieben: „Die Existenz eines generell positiven Beziehungsverhältnisses zwischen Psychotherapeut und Klient ist bisher das einzige Voraussage-Kriterium des psychotherapeutischen Erfolges" (zi-

---

[1] Zitiert nach BENNETT, D.: Die Bedeutung der Arbeit für die psychiatrische Rehabilitation. In: Sozialpsychiatrische Texte. Hrsg.: VON CRANACH und FINZEN. Berlin: Springer 1972.

[2] A. DE SAINT EXUPÉRY: Pilote de Guerre. Paris: Gallimard 1942, p. 240: „Il faut commencer par le sacrifice pour fonder l'amour."

[3] TUCHOLSKY, K.: Abends nach sechs. 1924. Ges. Werke, Bd. 3. Reinbek bei Hamburg: Rowohlt 1975.

tiert nach TAUSCH). Weil der verwahrloste Jugendliche ein entmutigter Jugendlicher ist, braucht er indessen sehr viel Ermutigung. Doch ist seine Reaktion auf affirmative Hilfen oft widersprüchlich. Wie der Frosch im Märchen vom Froschkönig steigert er seine Ansprüche, zum einen um den Therapeuten zu weiteren Bestätigungen herauszufordern, zum anderen aber oft auch um den Therapeuten zum Abbruch der Behandlung zu bewegen. Denn der Verwahrloste ist in der Regel so sehr in bezug auf Bindungen verunsichert worden, daß er Bindungsangebote zu sabotieren neigt, um weitere Frustrationen zu vermeiden. ALEXANDER und HEALY berichteten von einem jugendlichen Delinquenten, der fortlief, als er erfuhr, daß eine Geburtstagsfeier für ihn vorbereitet werden sollte. Einerseits suchte er Zuwendung, andererseits fürchtete er Zuwendung, weil er neuerliche Enttäuschungen argwöhnte.

Perspektivische Hilfen: Als perspektivische Hilfen seien die auf Orientierung ausgerichteten Hilfen bezeichnet; sie sind wesentlich eine Aufgabe der Pädagogik. Der Begriff „Perspektive" meint die weltanschauliche Dimension, meint Inhalte und Konzepte und knüpft an die Terminologie von MAKARENKO an. MAKARENKO: „Einen Menschen erziehen heißt in ihm die Perspektive eines Lebensweges gestalten ... [1]." Um Perspektiven ging es nicht nur in der politischen Erziehung, etwa im Werk von MAKARENKO, sondern seit je auch in der religiösen Erziehung, etwa im Werk von WICHERN. Diese Form der Hilfe ist umstritten. Manche akzeptieren zwar die politische, aber nicht die religiöse Unterweisung. Andere verwerfen jede Unterweisung als Indoktrination. Die Faszination, die Ideologien auch heute noch zu akkumulieren vermögen, spricht indessen dafür, daß das Bedürfnis nach perspektivischen Hilfen ein Urbedürfnis des Menschen ist, daß also auf perspektivische Aufklärung nicht verzichtet werden kann.

Orientierungshilfen spielen vorzugsweise eine Rolle in der Therapie derjenigen Störungen, die wesentlich durch Fehlorientierung bedingt sind. Das gilt beispielsweise für viele jugendliche Süchtige, die durch Fehlorientierung an Drogenkulten drogensüchtig wurden (vgl. Kap. 3.2). In einem Bericht von ROTH über Modelle der Suchtbehandlung, die u. a. auf solche Orientierungshilfen abstellen, ist daher die Rede von „Meditation", „geistlicher Erneuerung", „psychosozialer Reorientierung". Ehemaligen Süchtigen („Exusern") wird in diesen Behandlungsmodellen wie schon bei den „Anonymen Alkoholikern" ein besonderes Überzeugungsvermögen attestiert, „da der Abhängige ... auf sie meist freundlicher reagiert als auf die professionellen Therapeuten". Nach dem gleichen Prinzip hatte MAKARENKO in seiner Einrichtung ehemalige Zöglinge mit pädagogischen Funktionen betraut.

Gruppendynamische Hilfen: Gruppendynamische Hilfen können die auf das Lernen in der Gruppe fokussierenden Maßnahmen genannt werden; sie sind hauptsächlich eine Intention der Gruppenarbeit u. a. nach LEWIN. Diese Form der Hilfen ist in mehrfacher Hinsicht kontrovers. Zum einen ist die methodische Zuordnung der Gruppenarbeit problematisch. Die vorbeschriebenen Faktoren — Instruktion („Informatorische Hilfen"), Deutung („Analytische Hilfen"), Verhaltensmodifikation („Kompensatorische Hilfen"), Affektabfuhr („Kathartische Hilfen"), Zuwendung („Affirmative Hilfen"), Orientierung („Perspektivische Hilfen") — gelten mutatis mutandis sowohl für die Arbeit mit dem Einzelnen als auch für die Arbeit mit der Gruppe. Aus dieser Sicht erscheint es prima vista unnötig, die auf das Lernen in der Gruppe bezo-

---

[1] MAKARENKO, A.: Werke, Bd. 1, p. 603. Berlin: Volk und Wissen 1970.

genen Hilfen als eine eigene Kategorie neben den bereits aufgeführten Kategorien vorzustellen. Doch ist hier eine Unterscheidung notwendig zwischen der Gruppenarbeit sensu „Gruppenpsychotherapie", die wesentlich auf die Interaktion zwischen Therapeut und Gruppenmitgliedern abstellt, und der Gruppenarbeit sensu „Gruppendynamik", die wesentlich auf die Interaktion der Gruppenmitglieder untereinander

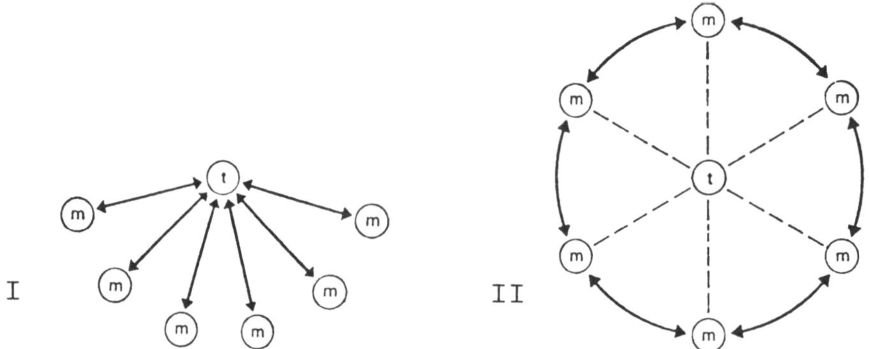

Abb. 15. Interaktion zwischen Therapeut (t) und Gruppenmitgliedern (m) in Gruppenpsychotherapie (I) und Gruppendynamik (II) (nach SIGRELL)

ausgerichtet ist. Vgl. Abb. 15. Vgl. auch ISERMANN. „Gruppenpsychotherapie" ist möglicherweise erschöpfend durch die vorbeschriebenen Variablen zu charakterisieren, „Gruppendynamik" dagegen kaum. In der „Gruppendynamik" schließt sich der Patient nicht nur dem Therapeuten, sondern allen Gruppenmitgliedern auf; in der „Gruppendynamik" erlebt der Patient daher viel mehr Isolationsdrohung, die sehr deprimiert, und viel mehr Solidarisierungsverheißung, die sehr euphorisieren kann. Zwar ließe sich das emotionale Gruppen-feed-back u. a. auch als eine kathartische, affirmative, perspektivische Hilfe beschreiben (zumal die führenden Vertreter, MORENO für die „kathartischen", RODGERS für die „affirmativen", MAKARENKO für die „perspektivischen" Hilfen auch als Protagonisten der „Gruppendynamik" zitiert werden können). Aber dann wäre das emotionale Gruppen-feed-back als eine besonders intensive und besonders komplexe Manifestation dieser Faktoren darzustellen. Zum anderen gibt auch die ethische Zuordnung der Gruppenarbeit Probleme auf. Der Einsatz von Isolationsdrohungen und Solidarisierungsverheißungen ist sicher alt (man denke an die Initiationsgebräuche) und sicher wirksam (man denke an die Zeugnisse leidenschaftlicher „groupies"). RATTNER nennt „Gruppentherapie" die „Psychotherapie der Zukunft". H. E. RICHTER bezeichnet die Gruppe als „Hoffnung auf einen neuen Weg, sich selbst und andere zu befreien". Doch kann „Gruppendynamik" auch mißbraucht werden. Deshalb wird vielfach vor ihr gewarnt. Vgl. BAUER und Mitarbeiter in ihren Einführungstexten „Psychiatrie" über „Gehirnwäsche, Indoktrination, destruktive psychologische Manipulation": „Nicht die Technik, sondern ihr anthropologisches Bezugssystem gibt Auskunft darüber, ob die Geständniserpressung zur höheren Ehre Gottes bei Hexenprozessen, ob die umgekrempelte Attitude des politischen Gefangenen im Schauprozeß, ob das schablonisierte ‚Bewußtsein' der Reklameopfer der Konsumindustrie, ob das gruppengestrickte Konformitätsdenken des Kommunarden oder des Schützengildners konstruktiv oder destruktiv sind. — Indoktrinationen in religiösen Sekten (Bekehrung) und extremen politischen Gruppen (Umerziehung) verlaufen auf derselben strategischen Linie.“ Zur Kritik der Gruppendynamik vergleiche ferner WILLEKE: Bildungsreform und Gruppendynamik.

Zur Funktion eines „wissenschaftlichen Beirats“ in der Behandlung

Es ist — jedenfalls in absehbarer Zeit — nicht zu realisieren, jeden Erzieher in der „Öffentlichen Erziehung“ zum Fachtherapeuten auszubilden. In dieser Situation bedarf er des Beistandes eines wissenschaftlichen Beirats. Nach dem Vorbild der „child guidance clinic“ sollte dieser wissenschaftliche Beirat in der „Öffentlichen Erziehung“ aus fachtherapeutisch ausgebildeten Psychiatern, Psychologen sowie Sozialarbeitern bestehen. Erstrebenswert ist auch die Mitarbeit von Soziologen. Die Institution des wissenschaftlichen Beirats in der Jugendhilfe ist noch eingehend zu reflektieren, zahlreiche organisatorische Fragen sind noch offen, es läßt sich jedoch bereits eine Vielzahl von Aufgaben avisieren. Sie entsprechen etwa den Aufgaben des Sachverständigenteams im schulischen Bereich, der sogenannten „Schülerhilfe“. Für dieses Sachverständigenteam hat IBEN einen umfänglichen Katalog von „speziellen Aufgabenbereichen“ aufgestellt, der mit entsprechenden Modifikationen auch für das Sachverständigenteam im außerschulischen Bereich der Jugendhilfe angezogen werden kann. Im folgenden werden einige Aufgaben aufgeführt.

Diagnostische Aufgaben: Prinzipiell sollte jeder sonderpädagogischen Intervention, speziell der Heimunterbringung, eine psychiatrisch-psychologische Begutachtung vorausgehen. Solange dies noch nicht möglich ist, sowie bei neuerlichen auffälligen Veränderungen des „Aufnahmebefundes“ ist der psychiatrisch-psychologische Dienst einzuschalten, um gegebenenfalls und möglichst in Zusammenarbeit mit anderen psychiatrisch-psychologischen Institutionen diagnostische Hilfen zu geben.

Therapeutische Aufgaben: Die therapeutische Hilfe ist eine zentrale, aber besonders schwierige Aufgabe. Sie wird seltener in der Durchführung von Behandlungen, meist in der Supervision von Behandlungen bestehen. Sie wird sich vor allem auch auf die Gruppenprobleme der Betreuer erstrecken müssen. Erfahrungsgemäß wird der Supervisor in therapeutischen bzw. pädagogischen Institutionen mehr mit den Problemen der Betreuer als mit den Problemen der Betreuten befaßt.

Wissenschaftliche Aufgaben: In diesem Zusammenhang ist außer wissenschaftlichen Untersuchungen vor allem die Einführung einer wissenschaftlichen Dokumentation anzustreben. Die diagnostische und therapeutische Arbeit in den Praxisfeldern der Jugendhilfe wird, wenn überhaupt, immer noch unzureichend und uneinheitlich dokumentiert, so daß die wissenschaftliche Auswertung schwer fällt. Die wissenschaftliche Auswertung ist jedoch auf eine Befunddokumentation angewiesen (vgl. Kap. 5.1).

Öffentlichkeitsarbeit: Hier gilt in vollem Umfang, was IBEN für die Schülerhilfe feststellte: „Es gilt, Erkenntnisse und Informationen zur Psychohygiene wirksam in der Schüler- und Lehrerschaft, im Elternhaus und in der Öffentlichkeit zu verbreiten, und in enger Zusammenarbeit mit anderen Erziehungsträgern, nicht zuletzt mit den Medien der öffentlichen Meinungsbildung, ideologische und emotionale Bildungsbarrieren und Vorurteile zu bekämpfen.“

„Brückenfunktionen“: Mit diesem Terminus hat IBEN die Vermittlerrolle des Experten angesprochen. Es fallen vielfältige Vermittlungsaufgaben an: Die Vermittlung

zwischen den Betreuten und ihren Betreuern, zwischen den Betreuten und ihren Angehörigen, zwischen den Institutionen und ihren Verwaltungen, um nur einige herauszugreifen. Eine solche Vermittlerfunktion setzt eine relative Unabhängigkeit des Teams voraus.

Zur Funktion der Heimerziehung in der Behandlung

Es wird heute viel darüber diskutiert, ob die erzieherische Behandlung der Verwahrlosung „intramural", d.h. innerhalb eines Internats bzw. eines Heimes, oder „extramural", also außerhalb von Anstalten, erfolgen soll. Beide Verfahren haben ihre Vor- und Nachteile. Der Vorteil der intramuralen Erziehung ist darin zu sehen, daß der bindungs- und belastungsschwache Minderjährige innerhalb der Anstalt erfahrungsgemäß eher zu einem Ausbildungsabschluß gelangt als außerhalb der Anstalt, weil die Anstaltserziehung eine beschützende Erziehung darstellt. Die Funktion der Anstaltserziehung entspricht Funktionen der „beschützenden Werkstätten" in der Geisteskrankenpflege. Die ausbildungsgefährdenden Versuchungen und Versagungen sind „drinnen" wesentlich geringer als „draußen": „Draußen" kann sich der Junge bereits durch die Morgensonne zum Schulschwänzen verführen oder durch ein mißratenes Werkstück, eine Rüge des Meisters, eine Hänselei von Kameraden zur Arbeitsaufgabe hinreißen lassen, „draußen" sind auch die Ausbilder weniger auf seine Schwierigkeiten einzugehen fähig oder willens, da sie nicht auf Erziehungsprobleme eingestellt zu sein pflegen. „Drinnen" kann er nicht so leicht die Schule oder Arbeit schwänzen, „drinnen" können auch seine Erzieher und Lehrer nicht so leicht aufgeben, zumal sie auf Erziehungsprobleme vorbereitet sind. Der Nachteil des intramuralen Verfahrens besteht andererseits darin, daß der bindungs- und belastungsschwache Minderjährige innerhalb der Anstalt weniger verselbständigt wird als außerhalb der Anstalt, weil die beschützende Erziehung gleichzeitig eine verwöhnende Erziehung ist, insofern sie nicht der Realität entspricht. Zwar wird durch die Abschirmung vor den Versuchungen und Versagungen der Realität oft ein Ausbildungsabschluß ermöglicht, der außerhalb des Heimes nicht gelang, und mit dieser Ausbildung jene Aneignung von Kenntnissen und Fertigkeiten und jene Übung von Bindungs- und Belastungsfähigkeit erzielt, die als ein wesentliches Ziel der Verwahrlosungsbehandlung herausgestellt wurde. Doch wird durch die Abschirmung die Aneignung mancher anderen Kenntnisse und Fertigkeiten verhindert, die für das soziale Leben ebenfalls wichtig sind. Manche Heimzöglinge reklamieren, daß sie im Heim nicht richtig erfahren hätten, wie man sein Geld verwaltet. Andere beklagen, sicher ebenfalls mit Recht, daß sie im Heim nicht richtig gelernt hätten, „mit Mädchen umzugehen". Mit der extramuralen Erziehung ist es dagegen umgekehrt: Sie ist weniger verwöhnend und damit aber auch weniger beschützend. Sie konfrontiert den Jungen mit einer größeren Selbständigkeit, aber auch mit einem größeren Risiko. —Es wird auf den individuellen Betreuungsfall und bei dem individuellen Betreuungsfall auf seine jeweilige Phase ankommen, welchem der beiden Verfahren der Vorzug zu geben ist. Wie bei anderen psychischen Störungen, so werden auch bei der Verwahrlosung Fälle und Phasen vorkommen, in denen eine beschützende und verwöhnende Behandlung kontraindiziert ist, andererseits aber auch Fälle und Phasen zu finden sein, in denen eine beschützende und verwöhnende Behandlung notwendig erscheint. Man wird jedenfalls auf Heimerziehung nicht gänzlich verzichten können. Vgl. SCHERPNER: „Der Widerspruch zwischen der Tatsache, daß geschlosssene Heimerziehung nicht mehr so recht in die gesellschaftlichen Vorstellungen mancher sich so repressionsarm und progressiv gebender Länder paßt, aber dennoch zwingend notwendig ist, wird daraus deutlich, daß diese Länder zwar auf geschlossene Heime verzichten, daß die Jugendämter aus diesen Ländern dann aber in den geschlossenen Heimen anderer Länder verzweifelt um Plätze anfragen, um schwer gefährdete Kinder und Jugendliche dort unterzubringen!"

Zur Funktion der Psychoanalyse in der Behandlung

Nach neurosenpsychologischer Nomenklatur kann die Verwahrlosung den Charakterneurosen zugeordnet werden. Die Charakterneurosen werden von den Symptomneurosen abgehoben. Die Unterscheidung entspricht etwa der Unterscheidung zwischen krankhaften Vorgänge (Krankheit, nosos, morbus) und krankhaften Zuständen (Schaden, pathos, passio). Charakterneurose und Symptomneurose unterscheiden sich hinsichtlich ihrer Symptomatologie. Bei den Symptomneurosen verursacht die Auseinandersetzung mit den auslösenden Konflikten oder Traumen keine dauerhaften Schäden. Bei den Charakterneurosen hat die Auseinandersetzung mit den auslösenden Konflikten oder Traumen schon zu chronischen Funktionsaberrationen geführt, teils im Sinne partieller Funktionshypertrophien (hierzu zählt etwa der „hypertrophierte" Ordnungssinn der Zwangscharaktere), teils im Sinne partieller Funktionshypotrophien (hierzu gehört beispielsweise die „hypotrophierte" Bindungs- und Belastungsfähigkeit der Verwahrlosung). Charakterneurose und Symptomneurose unterscheiden sich auch bezüglich der Therapie. Die meisten Symptomneurotiker sind für eine Psychoanalyse zugänglich. Die meisten Charakterneurotiker sind es nicht, weil die Psychoanalyse erhebliche Anforderungen an ihre Patienten stellt. Es ist zwar nicht so, wie Zyniker behaupten, daß psychoanalytische Patienten „beinahe normal" sein müßten (vgl. Tycho). Es ist aber doch so, daß psychoanalytische Patienten eine Belastungs- und Bindungsfähigkeit bzw. nach psychoanalytischer Nomenklatur ein ausreichend belastungs- und bindungsfähiges „Ich" aufweisen müssen, welches der Verwahrloste im allgemeinen nicht mitbringt und erst entwickeln soll. Wer die Verwahrlosungsbehandlung zunächst auf die Psychoanalyse abstellt, macht somit etwas zum Ziel der Psychoanalyse, was eine Prämisse der Psychoanalyse darstellt. Die Psychoanalyse kommt also eigentlich immer erst als eine Nachbehandlung der Verwahrlosung in Betracht. Hart de Ruyter formulierte es folgendermaßen: „Erst wenn ... deutlich hervorgeht, daß sich ein mehr oder weniger gesundes Ich gebildet hat, ist eine Stufe erreicht, auf der jene Art von Therapie möglich ist, an die wir im allgemeinen denken, wenn von Psychotherapie die Rede ist." Auch Freud hat sich ähnlich geäußert. Er schrieb im Vorwort der berühmten Monographie „Verwahrloste Jugend" von Aichhorn: „Die Möglichkeit der analytischen Beeinflussung ruht auf ganz bestimmten Voraussetzungen, die man als analytische ‚Situation' zusammenfassen kann, erfordert die Ausbildung gewisser psychischer Strukturen, eine besondere Einstellung zum Analytiker. Wo diese fehlen, wie beim Kind, beim jugendlichen Verwahrlosten, in der Regel auch beim triebhaften Verbrecher, muß man etwas anderes machen als Analyse." Verkürzt läßt es sich vielleicht auf folgende Formel bringen: Bei Konflikten analysieren, bei Defekten zunächst kompensieren. (Zur Unterscheidung von Konflikt und Defekt in der Neurosenlehre vergleiche das

Kapitel „Psychopathie — Neurose — Psychose — Perversion" in der Monographie von KUIPER „Die seelischen Krankheiten des Menschen".)

Die Applikationsschwierigkeiten der klassischen Psychoanalyse auf die Behandlung Verwahrloster ergeben sich auch aus dem psychoanalytischen Behandlungsverfahren. Man kann Psychotherapieverfahren danach beschreiben, ob sie geringere oder größere Abstraktionsforderungen stellen („Abstraktionsintensität"), geringere oder größere Kooperationsforderungen erheben („Kooperationsintensität"), geringere oder größere Bestätigungseffekte vermitteln („Bestätigungsintensität") und geringere oder größere Lerneffekte hervorbringen („Lernintensität"). Vgl. HARTMANN [7]. Wie verhält sich das hypothetische Profil einer optimalen Verwahrlosungstherapie bzw. einer klassischen Psychoanalyse in bezug auf diese vier Variablen? Beide Profile konvergieren hinsichtlich der Lernintensität: Die Verwahrlosungstherapie verlangt eine erhebliche Lernintensität, und die Psychoanalyse vermag viele Lernchancen zu bieten — Lernen durch Bekräftigung, Lernen durch Identifikation, Lernen durch Üben. Beide Profile divergieren dagegen bezüglich der Abstraktions-, Kooperations- und Bestätigungsintensität: Während die Verwahrlosungsbehandlung eine geringere Abstraktions- und Kooperationsintensität fordert, pflegt die Psychoanalyse eine größere Abstraktions- und Kooperationsintensität zu involvieren; während die Verwahrlosungsbehandlung eine erhebliche Bestätigungsintensität beansprucht, distanziert sich die Psychoanalyse von einer „affektiven Technik" (FREUD [4]). Vgl. Abb. 16. Diese Divergenzen erschweren die Anwendung der Psychoanalyse in der Behandlung von Verwahrlosten.

Trotzdem kann sich auch der Psychoanalytiker des Verwahrlosten annehmen. Doch muß er die psychoanalytische Methode modifizieren, sich der Verwahrlosungsproblematik anpassen, beispielsweise geringere Abstraktions- und Kooperationsforderungen stellen und größere Bestätigungschancen einräumen. Das ist aber leichter gesagt als getan: Die Abstraktionsforderungen zu vermindern bedeutet für den Analytiker, weitgehend von den analytischen Prozessen, von der Interpretation und Reflexion, abzusehen. Die Kooperationsforderungen herabzusetzen bedeutet für ihn, darauf gefaßt zu sein, daß sein Patient oft zu spät kommt, häufig nicht kommt, jedenfalls in den Morgenstunden kaum eine Behandlung durchhält! Die Bestätigungsintensität zu erhöhen ist zumeist besonders schwierig, weil der Verwahrloste nicht nur intensive, sondern immense Bestätigungsbedürfnisse hat.

Solche Modifikationen geben indessen Fragen auf. Einerseits läßt sich fragen, ob eine derart modifizierte Behandlung, die sich nicht mehr auf die Analyse konzentriert, noch als eine psychoanalytische Behandlung angesprochen werden kann. Andererseits

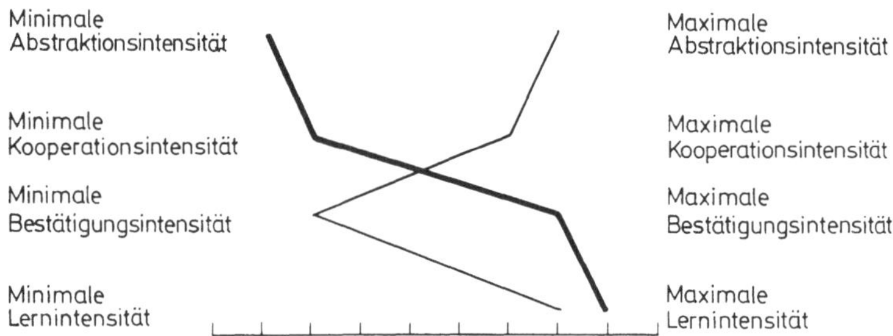

Abb. 16. Hypothetisches Leistungsprofil einer optimalen Verwahrlosungstherapie (—) bzw. einer konventionellen Psychoanalyse (—)

läßt sich fragen, ob eine derart modifizierte Behandlung auf den Psychoanalytiker angewiesen ist, dessen Einsatz in der Regel aufwendig ist. In der Tat geht die Entwicklung in der Verwahrlosungstherapie dahin, den Psychoanalytiker weniger als Behandler und mehr als Ausbilder und Anleiter („Supervisor") in Anspruch zu nehmen und sachkundige Sozialpädagogen unter seiner Ausbildung und Anleitung als Behandler einzusetzen.

Man muß sich allerdings auf ein Faktum einstellen. Die Verwahrlosungsneurose ist eine Charakterneurose mit großen Lerndefiziten. Die Verwahrlosungstherapie fordert daher auch eine große Lernintensität. Das bedeutet, daß kurzfristige Behandlungsversuche wenig ausrichten. Aus diesem Grund sind jene Therapieprojekte in Heimen und Jugendstrafanstalten mit Zurückhaltung zu beurteilen, die mit Engagement begonnen werden, aber teils aus situationsimmanenten, teils aus forschungsimmanenten Bedingungen auf mehrere Monate oder gar nur wenige Wochen beschränkt bleiben. Man muß wissen, daß der Verwahrloste viel lernen muß und viel Zeit dazu braucht. Hier liegt wohl eine der größten Behandlungsschwierigkeiten: Es geht noch an, sich in bezug auf die Abstraktions- und Kooperationsintensität einer Therapie zu bescheiden oder sich in Hinsicht auf ihre Bestätigungsintensität zu engagieren, aber es fällt erfahrungsgemäß ziemlich schwer, sich mit Rücksicht auf ihre Lernintensität auf eine Behandlungsdauer von vielen Monaten bzw. einigen Jahren einzurichten.

Eine Warnung an Therapeuten: Wer sich auf die Therapie von Verwahrlosten einläßt, muß die Behandlung von vornherein so programmieren, daß seine Motivation durchhält, lange durchhält!

Zum Verlauf der Verwahrlosung

Pongratz und Hübner bestimmten in ihrer Untersuchung „Lebensbewährung nach ‚Öffentlicher Erziehung'" die allgemeine soziale Bewährung, die spezielle legale Bewährung, die Arbeitsbewährung und schließlich einen Bewährungsmittelwert, die sog. Gesamtbewährung. Bei den von ihnen untersuchten männlichen Probanden konstatierten sie eine soziale Bewährung bei 73%, eine legale Bewährung bei 68%, eine Arbeitsbewährung bei 63% und eine Gesamtbewährung bei 69% (S. 32). Die Befunde nehmen sich günstig aus. Man wird jedoch irritiert, wenn man nachliest, was in den einzelnen Bewährungsbereichen noch als Bewährungserfolg registriert wird, wenn man beispielsweise erfährt, daß Geldstrafen, Arreststrafen und Gefängnisstrafen bis zu 3 Monaten noch als positive Legalitätsbewährung und gelegentliche Arbeitspausen und vermehrter Stellenwechsel aus eigenem Verschulden noch als positive Arbeitsbewährung gelten (S. 15). Werden dagegen nur die unbeanstandeten Untersuchungsfälle (nämlich die „Bewährungsgruppen 1" der Tabellen) als Bewährungserfolge registriert, so reduziert sich die soziale Bewährungsquote von 73% auf 31% (S. 53), die legale Bewährungsquote von 68% auf 34% (S. 70), die Quote der Arbeitsbewährung von 63% auf 23% (S. 34) und die Quote der Gesamtbewährung von 69% auf 23% (S. 17). Dieses Ergebnis ist für die Verlaufsbeurteilung von Verwahrlosungsentwicklungen paradigmatisch: Man kommt zu sehr unterschiedlichen Bewährungsresultaten, weil sehr unterschiedliche Bewährungsmaßstäbe möglich sind. Die Wahl des Bewährungsmaßstabes bzw. des Bewertungsrasters hängt von der Fragestellung ab. Wenn danach gefragt wird, was die Gesellschaft zu erleiden hat, mag es ausreichen, nur das gröbere Bewertungsraster zu verwenden bzw. nur die schwereren Verhaltensstörungen zu berücksichtigen; dann erscheint der Verwahrlosungsverlauf relativ günstig. Wenn aber danach gefragt wird, was der einzelne Verwahrloste leidet, wird man sich nicht nach den gröberen Bewertungsrastern und schwereren Verhaltensstörungen richten dürfen, sondern auch die weniger eklatanten Symptome zählen müssen; dann erscheint der Verwahrlosungsverlauf eher ungünstig.

Wie äußert sich der ungünstige Verwahrlosungsverlauf? Werden die vorerwähnten Befunde von PONGRATZ und HÜBNER negativ formuliert, so läßt sich sagen, der ungünstige Verlauf der Verwahrlosung äußert sich beispielsweise darin, daß Verwahrloste auch nach der Entlassung aus der „Öffentlichen Erziehung" zu 66% durch Straffälligkeit und zu 77% durch Arbeitsschwierigkeiten auffallen. Das sind indessen nur äußerliche Merkmale. Hinter ihnen verbergen sich vielfältige andere Lebensschwierigkeiten, im Grunde oft die alten Probleme. Zwar pflegt die Aggressivität nach dem 3. Lebensjahrzehnt abzunehmen. Doch bleiben die Labilität und Impulsivität oft bestehen. Das entspricht ja auch dem Konzept der Verwahrlosung als Charakterneurose. Solche Charakterneurosen sind eben schwer zu beeinflussen. Der Grund liegt, wie SCHÜLER-SPRINGORUM und SIEVERTS mit Recht feststellten, in der „lange übersehenen Bedeutung von Zeit und Lebensalter für jede menschliche Entwicklung" (vgl. SCHÜLER-SPRINGORUM und SIEVERTS: „Früher ausgefallene Stadien der sozialen Reifung können später allenfalls notdürftig kompensiert, nie aber wirklich ersetzt werden. Gewiß, bei einem stark verwahrlosten 12jährigen bleibt gar nichts anderes übrig, als ihn als 12jährigen einer möglichst heilsamen, sozialen Umgebung zuzuführen. Wichtig ist nur zu wissen, daß — soweit damit seine bisherige Entwicklung ausgeglichen werden soll — alles ihm zu gewähren Mögliche immer nur ein trüber Spiegel des vorher Entbehrten sein kann, so wie eine Heimgemeinschaft nur ein unvollkommener Spiegel einer Familiengemeinschaft und eine Pflegemutter oft kein wirklicher Ersatz für eine Mutter ist").

Zur Terminologie der Verwahrlosung

Zu einer Beschreibung der Verwahrlosung gehört auch eine Beschreibung ihrer Beziehungen zu anderen psychopathologischen Kategorien. Es ist evident, daß jeder dieser Zuordnungsversuche von der Definition der Kategorien abhängt. Deshalb wird im folgenden jeder Zuordnungsversuch von einer Definition der Kategorien ausgehen.

Verwahrlosung und Dissozialität: Wenn „Verwahrlosung" das persistente und generalisierte Sozialversagen und „Dissozialität" alle Ordnungsverstöße umfaßt, dann ist Verwahrlosung eine Subkategorie der Dissozialität: Wer verwahrlost ist, ist auch dissozial, wer dissozial ist, muß nicht verwahrlost sein.

Verwahrlosung und Kriminalität: Wenn „Verwahrlosung" das persistente und generalisierte Sozialversagen und „Kriminalität" das inkriminierte Fehlverhalten kennzeichnet, dann überschneiden sich Verwahrlosung und Kriminalität: In manchen Verwahrlosungsfällen kann Verwahrlosung ohne Kriminalität vorkommen. In vielen Verwahrlosungsfällen ist Verwahrlosung mit Kriminalität verbunden.

Verwahrlosung und Abnormität: Wenn „Verwahrlosung" das persistente und generalisierte Sozialversagen und „Abnormität" alle psychischen Störungen subsumiert, dann überschneiden sich auch Verwahrlosung und Abnormität. Bei wenigen Verwahrlosungsfällen, insbesondere in Verwahrlosungsfällen aus religiöser oder politischer Überzeugung, mag Verwahrlosung ohne psychische Abnormität einhergehen. In den meisten Verwahrlosungsfällen ist Verwahrlosung mit psychischer Abnormität verknüpft, da persistentes und generalisiertes Sozialversagen zumindest nicht mehr ausschließlich durch banale Konditionen erklärt werden kann. In der Psychiatrie wird die Verwahrlosung grundsätzlich als eine psychische Abnormität verstanden, insofern sie nach der Klassifikation von KURT SCHNEIDER entweder unter den abnormen Persönlichkeiten oder unter den abnormen Erlebnisreaktionen klassifiziert zu werden pflegt.

Verwahrlosung und Psychopathie: Der Psychopathiebegriff wird unterschiedlich definiert, teils ätiologisch, teils phänomenologisch interpretiert. Verwahrlosung kann zumeist *nicht* als Psychopathie gelten, wenn der Psychopathiebegriff für eine *ätiologische* Kategorie, nämlich für erbliche Aberrationen reserviert wird, insofern Verwahrlosung zumeist durch peristatische Schädigungen entsteht. Verwahrlosung kann dagegen als Psychopathie bezeichnet werden, wenn der Psychopathiebegriff beispielsweise für folgende *phänomenologische* Kategorien verwandt wird: für emotionale Aberrationen (im Gegensatz zu intellektuellen Aberrationen), für alloplastische Aberrationen (im Gegensatz zu autoplastischen Aberrationen), für abnorme Zustände (im Gegensatz zu abnormen Vorgängen), für abnorme Persönlichkeiten (im Gegensatz zu abnormen Reaktionen), für Aberrationen, die subjektives Leiden oder soziale Konflikte verursachen (im Gegensatz zu Aberrationen, die nicht zu subjektivem Leiden oder sozialen Konflikten führen). Die letzten drei Begriffsbestimmungen der Psychopathie erscheinen allerdings so problematisch, daß auch auf die Zuordnung der Verwahrlosung zu diesen Begriffsbestimmungen verzichtet werden könnte. Es bleibt also folgende Feststellung: Man kann, wenn man will, die Verwahrlosung als eine Psychopathie bezeichnen, wenn man sich darauf beschränkt, Psychopathien als emotionale oder alloplastische Seelenstörungen zu bestimmen. Man kann die Verwahrlosung *nicht* als Psychopathie deklarieren, wenn man sich darauf beschränkt, Psychopathien als erbliche Seelenstörungen zu definieren.

Verwahrlosung und Neurose: Auch der Neurosenbegriff wird unterschiedlich bestimmt, ebenfalls teils ätiologisch, teils phänomenologisch verstanden. FRANKL setzt sich beispielsweise dafür ein, „daß wir als neurotisch jede Krankheit zu bezeichnen berechtigt sind, die psychogen ist". Das ist eine ausschließlich ätiologische Begriffsbestimmung der Neurose. Andere reservieren den Neurosenbegriff für psychogene Störungen mit erhaltenem Realitätsbezug (Gegensatz: Psychose), mit gehemmter Sexualität (Gegensatz: Perversion) oder mit gehemmter Aggressivität (Gegensatz: Verwahrlosung). In diesen Fällen handelt es sich um kombiniert ätiologisch-phänomenologische Begriffsbestimmungen der Neurose. Verwahrlosung kann als Neurose gelten, wenn alle psychogenen Störungen oder alle psychogenen Störungen mit erhaltenem Realitätsbezug als Neurosen definiert werden, insofern die Verwahrlosung zumeist durch eine psychogene Verursachung und zumeist auch durch einen erhaltenen Realitätsbezug gekennzeichnet ist. Verwahrlosung kann aber *nicht* als Neurose bezeichnet werden, wenn nur psychogene Störungen mit gehemmter Sexualität oder mit gehemmter Aggressivität Neurosen heißen, da Sexualität und Aggressivität bei Verwahrlosten zumeist weniger gehemmt erscheinen. Es steht jedem frei, sich für die eine oder andere Neurosenkonzeption zu entscheiden. Doch hat das ätiologische

Neurosenkonzept einen entscheidenden Vorzug: Das ätiologische Kriterium der Psychogenität ist ein konstantes Merkmal; die phänomenologischen Kriterien, etwa des erhaltenen Realitätsbezuges, der gehemmten Sexualität oder Aggressivität, sind dagegen keine konstanten Eigenschaften. Wegen dieses Vorzuges empfiehlt es sich, das ätiologische Neurosenkonzept zu verwenden. Nach diesem ätiologischen Neurosenkonzept könnten alle psychogenen Verwahrlosungen als Verwahrlosungsneurosen bezeichnet werden.

Anmerkung: Sowohl für die Neurose als auch für die Psychopathie, haben sich neben einer ätiologischen Begriffsbestimmung mehrere phänomenologische Begriffsbestimmungen eingebürgert. Das Verhältnis der Verwahrlosung zur Psychopathie bzw. Neurose läßt sich vielleicht durch folgende antithetische Formel kennzeichnen: Um die Verwahrlosung den *Psychopathien* zuzuordnen, ist die ätiologische Psychopathiedefinition zu vernachlässigen und auf die phänomenologischen Psychopathiedefinitionen zu rekurrieren; um die Verwahrlosung den *Neurosen* zuzuordnen, muß dagegen von den phänomenologischen Neurosendefinitionen abgesehen und auf die ätiologische Neurosendefinition abgestellt werden.

Verwahrlosung und Krankheit: Nach dem psychiatrischen Krankheitsbegriff von Kurt Schneider werden nur diejenigen Störungen als Krankheiten anerkannt, „die durch Organprozesse, ihre funktionalen Folgen und lokalen Residuen bedingt sind". Nach anderen Krankheitsbegriffen, beispielsweise der Weltgesundheitsorganisation, des Bundessozialgerichts, der Reichsversicherungsordnung und des Strafrechts ist der Krankheitsbegriff jedoch keineswegs auf körperliche Störungen eingeschränkt. Wieder kommt es auf die Begriffskonvention an, ob die Zuordnung der Verwahrlosung zu den Krankheiten bejaht oder verneint wird. Nach der psychiatrischen Begriffskonvention ist Verwahrlosung grundsätzlich keine Krankheit, nach anderen Begriffskonventionen kann Verwahrlosung durchaus eine Krankheit sein.

Verwahrlosung und „Krankheitseinheit": Von der Demenz gibt es ätiologisch nicht spezifizierte Verläufe und ätiologisch spezifizierte Verläufe, beispielsweise die alkoholische Demenz oder die paralytische Demenz. Die ätiologisch nicht spezifizierte Demenz repräsentiert nur eine Einheit in bezug auf einen bestimmten Krankheitszustand: sie ist nur eine *syndromatische* Entität (Syndrom) und ihre Diagnose nur eine *syndromatische* Diagnose. Die ätiologisch spezifizierte Demenz repräsentiert dagegen eine Einheit in bezug auf einen bestimmten Krankheitszustand, eine bestimmte Krankheitsursache und einen bestimmten Krankheitsverlauf; sie ist eine *nosologische* Entität (Krankheitseinheit) und ihre Diagnose eine *nosologische* Diagnose. Eine ähnliche Unterscheidung ist bei der Verwahrlosung möglich. Auch bei der Verwahrlosung gibt es ätiologisch nicht spezifizierte Verläufe und ätiologisch spezifizierte Verläufe, beispielsweise die milieureaktive Verwahrlosung („Verwahrlosungsneurose"). Wenn die ätiologisch spezifizierten Demenzen als nosologische Entitäten und ihre Diagnosen als nosologische Diagnosen akzeptiert werden, dann kann diese ätiologisch spezifizierte Verwahrlosung ebenfalls als eine nosologische Entität und ihre Diagnose ebenfalls als eine nosologische Diagnose gelten.

„Verwahrlosungserscheinungen" und „Verwahrlosungsstruktur": Die Unterscheidung zwischen „Verwahrlosungserscheinungen" und „Verwahrlosungsstruktur" (Brandt, Künzel, Specht u. a.) gleicht der Unterscheidung zwischen „Dissozialität" und „Verwahrlosung". Die Definition der „Verwahrlosungsstruktur" entspricht etwa der Definition der „Verwahrlosung": Beide beschränken sich auf die Fälle von persistentem und generalisiertem Sozialversagen. Das Konzept der „Verwahrlosungs-

erscheinungen“ entspricht etwa dem Konzept der „Dissozialität“: Beide beziehen sich auf alle anderen Fälle von unsozialem Verhalten. Wie die Verwahrlosung als Sonderfall der Dissozialität definiert wurde, so gilt auch die Verwahrlosungsstruktur als Sonderfall der Verwahrlosungserscheinungen: Wer eine Verwahrlosungsstruktur hat, hat auch Verwahrlosungserscheinungen; wer Verwahrlosungserscheinungen hat, braucht keine Verwahrlosungsstruktur aufzuweisen. Die Unterscheidung zwischen Verwahrlosungserscheinungen und Verwahrlosungsstruktur erscheint jedoch weniger zweckmäßig als die Unterscheidung zwischen Dissozialität und Verwahrlosung, insofern die Begriffe „Struktur“, „Persönlichkeit“, „Charakter“ letztlich aus dem Verhalten abgeleitet werden und deshalb auch besser durch Verhaltensmerkmale, also behavioristisch, beschrieben werden sollten.

8. Exkurs: Konzeptionelle Kontroversen

Im Handwörterbuch der Kriminologie schrieb SUTTINGER: „Die Jugendkriminalität ist ein wissenschaftlich erfaßbares Phänomen, dessen Untersuchung und Bewertung dadurch erschwert wird, daß es zugleich bevorzugtes Objekt weltanschaulicher, generations- bzw. epochaltypischer und rechtlich-pädagogischer Urteile und Vorurteile ist.“

Diese Bemerkung gilt nicht nur für die Psychiatrie der Verwahrlosung, sondern offenbar ebenso für die Psychiatrie der Psychosen und Neurosen, für jede psychiatrische Explikation jeder psychischen Störung. Die Anfälligkeit der Psychiatrie für weltanschauliche Kontroversen hängt augenscheinlich damit zusammen, daß Psychiatrie eine Anthropologie, eine Wissenschaft vom Menschen, ist. Solche Wissenschaften sind in besonderer Weise weltanschaulichen Kontroversen ausgesetzt. Im folgenden seien einige für die Psychiatrie der Verwahrlosung besonders relevante Auseinandersetzungen zu erörtern versucht.

Die Argumentation gegen den Krankheitsbegriff in der Psychiatrie

Als prominenter Wortführer der Kontroverse gilt SZASS. Recht verstanden geht es hier um zwei Postulate: einerseits um das Postulat, daß Seelenstörungen nicht körperlich begründbar, sondern psychosozial verursacht seien, andererseits um das Postulat, daß psychosozial verursachte Seelenstörungen nicht als Krankheit bezeichnet werden sollen. SZASS empfiehlt, sie als „Ausdruck des menschlichen Lebenskampfes“, also etwa als „Lebensschwierigkeiten“, zu beschreiben: „Ich möchte anregen, daß man Phänomene, die man jetzt noch als psychische Krankheiten bezeichnet, noch einmal von neuem und einfacher betrachtet, daß man sie aus der Kategorie der Krankheiten streicht und sie als Ausdruck des menschlichen Lebenskampfes ansieht.“

Zum ersten Postulat ist zu konstatieren, daß das einseitig biologische Krankheitskonzept, das alle Seelenstörungen für körperlich begründbar hält, die klinische Erfahrung usurpiert, daß aber auch das einseitig psychologische oder soziologische Krankheitskonzept, das alle Seelenstörungen für psychosozial bedingt erklärt, der klinischen Erfahrung widerspricht. Psychische Störungen sind immer biologisch und psychosozial determiniert, hier gilt nicht ein Entweder-oder, sondern nur ein Sowohl-als-auch. Diese Einsicht enthebt indessen nicht der Spezifizierung. Es gilt festzuhalten, daß bei manchen Seelenstörungen die biologischen, bei anderen die psychosozialen Determinanten prävalieren, und es gilt in jedem Fall auszumachen, wie das Verhältnis der biologischen zu den psychosozialen Determinanten vorgestellt wird.

Zum zweiten Postulat läßt sich manches Argument dafür, manches Argument dagegen vorbringen. *Für* eine Revision des Krankheitsbegriffes in der Psychiatrie spricht die Erfahrung, daß er mit einem Stigma belastet und von der Verantwortung entlastet. „Sind die Bedürfnisse, die der Erhaltung des Körpers (und vielleicht der Art) dienen, mehr oder weniger befriedigt, so erhebt sich für einen Menschen, der sich seiner selbst und seiner Umwelt bewußt ist, die Frage, was er mit sich anfangen soll. Das ungebrochene Festhalten am Mythos der psychischen Krankheiten erlaubt es dem Menschen, der Auseinandersetzung mit diesem Problem aus dem Wege zu gehen" (Szass). *Gegen* die Revision des Krankheitsbegriffes in der Psychiatrie ist geltend zu machen, daß jede Diagnose mit diesem Belastungs- und Entlastungsrisiko verbunden ist. Nicht nur die Diagnose „Krankheit", sondern auch die Diagnose „Lebensschwierigkeit" könnte als Belastung mit einem Stigma erlebt und zur Entlastung von Verantwortung mißbraucht werden.

Die Argumentation gegen die Diagnostizierung in der Psychiatrie

Die Forderung bei psychischen Störungen nicht von Krankheiten, sondern von „Lebensschwierigkeiten" zu sprechen, verlangt noch keine Liquidation der psychopathologischen Diagnose. Es gibt jedoch weitergehende Forderungen, die auf eine Liquidation der Diagnose abzielen. Ihr Ziel ist nicht eine andere Diagnose, sondern keine Diagnose. Diese Offensive wird vor allem damit begründet, daß die psychopathologische Diagnose schädlich sei. Es wird beispielsweise argumentiert, daß die Diagnose das abweichende Verhalten stabilisiere. Nach dem Prinzip der „Sich-selbst-erfüllenden-Prophezeiung" (Merton [2]) beginne der als delinquent diagnostizierte Jugendliche die Diagnose in sein Selbstbild aufzunehmen und sich nach dieser Diagnose zu sehen und zu verhalten. Es wird darüber hinaus behauptet, daß die Diagnose das abweichende Verhalten nicht nur stabilisiere, sondern auch produziere. „Abweichendes Verhalten", schreibt beispielsweise Sack, „ist als ein Prozeß zu begreifen, bei dem sich die beteiligten Partner, der sich abweichend Verhaltende auf der einen Seite und diejenigen, die dieses Verhalten als solches definieren, auf der anderen Seite, gegenüberstehen ... In diesem Sinne ist abweichendes Verhalten das, was andere als abweichend definieren. Es ist keine Eigenschaft oder ein Merkmal, das dem Verhalten als solchem zukommt, sondern das an das jeweilige Verhalten herangetragen wird" (vgl. Kap. 3.2).

Die extreme Position von Sack stellt die Verhältnisse sozusagen auf den Kopf, insofern — jedenfalls in der Regel — nicht die Diagnose die Abweichung, sondern die Abweichung die Diagnose evoziert. So argumentiert Gravenhorst über die Wirkung der Etikettierung bei Delinquenten: „Allerdings hätten die Eingriffe von Kontrollinstanzen ihre Wirkung kaum anders entfalten können, wenn sie nicht Individuen mit einem bestimmten Delinquenzpotential getroffen hätten." Ähnlich argumentiert auch Moser: „Man kann Verhaltensweisen wie Diebstahl, Einbruch, Körperverletzung, Vergewaltigung oder Totschlag nicht dadurch aus ihrer (freilich durch Konvention bestimmten) Eigenschaft als ‚abweichend' herauseskamotieren, daß man erklärt: sie könnten auch anders definiert werden ... Die groben Muster der Tatbestandsmerkmale sind operationale Einkreisungen von Verhaltensbündeln, die sich nicht dadurch in Nichts auflösen, daß man ihren Konventionscharakter entlarvt."

Becker, ein führender Vertreter der „Etikettierungstheorie", scheint die „Etikettierungstheorie" korrigiert zu haben. Am Anfang seines Buches erklärt er: „Abweichendes Verhalten wird von der Gesellschaft geschaffen ... Ich meine ..., daß gesellschaftliche Gruppen abweichendes Verhalten dadurch schaffen, daß sie Regeln aufstellen, deren Verletzung abweichendes Verhalten konstituiert, und daß sie diese Regeln auf bestimmte Menschen anwenden, die sie zu Außenseitern abstempeln." Am Ende seines Buches sagt er dagegen: „Es wäre lächerlich zu behaupten, daß Räuber andere Leute einfach deswegen überfallen, weil irgend jemand sie als Räuber bezeichnet hat, oder das alles, was ein Homosexueller tut, aus der Tatsache resultiert, daß jemand ihn homosexuell genannt hat." In dieser Formulierung wird nicht mehr behauptet, daß die Diagnose deviantes Verhalten hervorbringe.

Die extreme Position von Sack läßt sich also schwerlich halten. Doch hat die Kritik an der Diagnose in der Psychiatrie einen richtigen Kern. Es ist richtig, daß die psychopathologische Diagnose deviantes Verhalten stabilisieren kann. Trotzdem ist die psychopathologische Diagnose unverzichtbar. Um über die Berechtigung einer Intervention zu urteilen, ist nicht nur nach dem möglichen Schaden, sondern auch nach dem möglichen Nutzen und nicht nur nach dem möglichen Nutzen für das Individuum, sondern auch nach dem möglichen Nutzen für die Gemeinschaft zu forschen. Wer so verfährt, wird nicht umhin können festzustellen, daß sowohl die Gemeinschaft als auch das Individuum trotz aller Problematik der Diagnose bedürfen. Bei einer seelischen Erkrankung, die mit starken Selbstmordantrieben einhergeht, ist die richtige und rechtzeitige Diagnose für das betroffene Individuum möglicherweise lebensrettend. Bei einer seelischen Erkrankung, die mit intensiven Mordimpulsen verbunden ist, wird die richtige und rechtzeitige Diagnose auch für die Gemeinschaft wichtig. Vgl. Ellis: „Der ernstlich gestörte Mensch kann sich sehr wohl ungerechtfertigterweise gegen sich selbst richten. Er kann sogar so weit gehen, daß er sich irgendwie unwiderruflich Schaden zufügt. Ist es unter diesen Umständen nicht richtig, ihn als krank zu bezeichnen und ihn an seiner Selbstverstümmelung zu hindern, selbst auf die Gefahr hin, daß ihm das andere Nachteile einbringt? Sind wir nicht (auch) manchmal gezwungen ... gegen ihn vorzugehen, um ihn daran zu hindern, andere ... zu gefährden?"

Die Argumentation gegen die Institutionalisierung in der Psychiatrie

Nach dem psychiatrischen Krankheitsbegriff und den psychiatrischen Diagnostizierungsprozessen sind die psychiatrischen Institutionalisierungsprozesse das wesentliche Angriffsziel der sogenannten „Antipsychiatrie". Der Angriff auf die psychiatrische Institutionalisierung wird hauptsächlich damit begründet, daß die Institutionalisierung regressive und desintegrative Wirkungen habe. Regressive Wirkungen: Die Institutionalisierung halte die Entwicklung auf, führe beispielsweise zu „Schwierigkeiten, mit der Freiheit umzugehen", „Schwierigkeiten, mit Mädchen umzugehen", „Schwierigkeiten, mit Geld umzugehen" usw. Desintegrative Wirkungen: Die Institutionalisierung halte nicht nur die Entwicklung auf, sondern leite auch die Entwicklung fehl, begünstige die Übernahme devianter Verhaltensweisen: Die Beobachtung devianten Verhaltens in der Anstalt begünstige im Sinne des Beobachtungslernens nach BANDURA und WALTERS die Imitation von deviantem Verhalten; die Isolierung in der Anstalt disponiere nach LEWIN zum Anschluß an deviante Gruppen; die Reglementierung in der Anstalt (re)produziere nach GOFFMAN die Symptomatik, die zur Einweisung in die Anstalt geführt habe. GOFFMAN: „Wenn ein Patient nackt und ohne handgreifliche Ausdrucksmöglichkeiten eingesperrt ist, bleibt ihm nichts anderes übrig, als, wenn er dies kann, seine Matratze zu zerreißen oder mit Fäkalien Parolen an die Wand zu schreiben — lauter Akte, die das Management davon überzeugen, daß die Einschließung des Betreffenden gerechtfertigt ist."

Die These von GOFFMAN über die Institutionalisierung stellt die Verhältnisse ebenso auf den Kopf wie die These von SACK über die Diagnostizierung. Wie SACK vorzuhalten ist, daß in der Regel nicht die Diagnostizierung die Abweichung, sondern die Abweichung die Diagnostizierung evoziert, so ist GOFFMAN vorzuhalten, daß in der Regel nicht die Institutionalisierung zur Abweichung, sondern die Abweichung zur Institutionalisierung führt. Die extreme Position von GOFFMAN über die Institutionalisierung läßt sich also ebenso wenig halten wie die extreme Position von SACK über die Diagnostizierung. Dennoch hat auch die Kritik an der Institutionalisierung einen richtigen Kern. Es ist richtig, daß die Institutionalisierung regressive und desintegrative Wirkungen entwickeln kann. Indessen bleibt die Institutionalisierung prinzipiell ebenso unverzichtbar wie die Diagnostizierung. Auch in bezug auf die Institutionalisierung ist festzuhalten, daß hier nicht nur nach den Risiken, sondern ebenso nach den Leistungen für das Individuum und für die Gemeinschaft zu fragen ist; auch in bezug auf die Institutionalisierung ist festzuhalten, daß sowohl die Gemeinschaft als auch das Individuum trotz aller Problematik der Institutionalisierung bedürfen. Es gibt Institutionalisierungen, die trotz aller Problematik existentiellen Bedürfnissen der Gemeinschaft entsprechen. Hierzu gehört beispielsweise die Unterbringung eines Delinquenten zum Zwecke der Bewahrung bei besonderer Rückfälligkeit und besonderer Gefährlichkeit der Rückfälligkeit. Es gibt auch Institutionalisierungen, die trotz aller Problematik existentiellen Bedürfnissen des Individuums entsprechen. Hierzu gehört beispielsweise die Unterbringung eines Delinquenten zum Zwecke der Behandlung. Dies kommt besonders für den labilen Dissozialen in Betracht, der Schwierigkeiten hat, Belastungen durchzuhalten oder Versuchungen zu widerstehen, und deshalb immer wieder strauchelt. Für ihn kann die Freiheitsbeschränkung in ähnlicher Weise wie die beschützende Werkstatt in der Behindertenfürsorge ein Schonraum, ein entlastetes Lebensfeld abgeben, das ihn vor inneren und äußeren Gefährdungen zeitweise abschirmt. Bei anderen geht es darum, „ihnen das Ausweichen in die Verwahrlosung ganz radikal abzuschneiden", wie BRAUNECK [3] sagte. Die Maxime „nil nocere" ist also oft nicht zu verwirklichen. So kann man im Strafvollzug zumeist nur die Maxime aus den „Einheitlichen Mindestgrundsätzen" der Vereinten Nationen zu realisieren versuchen: „Der Vollzug darf die mit dem Freiheitsentzug notwendig verbundenen Leiden nicht vergrößern" (zitiert nach ROLLMANN).

Die Argumentation gegen das Arbeitskonzept in der Sozialtherapie

Die Offensiven gegen den psychiatrischen Krankheitsbegriff, die psychiatrische Diagnostizierung und die psychiatrische Institutionalisierung betreffen nicht nur die

Psychiatrie der Verwahrlosung, sondern u. a. auch die Psychiatrie der Psychosen. Die im folgenden zu behandelnden Offensiven gegen das Arbeits- und Sanktionskonzept betreffen speziell die Psychiatrie der Verwahrlosung und hierbei insbesondere ihre psychotherapeutische bzw. pädagogische Behandlung. Die Offensive gegen das Arbeitskonzept in der Sozialtherapie spielt vor allem bei den stationären Behandlungen der Verwahrlosung, in der Heimerziehung und im Strafvollzug, eine Rolle. Sie stützt sich auf verschiedene Argumente. Ein Beispiel ist etwa die Argumentation der Studenten aus den von PETER BROSCH beschriebenen Lehrlingskollektiven: „Arbeiten bedeutet: Ausgebeutetwerden... Die (Fürsorgezöglinge) sind so lange so schlimm unterdrückt worden, die haben jetzt Urlaub verdient. Wir werden sie doch nicht zur Arbeit treiben." Charakteristisch ist hierbei die Verbindung von politischer Argumentation (Arbeit ist Ausbeutung) mit psychologischer Argumentation („die sind so lange so schlimm unterdrückt worden, die haben jetzt Urlaub verdient"). RASCH geht in einem Aufsatz über Sozialtherapie so weit zu behaupten, die Forderung nach Arbeitstherapie erinnere an die faschistische Parole „Arbeit macht frei".

Die Kritik an Arbeitsforderungen berührt wiederum reale Probleme der Sozialtherapie. Reale Probleme sind z. B. die unzureichenden Arbeitsangebote und Arbeitsentlohnungen, überhaupt die Diskrepanzen zwischen internen und externen Arbeitsbedingungen in der Heimerziehung und im Strafvollzug. Die Kritik an Arbeitsforderungen wird jedoch absurd, wenn sie sich zum Pauschalverdikt von Arbeit und Leistung versteigt. Es ist evident, daß der Mensch die Entwicklung vom Objekt zum Subjekt seiner natürlichen Umwelt nur durch Leistung erreichen konnte und halten kann. Und es ist ebenso unübersehbar, daß der Verwahrloste gerade in bezug auf Leistungsforderungen Schwierigkeiten hat und Hilfe braucht. Seine Resozialisierung muß daher auch immer eine Resozialisierung zur Arbeit sein. Hierbei ist nicht zu wenig, aber auch nicht zu viel zu fordern, aber jedenfalls zu fordern im Sinne von „Fördern durch Fordern". So schrieb der Pionier der „Arbeitstherapie" SIMON: „Wir wissen es alle und sehen es täglich vor uns, ... wie die Leistungsfähigkeit und damit die Leistung sich steigert durch Übung, durch ‚Trainieren'" (zitiert nach BENNETT). So sagten es auch die Psychoanalytiker ALEXANDER und FRENCH: „Es gibt keinen gewichtigeren therapeutischen Faktor als die Ausübung solcher Aktivitäten, die früher neurotisch gestört oder gehemmt waren. Keine Einsicht, keine affektive Abfuhr, keine Wiedererinnerung kann so bestätigend sein wie die Ausübung vormals gestörter Aktivitäten" (zitiert nach SCHWITZGEBEL und KOLB).

Die Argumentation gegen das Sanktionskonzept in der Sozialtherapie

Die Kontroverse um das Sanktionskonzept ist eine zentrale Kontroverse in der Sozialtherapie. Eine prononcierte Formulierung findet die Ablehnung des Sanktionskonzepts in einem Pamphlet des sogenannten „Kampfausschusses gegen Fürsorgeerziehung", das 1931 erschien und 1971 in der Streitschrift von AHLHEIM u. a. „Gefesselte Jugend — Fürsorgeerziehung und Kapitalismus" wieder publiziert wurde: „Die gesamten Erkenntnisse der modernen deutenden Psychologie erweisen eindeutig, daß die Anwendung von Autorität erzieherisch verkehrte Wirkungen zur Folge habe, daß Strafen schädlich seien, daß der Weg zur Psychopathie mit Maßnahmen dieser Art gepflastert sei." Ähnlich lauten Formulierungen wie „Erziehung statt Strafe",

„Resozialisierung statt Strafe", „Sozialtherapie statt Strafe". In diesen Formulierungen wird Strafe explizit oder implizit als das Gegenteil psychotherapeutischer oder pädagogischer Behandlung von Dissozialität verstanden. Dieses Verständnis ist aber ein Mißverständnis. Natürlich soll hier keinen Strafexzessen das Wort geredet sein. Die psychologische Forschung hat jedoch belegt, daß Verhalten nicht nur durch Belohnung, sondern auch durch Bestrafung verändert werden kann. Die psychologische Forschung hat überdies besondere Behandlungsstrategien, beispielsweise die Aversionsstrategien, entwickelt, die ganz speziell auf dosierte Strafreize abstellen. Auch die Behauptung, daß Bestrafung zumindest weniger wirksam sei als Belohnung, läßt sich nicht halten. Wie Blöschl in ihrer Übersichtsarbeit „Belohnung und Bestrafung im Lernexperiment" aufwies, hängt die Wirkung von Belohnung und Bestrafung vielmehr von der Art der Lernaufgabe ab. Die Autorin resümiert: „Ein Überblick über die Ergebnisse der referierten Arbeiten im Hinblick auf die Ausgangsfrage nach der relativen Wirksamkeit von Belohnungen und Bestrafungen zeigt zunächst, daß für jede Möglichkeit der Beantwortung Hinweise vorhanden sind: es gibt Untersuchungen, deren Resultate für eine Überlegenheit positiver über negative Verstärker sprechen, solche, bei denen das Gegenteil der Fall ist, Arbeiten, in denen sich die Effekte von Belohnungen und Bestrafungen nicht voneinander unterscheiden und schließlich solche, in denen sich eine Wechselwirkung feststellen läßt: je nach dem Vorhandensein oder dem Ausprägungsgrad von Zusatzvariablen erweist sich die eine oder die andere Verstärkungsbedingung als von größerem Einfluß auf den Lernvorgang."

Tabelle 34. *Reiz-Reaktions-Schema nach* Holland *und* Skinner

	Darbietung	Beseitigung
positiver Verstärker	A. positive Verstärkung	B. Bestrafung
negativer Verstärker	C. Bestrafung	D. negative Verstärkung

In diesem Zusammenhang ist eine Überlegung darüber angezeigt, wie menschliches Verhalten verstärkt wird. Die Psychologie hat nachgewiesen, daß menschliches Verhalten prinzipiell auf zwei Wegen verstärkt wird (vgl. Tab. 34). Es wird verstärkt, wenn eine Affirmation erfolgt (sogenannte „positive Verstärkung") oder wenn eine erwartete Bestrafung ausbleibt (sogenannte „negative Verstärkung"). Das ist ein sehr bedenkenswerter Befund — sowohl bezüglich der Behandlung krimineller Aggression als auch bezüglich der Behandlung politischer Aggression. Derjenige, der die Bestrafung von Aggression verdammt, riskiert danach beides, einerseits eine negative Verstärkung von Aggression, insofern er auf ihre Bestrafung verzichtet, andererseits eine positive Verstärkung von Aggression, insofern das Votum gegen ihre Bestrafung auf eine Affirmation von Aggression hinausläuft: Wer für die Bestrafung von Aggression votiert, votiert gegen Aggression, wer gegen die Bestrafung von Aggression votiert, votiert für Aggression. Oder auch: Wer für die Bestrafung des Angreifers stimmt, stimmt für den Angegriffenen, wer gegen die Bestrafung des Angreifers stimmt, stimmt für den Angreifer. Vgl. Gurr in „Ursachen und Prozesse politischer Gewalt": „Erfolgreiche Gewaltanwendung erhöht die Wahrscheinlichkeit ihrer Wiederholung ..."

Kommentar

Ein wesentliches Movens der weltanschaulichen Auseinandersetzungen in der Psychiatrie ist ein Phänomen, das als „Soziologismus" bezeichnet werden kann. Der Begriff meint die Expansion der Soziologie, und zwar nicht nur die Expansion der soziologischen Forschung, sondern auch und vor allem die Expansion eines soziologischen Weltverständnisses bis zur „Verfälschung der wissenschaftlichen Soziologie zur sozialen Heilslehre" (SCHELSKI). Wie SCHELSKI ausführlich darlegte, äußert sich diese Expansion der Soziologie in verschiedenen Erscheinungen, z. B. in der Fetischisierung der Gruppe und der Rolle, aber vor allem in der Reduktion menschlichen Verhaltens auf seine sozialen Umweltbedingungen. Damit wird die Veränderung menschlichen Verhaltens auf eine Veränderung der sozialen Umwelt und Soziologie unversehens auf Sozialismus reduziert. Insofern erscheint unsere Epoche nicht nur als die „Stunde der Soziologie", sondern auch als die „Stunde des Sozialismus". DOSTOJEWSKI, der sich in seinen Romanen immer wieder mit den revolutionären Bewegungen der Epoche auseinandersetzte, hat es schon vor einem Jahrhundert gesehen und gesagt: „Du bist doch als Jüngling unserer Zeit sicherlich ein wenig Sozialist" (ANDREI PETROWITSCH WERSSILOFF im „Jüngling").

Der Prozeß der Soziologisierung erklärt u. a. die Kritik am psychiatrischen Krankheitsbegriff, jedenfalls ihre Argumentation gegen die biologische und für die soziologische Interpretation seelischer Krankheit. Er erklärt ferner die Vernachlässigung familientheoretischer Ansätze gegenüber unterschichttheoretischen Ansätzen in der Explikation von Dissozialität (vgl. Kap. 3.2). Es ist evident, warum diese Vernachlässigung familientheoretischer Ansätze gegenüber unterschichttheoretischen Ansätzen erfolgt: Für „Systemveränderer" liefert der unterschichttheoretische Ansatz eine bessere Argumentationshilfe. Vgl. EBERHARD und KOHLMETZ: „Nach alledem stellt sich die Frage, wie es dazu kommen konnte, daß eine so unbefriedigend abgesicherte Theorie, wie die Unterschichttheorie es ist, mehr Aktualität genießt, als die relativ gut belegte Familientheorie. Das mag daran liegen, daß die gesellschaftstheoretischen Thesen zur Verursachung der Verwahrlosung dem verständlichen politischen Bedürfnis dienen, möglichst viele ungelöste Probleme zur Rechtfertigung revolutionärer Ideologien heranzuziehen. Die Gesellschaftstheoretiker geraten dabei aber in Gefahr, Erkenntnisinteressen zu verletzen und das soziale Ziel — Verwahrloste zu verstehen und ihnen zu helfen — aus dem Auge zu verlieren. Das könnte zu einer inhumanen politischen Praxis führen, die zu der humanitären sozialistischen Ausgangsposition der Gesellschaftstheoretiker im krassen Widerspruch steht."

Ein anderes Movens der weltanschaulichen Auseinandersetzungen in der Psychiatrie ist der „Antiautoritarismus". Der Begriff subsumiert die weltweite Bewegung gegen Herrschaft, Zwang und Fremdbestimmung. Sie steht unverkennbar hinter vielen der beschriebenen Offensiven, beispielsweise hinter der Argumentation gegen Diagnostizierungs-, Institutionalisierungs-, Arbeits- und Sanktionsmaßnahmen in der Sozialtherapie, die allesamt als Interventionen verstanden und verworfen werden.

Die antiautoritäre Bewegung ist ideengeschichtlich als eine Manifestation des Anarchismus zu identifizieren. „Die totale Negation von Herrschaft ist... nichts anderes als die radikalisierte Wiederkehr der geschichtlich bekannten Form des Anarchismus" (ROHRMOSER). Mit dieser neoanarchistischen Bewegung hat es eine eigentümliche Bewandnis. Einerseits ist festzustellen, daß die antiautoritäre Einstellung eine erhebliche Verbreitung gefunden hat. Sie äußert sich nicht nur speziell in „Hippies“ und „Haschrebellen“, in „Kinderläden“ und „Kommunen“. Sie äußert sich viel genereller in einer allgemeinen Abneigung gegen jede Protektion und Restriktion. Der Pädagoge BEUTLER denunziert die Postulate „Pflicht, Einfügung, Unterordnung, Rücksichtnahme, Opfer“ als „die sittlichen Topoi einer politischen Untertanenerziehung“ (zitiert nach BREZINKA). Der Jugendbericht einer bundesdeutschen Landesregierung reklamiert an den „herkömmlichen Vorstellungen“ des Jugendstrafvollzugs, „die Ordnung wurde als bedeutender erzieherischer Faktor angesehen“ und beanstandet in der Heimerziehung „die Anpassung des Minderjährigen an vorgegebene, von außen gesetzte Leitlinien und Verhaltensnormen“. Andererseits ist zu konstatieren, daß die antiautoritäre Einstellung sich weitgehend der Identifikation entzieht. Als die antiautoritären Implikationen der vorzitierten Sätze aus dem Jugendbericht bei der Anhörung von Sachverständigen angesprochen wurden, erfolgte energischer Protest: „Kein Mensch spricht von antiautoritärer Erziehung“. Obwohl das antiautoritäre Prinzip nicht nur einige wenige Zeiterscheinungen und einige wenige Zeitgenossen, sondern Vieles und Viele affiziert, will sich doch keiner so recht damit identifizieren oder identifizieren lassen. Die Subversion hat viele Sympathisanten, aber die meisten scheinen es gar nicht wahrzuhaben oder wahrhaben zu wollen. DOSTOJEWSKI hat auch dieses Phänomen beschrieben. Der Anarchist WERCHOWENSKIJ in den „Dämonen“: „Zu uns gehören nicht nur die, die da brandstiften und morden ... Hören Sie zu, ich habe sie bereits alle zusammengezählt: der Lehrer, der sich mit den Schulkindern über ihren Gott und über ihre Wiege lustig macht, ist schon unser. Der Advokat, der den gebildeten Mörder damit verteidigt, daß dieser geistig entwickelter sei als seine Opfer ... ist schon unser. Die Schuljungen, die einen Bauern totschlagen, nur um das Gefühl kennenzulernen, das man dabei empfindet, sind unser. Die Geschworenen, die alle Verbrecher ohne Ausnahme freisprechen, sind unser. Der Staatsanwalt, der bei der Gerichtsverhandlung davor zittert, er könnte nicht liberal genug erscheinen, ist unser, unser. Unser sind Beamte und Literaten, oh, unser sind viele, unglaublich viele, und sie wissen es selbst nicht einmal, daß sie unser sind.“

Daß so viele Sympathisanten antiautoritärer Positionen nicht realisieren, was sie tun, hängt vielleicht mit der eigentümlichen Ambiguität des Anarchismus zusammen. Er hat anscheinend viele Gesichter. Anarchische Bewegungen können kreativ sein. Kreativ ist Subversion als Verunsicherung des Allzusicheren, als „Hinterfragung“ des Allzugewissen, ferner als Spiel. Spielen ist etymologisch nicht nur „Darstellen“ („Rollenspiele“), sondern auch „Bewegen“, also die Antithese der Beharrung, „Spotten“, also die Antithese der Sorge, „Kämpfen“, also die Antithese biedermännischer Beschaulichkeit. Spielen ist mithin ein Promotor der menschlichen Entwicklung, ein schöpferisches Element. Das spielerische Element läßt sich in vielen anarchischen Bewegungen ausmachen, so in der Künstlergeneration der zwanziger und dreißiger Jahre und der Studentengeneration der sechziger und siebziger Jahre dieses Jahrhunderts. Typische Paradigma sind der „acte gratuit“ und das „happening“ — beispielsweise die provozierenden Mutwilligkeitsakte in Frankreich bei dem Begräbnis von ANATOLE FRANCE [1]

[1] Vgl. EUCKEN-ERDSIEK, E.: Die Macht der Minderheit. Eine Auseinandersetzung mit dem Neuen Anarchismus. 2. Aufl. Freiburg: Herder 1971.

oder später in Deutschland bei dem Staatsbesuch von HUBERT HUMPHREY[1] — die sich durch objektive und subjektive Spielmerkmale als Spielphänomene kennzeichnen. Anarchische Bewegungen können jedoch auch repressiv sein. Das erscheint paradox, weil sich Anarchismus als Gegensatz von Herrschaft proklamiert. Daß aber ein Übergang von antiautoritären zu autoritären Bewegungen möglich ist, läßt sich durch historische Beispiele belegen. Sowohl aus der antiautoritären Künstlergeneration der zwanziger und dreißiger Jahre als auch aus der antiautoritären Studentengeneration der sechziger und siebziger Jahre wechselten viele Intellektuelle in das autoritäre, zumeist das autoritäre marxistische Lager über. Charakteristisch ist die Entwicklung vom „Sozialistischen Deutschen Studentenbund" (SDS), der die sogenannte „Studentenrevolte" 1968/69 anführte. Er zerstritt sich über Flügelkämpfen zwischen antiautoritären neo-marxistischen und autoritären orthodox-marxistischen Gruppierungen und sein orthodox-marxistischer Flügel ging schließlich im Kommunistischen Studentenverband (KSV) auf. Solche Entwicklungen sind schwer zu verstehen, wahrscheinlich unterschiedlich zu interpretieren.

Wenn sich aus einer antiautoritären Bewegung eine autoritäre Bewegung entwikkelt, mag es daran liegen, daß der Antiautoritarismus nur eine Prätention ist, daß die Abschaffung alter Herrschaft nur vorgegeben wird, um die Durchsetzung neuer Herrschaft zu erreichen. Manche „Befreiungsbewegungen" erweisen sich nachträglich als „Unterwerfungsbewegungen". Das gilt wohl auch für wissenschaftliche Bewegungen. So vielleicht für die Gruppenbewegung. Einerseits attackiert sie Herrschaft, andererseits etabliert sie Herrschaft: den Konformitätszwang des Kollektivs. Übrigens nicht die Herrschaft etablierter Gruppen, etwa der Familie, sondern vorzugsweise die Herrschaft der Gesinnungs- bzw. Glaubensgemeinschaften. Wobei solche Herrschaft des Kollektivs doch wieder auf die Herrschaft Einzelner hinausläuft, nämlich auf die Herrschaft der Glaubensstifter.

Wenn sich aus einer antiautoritären Bewegung eine autoritäre Bewegung entwikkelt, kann es aber auch daran liegen, daß der Antiautoritarismus zu einer Obsession wird. Vielleicht sind Antiautoritarismus und Autoritarismus so verwandt wie Atheismus und Theismus. Vgl. HOFFER: „Die Fanatiker der verschiedenen Färbungen beäugen sich gegenseitig argwöhnisch ... Aber sie sind Nachbarn und fast aus der gleichen Familie ... Sie sind so weit auseinander und so nahe beieinander wie Saulus und Paulus ... Der Atheist ist ein religiöser Mensch. Er glaubt an seinen Atheismus, als sei dieser eine neue Religion." Es sei wiederum DOSTOJEWSKI zitiert, der Fürst MYSCHKIN über den Atheismus im „Idioten": „... Atheismus wird für sie unbedingt zu einem Glauben ..."

Obsessiver Antiautoritarismus neigt häufig zu jener Destruktivität, die ERICH FROMM die „Kreativität der Hoffnungslosen" nannte. ERICH FROMM in der „Anatomie der menschlichen Destruktivität": „Wenn der Mensch nichts schaffen oder niemanden ‚bewegen' kann, wenn er nicht aus dem Gefängnis seines totalen Narzißmus und seines Abgetrenntseins ausbrechen kann, so kann er doch dem unerträglichen Gefühl seiner vitalen Impotenz und Nichtigkeit dadurch entrinnen, daß er in einem Akt der Zerstörung des Lebens sich selbst bestätigt." Nach dem „Idioten" (1868), den „Dämo-

---

[1] Vgl. RABEHL, B.: Von der antiautoritären Bewegung zur sozialistischen Opposition. In: BERGMANN, DUTSCHKE, LEFÈVRE, RABEHL: Rebellion der Studenten oder Die neue Opposition. Reinbek bei Hamburg: Rowohlt 1968.

nen“ (1872), dem „Jüngling“ (1875) ist vor allem der „RODION RASKOLNIKOFF“ (1866) von DOSTOJEWSKI zu erinnern. Destruktivität als „Kreativität der Hoffnungslosen“ ist sein Thema. Im ersten Teil und im Epilog des Romans wird von einem Traum berichtet, der erste ist eine düstere Vorahnung der Gewalttätigkeit, der letzte eine Vision ihrer epidemischen Ausbreitung. RASKOLNIKOFF träumt von einer Epidemie von Mikroben, die die befallenen Menschen so verwirren, daß sie sich nicht mehr verstehen und verständigen, aneinandergeraten und sich umbringen. „In den Städten wurde den ganzen Tag die Sturmglocke geläutet ... Feuersbrünste entstanden, Hungersnot trat ein. Alle und alles ging zugrunde.“

Es scheint, daß Destruktivität als „Kreativität der Hoffnungslosen“ eine besondere Malaise des modernen Intellektuellen geworden ist, der sich, wie RICHARD LÖWENTHAL darlegte, seit der Zeit des Übergangs von der ständischen Ordnung zur neuen bürgerlichen Gesellschaft entwurzelt fühlt.

9. Zusammenfassung

Gegenstand der Studie ist die Jugendverwahrlosung bzw. „délinquance juvénile“ oder „juvenile delinquency“.

Die ersten 4 Kapitel gelten einer Einleitung der Studie sowie der Phänomenologie, Ätiologie und Terminologie der Verwahrlosung: Das Kapitel „Phänomenologie“ erörtert einige juristische, etymologische und psychopathologische Verwahrlosungsdefinitionen. Das Kapitel „Ätiologie“ rekapituliert die geläufigsten psychologischen, soziologischen und biologischen Theorien der Verwahrlosungsverursachung. Das Kapitel „Terminologie“ handelt von der Beziehung der Verwahrlosung zur Dissozialität, Kriminalität, Abnormität, Krankheit, Krankheitseinheit, Psychopathie und Neurose sowie von der Unterscheidung zwischen Verwahrlosungserscheinungen und Verwahrlosungsstruktur.

Das 5. Kapitel (Methodologie) beschreibt die Dokumentation, Quantifikation und Prädiktion der Verwahrlosung. Es wird eine Prognosetabelle vorgestellt, die aus einer Nachuntersuchung von 399 verwahrlosten Minderjährigen entwickelt wurde.

Das 6. Kapitel (Untersuchungsergebnisse) beschreibt eine Untersuchung von 1059 verwahrlosten Jungen aus Berlin-West von durchschnittlich 16 Jahren, die 1962 bis 1965 stationär untersucht worden waren:

Die familiären Verhältnisse der Jungen erschienen schwer gestört; ihre Familienverbände waren größtenteils dissoziiert, ihre Familienangehörigen häufig ebenfalls verwahrlost oder kriminell.

Die körperlichen Untersuchungen der Jungen ergaben keine besonderen Auffälligkeiten.

Ihre intellektuellen und schulischen Leistungen waren jedoch schlechter als die Leistungen der Kontrollgruppen.

Kriminelle Merkmale: Die meisten verwahrlosten Jungen waren auch straffällig geworden. Sie waren gewöhnlich Frühtäter, häufig Mehrfachtäter und überwiegend Vermögenstäter.

Psychologische Merkmale: Besonders frequent zeigten sich die Merkmale Schulschwänzen, Arbeitsversagen und Bummeln. Besonders distinktiv hinsichtlich der „Verwahrlosungsintensität" erschienen die Merkmale Körperverletzung, Sachbeschädigung und Kontaktschwäche. Besonders distinktiv bezüglich der „Verwahrlosungspersistenz" waren die Merkmale Alkoholmißbrauch, mangelhafte Versuchungstoleranz und häufiger Arbeitsplatzwechsel.

Das letzte Kapitel (Versuch einer Pathographie der Verwahrlosung) ist eine Synopsis. Es resumiert die Symptomatologie und Ätiologie der Verwahrlosung, skizziert ihre Behandlung und ihren Verlauf und rekapituliert die terminologischen Differenzierungen des 4. Kapitels.

Ein Exkurs über konzeptionelle Kontroversen beschließt die Studie.

Die Monographie ist SHELDON und ELEANOR GLUECK gewidmet und bezieht sich wesentlich auf ihre berühmte Enquete „Unraveling Juvenile Delinquency".

10. Summary

The subject of the study is the problem of "Jugendverwahrlosung" respectively "délinquance juvénile" or "juvenile delinquency".

The first four chapters are devoted to an introduction and to the phenomenology, etiology and terminology of delinquency. The chapter "Phenomenology" discusses some legal, etymological and psychopathological definitions of delinquency. The chapter "Etiology" reviews the main psychological, sociological and biological theories of delinquency-causation. The chapter "Terminology" deals with the relation of delinquency to dissocial behavior, criminality, abnormality, disease, disease-entity ("Krankheitseinheit"), psychopathy, neurosis and with the differentiation between delinquent symptoms and delinquent structure.

The fifth chapter (Methodology) describes the documentation, quantification and prediction of delinquency and presents a prediction-table based on a follow-up study of 399 delinquent boys.

The sixth chapter (Results) depicts an inquiry of 1059 delinquent boys from Berlin-West, average age 16 years, who were clinically examined from 1962 to 1965.

The families of the boys seemed severely disturbed; the context of the families was in most cases disrupted, the other members of the families were often also delinquent or criminal.

The physical examinations of the boys showed no significant peculiarities.

Their intellectual and scholastic achievement, however, was below that of the control groups.

Criminal traits: most of the delinquent boys also had a criminal record. Their criminal behavior usually started early, was often recurrent and mostly involved personal property.

Psychological traits: truancy, laziness and loafing were the most frequent traits of the delinquents. Offenses against people, offenses against property and unsociability seemed to be very distinctive traits with regard to "delinquency-intensity". Abuse of alcohol, a low frustration tolerance and a frequent change of employment were found to be distinctive traits with respect to "delinquency-persistency".

The last chapter (attempt of a pathography of delinquency) is a synopsis of the findings with a résumé of the symptomatology and etiology of delinquency, with some remarks on its treatment and outcome and a summary of the terminological differentiations of chapter four.

An excursion on conceptional controversies concludes the study.

The monography is dedicated to SHELDON and ELEANOR GLUECK and is essentially based on their famous inquiry "Unraveling Juvenile Delinquency".

Literatur

ABRAHAM, K.: Die Geschichte eines Hochstaplers im Lichte psychoanalytischer Erkenntnis. Imago **11**, 355—370 (1925).

ABRAHAMSEN, D.: Crime and the human mind. New York: Columbia University Press 1946.

ACHENBACH, K.: Psychophysische Reifestörungen und Jugenddissozialität. Diss. Marburg (Lahn) 1950.

ADLER, A.: Menschenkenntnis. 4. Aufl. Leipzig: Hirzel 1931.

AHLHEIM, R., HÜLSEMANN, W., KAPCZYNSKI, H., KAPPELER, M., LIEBEL, M., MARZAHN, C., WERKENTIN, F.: Gefesselte Jugend, Fürsorgeerziehung im Kapitalismus. Frankfurt a. M.: Suhrkamp 1971.

AICHHORN, A.: (1) Verwahrloste Jugend. 4. Aufl. Bern: Huber 1957; — (2) Erziehungsberatung und Erziehungshilfe. Bern: Huber 1959; — (3) Erziehung Unsozialer. In: Psychoanalyse und Alltag. Hrsg.: MENG. München: Goldmann 1965; — (4) Kann der Jugendliche straffällig werden? Ist das Jugendgericht eine Lösung? In: Psychoanalyse und Erziehung. Hrsg.: BITTNER und REHM. München: Goldmann 1966.

ALEXANDER, F.: Der neurotische Charakter. Int. J. Psycho-Anal. **11**, 26—44 (1930).

ALEXANDER, F., HEALY, W.: Roots of Crime. New York: Alfred A. Knopf 1935.

Alter und Familienstand der Bevölkerung 1966. Bericht vom Statistischen Bundesamt, Fachserie A, Reihe 1, 1966.

AMELUNXEN, C.: Kriminologie in Deutschland. In: Kriminologie — Morgen. Hrsg.: MERGEN. Hamburg: Kriminalistik Verlag 1964.

AMMAN, K., BENDUSKI, A., BRAKE, K., DÖPPING, D., KASUGAI, M., KÖNIG, M., MARTINI, G., MISKE, M.: Kommunehäuser für Jugendliche. Diplomarbeit. Berlin 1970.

AMTHAUER, R.: (1) Handanweisung zum Intelligenz-Struktur-Test. Göttingen: Hogrefe 1955; — (2) Empirische Beiträge zum Problem der produktiven Begabung. Psychol. Rdsch. **12**, 81—92 (1961).

ASCHAFFENBURG, G.: Das Verbrechen und seine Bekämpfung. 3. Aufl. Heidelberg: Carl Winters Universitätsbuchhandlung 1923.

VON BAEYER, W.: Erlebnisbedingte Verfolgungsschäden. Nervenarzt **32**, 534—538 (1961).

BAUER, F.: Das Verbrechen und die Gesellschaft. München: Reinhardt 1957.

BAUER, M., BOSCH, G., HOFER, G., JANZ, H., KISKER, K., KRÜGER, H., PETERSEN, P., PFLANZ, M., RICHARTZ, M., ROSE, H.: Psychiatrie. Stuttgart: Thieme 1973.

BECKER, H.: Außenseiter. Frankfurt a. M.: Fischer 1973.

BECKER, W.: Bewährung der Bewährungshilfe. Diss. Münster 1961.

BEHNE, H.: Neurose, Berufsunfähigkeit und Erwerbsunfähigkeit. München: Schulz 1963.

BENEDETTI, G.: Schizophrenie. In: Lexikon der Psychiatrie. Hrsg.: MÜLLER. Berlin: Springer 1973.

BENETT, D.: Die Bedeutung der Arbeit für die psychiatrische Rehabilitation. In: Sozialpsychiatrische Texte. Hrsg.: VON CRANACH und FINZEN. Berlin: Springer 1972.

BENNETT, I.: Delinquent and neurotic children. London: Tavistock Publications 1960.

BINDZUS, D.: Die Strafaussetzung zur Bewährung bei Jugendlichen und Heranwachsenden. Diss. Göttingen 1966.

BLEULER, E.: Lehrbuch der Psychiatrie. 10. Aufl. Umgearb. von M. BLEULER. Berlin: Springer 1966.

BLOCH, H., FLYNN, F.: Delinquency: The juvenile offender in America today. New York: Random House Inc. 1956.

BLÖSCHL, L.: Belohnung und Bestrafung im Lernexperiment. 2. Aufl. Weinheim: Beltz 1970.

BONGER, W.: An introduction to criminology (engl. Übersetz. d. holländ. Textes). London: Methuen and Co. Ltd. 1936.

BORDUA, D.: Hauptrichtungen in Theorie und Erforschung der Kriminalität in den USA seit 1930. In: Soziologie der Jugendkriminalität. Hrsg.: HEINTZ und KÖNIG. Köln: Westdeutscher Verlag 1962.

BORGSTRÖM, G. A.: Eine Serie von kriminellen Zwillingen. Arch. Rassenbiol. **33**, 334—343 (1939).

BORNEMANN, E.: Beratungsstellen für Eltern, Kinder und Jugendliche. In: Handbuch der Sozialerziehung, Bd. III. Hrsg.: BORNEMANN und VON MANN-TIECHLER. Freiburg: Herder 1964.

BOSCH, G.: Psychotherapie und Soziotherapie. In: Sozialpsychiatrische Texte. Hrsg.: VON CRANACH und FINZEN. Berlin: Springer 1972.

BOWLBY, J.: Maternal care and mental health. World Health Organisation, Monogr. Ser. No. 2. Genf 1951.

BRADLEY, C.: Organic factors in the psychopathology of childhood. In: Psychopathology of childhood. Eds.: P. HOCH and J. ZUBIN. New York: Grune & Stratton 1955.

BRANDT, G.: Psychologie für Sozialpädagogen. 4. Aufl. Berlin: Luchterhand 1965.

BRAUNECK, A. E.: (1) Die Entwicklung jugendlicher Straftäter. Hamburg: Cram, de Gruyter und Co. 1961; — (2) Zum Begriff der kriminellen Anlagen: In: Festschrift für KARL ENGISCH zum 70. Geburtstag. Hrsg.: BOCKELMANN, KAUFMANN und KLUG. Frankfurt a. M.: Klostermann 1969; — (3) Die kriminell stark gefährdeten Minderjährigen. Mschr. Krim. **46**, 12—31 (1963).

BREZINKA, W.: Die Pädagogik der Neuen Linken. Stuttgart: Seewald 1972.

BROCK, J.: Biologische Daten für den Kinderarzt. 2. Aufl. Berlin: Springer 1954.

BROSCH, P.: Fürsorgeerziehung — Heimterror und Gegenwehr. Frankfurt a. M.: Fischer 1971.

BRÜCKNER, G.: Untersuchungen über die Rückfallsprognose bei chronischen Vermögensverbrechern. Mschr. Krim. **41**, 93—100 (1958).

BURCHHARDT, H.: Heimverhalten und Lebensbewährung der mit „günstiger Prognose" entlassenen Fürsorgezöglinge. Diss. Göttingen 1961.

BURLINGHAM, D., FREUD, A.: Anstaltskinder. London: Imago Publishing Co. Ltd. 1950.

CATSCH, A.: Konstitutionspathologische Untersuchungen. Zschr. menschl. Vererb.-Konstit.-Lehre **25**, 94—127 (1941).

CLOWARD, R.: Illegitime Mittel, Anomie und abweichendes Verhalten. In: Kriminalsoziologie. Hrsg.: SACK und KÖNIG. Frankfurt a. M.: Akademische Verlagsgesellschaft 1968.

CLOWARD, R., OHLIN, L.: Delinquency and Opportunity. New York: The Free Press 1960.

COERPER, C., HAGEN, W., THOMAE, H. (Hrsg.): Deutsche Nachkriegskinder. Stuttgart: Thieme 1955.

COHEN, A.: Kriminelle Jugend. Reinbek: Rowohlt 1961.

COWIE, J., COWIE, V., SLATER, E.: Delinquency in Girls. London: Heinemann Educational Books Ltd. 1968.

DAVIDSON, G. M.: The syndrome of oligothymia (psychopathy). J. nerv. ment. Dis. **124**, 156 (1956).

DÖRING, G.: Zur Rückfallsprognose der bedingt verurteilten Jugendlichen und Heranwachsenden. Recht der Jugend **12**, 168—173 (1964).

DRÄGER, K.: Probleme der Verwahrlosung. In: Jahrbuch der Psychoanalyse, Bd. II. Hrsg.: DRÄGER, MITSCHERLICH, RICHTER, SCHEUNERT und SEEGER. Köln: Westdeutscher Verlag 1962.

DÜHRSSEN, A.: (1) Psychogene Erkrankungen bei Kindern und Jugendlichen. 2. Aufl. Göttingen: Verlag für medizinische Psychologie 1955; — (2) Heimkinder und Pflegekinder in ihrer Entwicklung. 2. Aufl. Göttingen: Verlag für medizinische Psychologie 1964.

DURKHEIM, E.: Die Regeln der soziologischen Methode. 4. Aufl. Neuwied: Luchterhand 1976.

EBERHARD, K.: (1) Merkmalssyndrome der Verwahrlosung. Prax. Kinderpsychol. **18**, 60—66 (1969); — (2) Dimensionierung der Verwahrlosung. Prax. Kinderpsychol. **18**, 109—112 (1969).

EBERHARD, K., KOHLMETZ, G.: Verwahrlosung und Gesellschaft. Göttingen: Vandenhoeck und Ruprecht 1973.

EHRHARDT, H., VILLINGER, W.: Forensische und administrative Psychiatrie. In: Psychiatrie der Gegenwart, Bd. III. Hrsg.: GRUHLE, JUNG, MAYERGROSS und MÜLLER. Berlin: Springer 1961.

EISSLER, K. R. (Ed.): Searchlights on Delinquency. Fourth printing. New York: International Universities Press 1958.

ELLIS, A.: Sollen manche Menschen als psychisch krank bezeichnet werden? In: Der Krankheitsmythos in der Psychopathologie. Hrsg.: KEUPP. München: Urban und Schwarzenberg 1972.

ENCKE, W.: Reifungsbiologische Faktoren kindlicher Neurosen. In: Bekämpfung der Jugendkriminalität. Hrsg.: Bundeskriminalamt Wiesbaden 1955.

ENGEL, S.: Zur Metamorphose des Rechtsbrechers. Stuttgart: Enke 1973.

EUCKEN-ERDSIEK, E.: Die Macht der Minderheit. Eine Auseinandersetzung mit dem Neuen Anarchismus. 2. Aufl. Freiburg: Herder 1971.

European Seminar and Lecture Course on Alcoholism, World Health Organisation. Genf 1951.

Fachwörterverzeichnis für Jugendwohlfahrtspflege und Jugendrecht, Teil II. 1. Aufl. Hrsg.: VILLINGER und HAPKE. Stephansstift. Hannover 1955.

Fachwörterverzeichnis für Jugendhilfe und Jugendrecht, Teil II. 3. Aufl. Hrsg.: STUTTE und BRACKEN. Stephansstift. Hannover 1967.

FENICHEL, O.: The psychoanalytic theory of neurosis. New York: Norton Comp. 1945.

FERRI, E.: Criminal Sociology. New York: Appleton and Co. 1896.

FISCHER-HOMBERGER, E.: Geschichte der Medizin. Berlin: Springer 1975.

FRANKL, V.: Definition und Klassifikation der Neurosen. In: Handbuch der Neurosenlehre und Psychotherapie, Bd. 1. Hrsg.: FRANKL, VON GEBSATTEL und SCHULTZ. München: Urban u. Schwarzenberg 1959.

FREUD, S.: (1) Einige Charaktertypen aus der psychoanalytischen Arbeit. 1915. Ges. Werke, Bd. 10. London: Imago Publishing Co. 1940—1952; — (2) Drei Abhandlungen zur Sexualtheorie. 1905. Ges. Werke, Bd. 5; — (3) Vorlesungen zur Einführung in die Psychoanalyse. 1917. Ges. Werke, Bd. 11; — (4) Ratschläge für den Arzt bei der psychoanalytischen Behandlung. 1912. Ges. Werke, Bd. 8.

FREY, E.: Der frühkriminelle Rückfallsverbrecher. Basel: Verlag für Recht und Gesellschaft 1951.

FRIEDEL, B.: Epilepsie. In: Lexikon der Psychiatrie. Hrsg.: MÜLLER. Berlin: Springer 1973.

FRIEDLÄNDER, K.: The psychoanalytic approach to juvenile delinquency. New York: Int. Univ. Press 1947.

FROMM, E.: Anatomie der menschlichen Destruktivität. Stuttgart: Deutsche Verlags-Anstalt 1974.

GEERDS, F.: Zur kriminellen Prognose. Mschr. Krim. **43**, 92—119 (1960).

GERECKE, F.: Zur Frage der Rückfallsprognose. Mschr. Krim. **30**, 35—38 (1939).

GERCHOW, J., HALLERMANN, W.: Der Film als Schablone für Kapitalverbrechen. Dtsch. Z. ges. gerichtl. Med. **48**, 576 (1959).

GERSON, W.: Zur Frage der „partiellen Reifeverzögerung" und der „Erfolgsaussicht". Mschr. Krim. **39**, 89—103 (1957).

GIBBENS, T.: Psychiatric studies of borstal lads. London: Oxford University Press 1963.

GLASER, D.: Criminality theories and behavioral images. Amer. J. Sociology **21**, 433—445 (1956).

GLOVER, E.: The roots of crime. London: Imago Publishing 1960.

GLUECK, E. T.: Identification of potential delinquents at 2—3 years of age. Int. J. Soc. Psychiat. **12**, 5—16 (1966).

GLUECK, S., GLUECK, E.: (1) Unraveling Juvenile Delinquency. Third printing. Cambridge (Mass.): Harvard University Press 1957; — (2) Delinquents in the making. New York: Harper and Brothers 1952; — (3) Jugendliche Rechtsbrecher. Stuttgart: Enke 1963; — (4) Predicting delinquency and crime. Cambridge (Mass.): Harvard University Press 1960; — (5) Zum Problem einer Typologie jugendlicher Rechtsbrecher. Mschr. Krim. **50**, 377—381 (1976); — (6) Physique and delinquency. New York: Harper and Brothers

1956; — (7) Family environment and delinquency. London: Routledge and Kegan Paul 1962.

GODDARD, H. H.: Human efficiency and levels of intelligence. Princeton 1920.

GOFFMANN, E.: Asyle. Frankfurt a. M.: Suhrkamp 1972.

GÖLLNITZ, G.: Die Bedeutung der frühkindlichen Hirnschädigung für die Kinderpsychiatrie. Leipzig: Thieme 1954.

GORING, C.: The English convict. London 1919.

GOTHE, L., KIPPE, R.: Ausschuß. Protokolle und Berichte aus der Arbeit mit entflohenen Fürsorgezöglingen. Köln: Kiepenheuer und Witsch 1970.

GOTTSCHALDT, K.: Probleme der Jugendverwahrlosung. Leipzig: Johann Ambrosius Barth 1950.

GRAVENHORST, L.: Soziale Kontrolle abweichenden Verhaltens. Frankfurt a. M.: Suhrkamp 1970.

GREGOR, A., VOIGTLÄNDER, E.: Die Verwahrlosung, ihre klinisch-psychologische Bewertung und ihre Bekämpfung. Berlin: Karger 1918.

GROSSKELWING, G.: Prognosetafeln in der Bewährung. Diss. Göttingen 1963.

GRÜNHUT, M.: Kriminalität junger Menschen im Wohlfahrtsstaat. Mschr. Krim. **46**, 1—11 (1963).

GRUHLE, H. W.: Die Ursachen der jugendlichen Verwahrlosung und Kriminalität. Berlin: Springer 1912.

GURR, T.: Ursachen und Prozesse politischer Gewalt. In: Empirische Revolutionsforschung. Hrsg.: VON BEYME. Opladen: Westdeutscher Verlag 1973.

HALLERMANN, W.: Psychopathologie der jugendlichen Kriminellen einschließlich der Problematik jugendlicher Gewaltverbrecher. In: Bekämpfung der Jugendkriminalität. Hrsg.: Bundeskriminalamt Wiesbaden 1955.

HARBAUER, H.: (1) Verkümmerung beim pflegegeschädigten Kind. Therapeutische Berichte (Hrsg.: Fa. Bayer, Leverkusen) **32**, 139—142 (1960); — (2) Allgemeine Entwicklungsbiologie und Reifungspathologie, Konstitutions- und Vererbungslehre. In: Jahrbuch für Jugendpsychiatrie und ihre Grenzgebiete, Bd. III. Hrsg.: VILLINGER und STUTTE. Bern: Huber 1962.

HARLOW, H. F.: The development of affectional patterns in infant monkeys. In: Determinants of infant behaviour. Ed.: Foss. New York: Wiley and Sons, Inc. 1962.

HARLOW, H. F., HARLOW, M. K.: The affectional systems. In: Behaviour of nonhuman primates, Vol. II. Ed.: SCHRIER, HARLOW and STOLLNITZ. New York: Academic Press 1965.

HART DE RUYTER, T.: Zur Psychotherapie der Dissozialität im Jugendalter. In: Jahrbuch für Jugendpsychiatrie und ihre Grenzgebiete, Bd. 6. Hrsg.: STUTTE. Bern: Huber 1967.

HARTELIUS, H.: A study of male juvenile delinquents. Acta psychiat. scand. suppl. 182 (ad vol. 40, 1965).

HARTMANN, K.: (1) Über die Entbehrung des Vaters und ihre Bedeutung für die männliche Jugendverwahrlosung. Prax. Kinderpsychol. **10**, 249—254 (1961); — (2) Über psychiatrisch-psychologische Beobachtungsinstitutionen in der öffentlichen Erziehung. Soziale Arbeit **11**, 297—305 (1962); — (3) Gutachten einer psychiatrisch-psychologischen Beobachtungsabteilung für Jugendliche. Soziale Arbeit **14**, 110—119 (1965); — (4) Zur statistischen Kriminalprognose, insbesondere zur statistischen Urteilsprognose von FRITZ MEYER, Recht der Jugend **13**, 62—65 (1965; — (5) Biologische Aspekte der Jugenddissozialität. In: Entwicklungstendenzen biologischer Psychiatrie. Hrsg.: HELMCHEN und HIPPIUS. Stuttgart: Thieme 1975; — (6) Möglichkeiten und Schwierigkeiten der Sozialpädagogik. In: Aspekte zeitgerechter Sozialisationshilfen. Neue Schriftenreihe der AFET, Heft 23/1974. Stephansstift, Hannover-Kleefeld 1974; — (7) Möglichkeiten und Grenzen der Psychotherapie dissozialer Jugendlicher aus psychoanalytischer Sicht. Praxis Kinderpsychol. **22**, 125—131 (1973).

HARTMANN, K., ADAM, G.: Ein Versuch zur Messung der Soziallabilität von sogenannten erziehungsschwierigen Jugendlichen. Mschr. Krim. **49**, 113—123 (1966).

HARTMANN, K., EBERHARD, K.: (1) Eine jugendpsychiatrische Befundkarte für erziehungsschwierige Minderjährige. Methodik der Information in der Medizin **2**, 155—163 (1963); — (2) Legalprognosetest für dissoziale Jugendliche (LDJ). Göttingen: Vandenhoeck und Ruprecht 1971.

HARTMANN, K., ENGELMANN, W.: Eine faktorenanalytische Untersuchung von Labilitätskriterien erziehungsschwieriger männlicher Minderjähriger. Prax. Kinderpsychol. **15**, 19—23 (1966).

HEALY, W., BRONNER, A.: New light on delinquency and its treatment. New Haven: Yale University Press 1936.

HEINTZ, P., KÖNIG, R. (Hrsg.): Soziologie der Jugendkriminalität. Köln: Westdeutscher Verlag 1962.

HELLMER, J.: (1) Gewohnheitsverbrechertypen, einige Bemerkungen über die Sicherheitsverwahrten 1934—1945. Mschr. Krim. **43**, 136—146 (1960); — (2) Jugendkriminalität in unserer Zeit. Frankfurt a. M.: Fischer 1966.

HELMCHEN, H., HIPPIUS, H.: Bemerkungen zur psychiatrischen Nosologie an Hand unerwarteter psychischer Wirkungen bei antidepressiver Pharmakotherapie. Arzneimittel-Forsch. (Drug Res.) **14**, 520—523 (1964).

HENCK, H.: Die kriminogene Bedeutung cerebraler und hormonaler Störungen. In: Bekämpfung der Jugendkriminalität. Hrsg.: Bundeskriminalamt Wiesbaden 1955.

HENRYSSON, S., HASELOFF, O., HOFFMANN, H.: Kleines Lehrbuch der Statistik. Berlin: Walter de Gruyter Verlag 1960.

VON HENTIG, H.: Crime: Causes and Condition. New York: McGraw-Hill Book Company 1947.

HESS, A.: Zeugungsunfähigkeit = Krankheit. Dtsch. Ärztebl. **64**, 2376 (1967).

HILDEBRANDT, J.: Why runaways leave home. J. of criminal law, criminology and police science **54**, 211—216 (1963).

HOFFER, E.: Der Fanatiker. Reinbek bei Hamburg: Rowohlt 1965.

HOFSTÄTTER, P.: Psychologie. Frankfurt a. M.: Fischer 1957.

HOLLAND, J., SKINNER, B.: Analyse des Verhaltens. München: Urban und Schwarzenberg 1971.

HONEGGER-LAVATER, W., BURLA, H.: Vererbung — Erbgut — Umwelt — Persönlichkeit. München: Droemersche Verlagsanstalt 1962.

HOPMANN, W.: Zur Ätiologie, Vorbeugung und Behandlung der Jugendverwahrlosung. Prax. Kinderpsychol. **5**, 87—94 u. 119—127 (1956).

HORN, W.: Bedingungsfaktoren und Begleiterscheinungen wiederholter Straffälligkeit. Diss. Marburg (Lahn) 1961.

IBEN, G.: Schülerhilfe und Psychohygiene der Schule. — Utopie einer „sozialpädagogisch orientierten Schule". In: Neue Ergebnisse der Heil- und Sonderschulpädagogik. Hrsg.: ZIMMERMANN. Bonn-Bad Godesberg: Dürr 1969.

ILLCHMANN-CHRIST, A.: Die Dissozialität der männlichen 18—21jährigen Täter aus kriminalätiologischer und kriminalistischer Perspektive. Mschr. Krim. **36**, 65—109 (1953).

ISERMANN, H.: Möglichkeiten der Psycho- und Soziotherapie. Med. Welt **27**, 81—86 (1976).

ITARD, J., LUTZ, J.: Victor, das Wolfskind von Aveyron. Zürich: Rotapfel 1965.

JABLONSKY, L.: The violent gang. Middlesex (England): Penguin Books Ltd. 1967.

JASPERS, K.: Allgemeine Psychopathologie. 8. Aufl. Berlin: Springer 1965.

JONSSON, G.: Delinquent boys, their parents and grandparents. Acta psychiat. scand. suppl. 195 (ad vol. 43, 1967).

KALLMANN, F.: Comparative twin study on the genetic aspects of male homosexuality. J. Ment. Dis. **115**, 283 (1952).

KALLWASS, W.: Der Psychopath. Berlin: Springer 1969.

KANFER, F.: Verhaltenstherapie: Ein neues Theoriegerüst zur Lösung klinisch-psychologischer Probleme. Psychologie und Praxis **13**, 1—18 (1969).

KANNER, L.: Child Psychiatry. Third edition. Springfield (USA): Charles C. Thomas 1957.

KARKUT, G.: Lassen sich ursächliche Beziehungen zu der Frage zwischen körperlichem Zustand, der allgemeinen Intelligenz und zu kriminellen Erscheinungsformen an Jugendlichen finden? Diss. Freie Universität Berlin 1965.

KEILHACKER, M.: Kino und Jugend. München: Juventa Verlag 1960.

KIEHN, E.: Praxis des Heimerziehers. 2. Aufl. Freiburg: Lambertus 1967.

KIELHOLZ, P.: Klassifizierung der depressiven Verstimmungszustände. In: Das depressive Syndrom. Hrsg.: HIPPIUS und SELBACH. München: Urban und Schwarzenberg 1969.

KLAPDOR, M.: Die Rückfälligkeit junger Strafgefangener. Göttingen: Schwartz 1967.

KLUCKHOHN, D., MURRAY, H.: Personality in nature, society and culture. New York: Appleton Century 1948.
KLUGE, F.: Etymologisches Wörterbuch der deutschen Sprache. 17. Aufl. Berlin: Walter de Gruyter Verlag 1957.
KLUGE, K.: Pädagogik der Schwererziehbaren. Berlin: Marhold 1969.
KOCH, H.: Konstitutionell und durch Hirnschäden begründbare Schwererziehbarkeit? Arch. Psychiat. Nervenkr. 206, 489—503 (1965).
KÖTTGEN, U.: Verkümmerung als Folge von Pflegeschäden beim Kind. Med. Klin. 53, 1—7 (1958).
KORNHUBER, H.: Psychologie und Psychiatrie der Kriegsgefangenschaft. In: Psychiatrie der Gegenwart, Bd. III. Hrsg.: GRUHLE, JUNG, MAYER-GROSS und MÜLLER. Berlin: Springer 1961.
KRANZ, H.: Lebensschicksale von kriminellen Zwillingen. Berlin: Springer 1936.
KREBS, H.: Psychopharmako-therapeutische Hilfen bei der Behandlung schwererziehbarer und verhaltensgestörter Jugendlicher. In: Jugendpsychiatrische Probleme und Aufgaben in der öffentlichen Erziehungshilfe. Wiss. Informationsschriften des AFET, Heft 1. Hrsg.: STUTTE. Hannover 1967.
KRETSCHMER, E.: Konstitutionelle Entwicklungsphysiologie in ihrer ärztlichen und sozialen Auswirkung. In: Bekämpfung der Jugendkriminalität: Hrsg.: Bundeskriminalamt Wiesbaden 1955.
Kriminalität in Berlin 1966, Statistischer Jahresbericht 1966 vom Landeskriminalamt Berlin.
KÜNZEL, E.: Jugendkriminalität und Verwahrlosung. Göttingen: Verlag für med. Psychologie 1965.
KUIPER, P. C.: Die seelischen Krankheiten des Menschen. Bern/Stuttgart: Gemeinschaftsverlag Huber/Klatt 1968.
KVARACEUS, W. C.: Forecasting delinquency: a three year experiment. Except. childr. 27, 429—435 (1961).
LANGE, J.: Verbrechen als Schicksal. Stuttgart: Thieme 1929.
LAWIES, H.: Film und Jugendkriminalität. In: Bekämpfung der Jugendkriminalität. Hrsg.: Bundeskriminalamt Wiesbaden 1955.
LEFERENZ, H.: (1) Die Anwendbarkeit des § 51 StGB auf die kriminellen Psychopathen. Süddeutsche Juristen-Zeitung 4, 251—254 (1949); — (2) Zur Problematik der kriminologischen Prognose. Ztschr. für die ges. Strafrechtswiss. 68, 233 (1956); — (3) Probleme der kriminologischen Prognose. In: Kriminalbiologische Gegenwartsfragen, Heft 3. Stuttgart: Enke 1958.
LE GRAS, A.: Psychose und Kriminalität bei Zwillingen. Z. Neur. 144, 198—222 (1933).
LEMPP, R.: (1) Frühkindliche Hirnschädigung und Reifungskriminalität. In: Kriminalbiologische Gegenwartsfragen, Heft 3. Stuttgart: Enke 1958; — (2) Frühkindliche Hirnschädigung und Neurose. Bern: Huber 1964.
LETTERER, E.: Allgemeine Pathologie. Stuttgart: Thieme 1959.
LEUNER, H. C.: Die Acceleration als pathogenetischer Faktor. Z. Kinderheilk. 72, 351 (1953).
LÖWENTHAL, R.: Der romantische Rückfall. Stuttgart: Kohlhammer 1970.
MAKARENKO, A.: Werke. Berlin: Volk und Wissen 1970.
MANNHEIM, H., WILKINS, L.: Prediction methods in relation to borstal training. London: H. M. Stationary Office 1955.
MARTIN, J. M., FITZPATRICK, J. P.: Delinquent behavior. New York: Random House Inc. 1965.
MEHRINGER, A.: Heimerziehung für familienlose Kinder. In: Handbuch der Sozialerziehung, Bd. III. Hrsg.: BORNEMANN und VON MANN-TIECHLER. Freiburg: Herder 1964.
MEIERHOFER, M., KELLER, W.: Frustration im frühen Kindesalter. Bern: Huber 1966.
MEINERTZ, F., ZEISE, W.: Sind seelische Fehlentwicklungen im Kindesalter Krankheiten im Sinne der RVO? Ärztl. Mitteil. 41, 938—942 (1956).
MENG, H.: Psychohygiene I. In: Lehrbuch der Psychiatrie, Bd. II. Hrsg.: H. HOFF. Basel: Schwabe 1956.
MERGEN, A.: Die Kriminologie. Berlin: Franz Vahlen Verlag 1967.
MERTON, R.: (1) Sozialstruktur und Anomie. In: Kriminalsoziologie. Hrsg.: SACK und KÖNIG. Frankfurt a. M.: Akademische Verlagsgesellschaft 1968; — (2) Social theory and social structure. Fifth printing. Glencoe (Ill.): Free Press of Glencoe 1962.

Mey, H. G.: Prognostische Beurteilung des Rechtsbrechers: Die deutsche Forschung. In: Handbuch der Psychologie, 11. Bd. Hrsg.: Gottschaldt, Lersch, Sander und Thomae. Göttingen: Hogrefe 1967.

Meyer, F.: Rückfallsprognose bei unbestimmt verurteilten Jugendlichen. Bonn: Röhrscheid 1956.

Michard, H. (directeur du centre de Vaucresson): 500 jeunes delinquants, publications du centre de Vaucresson. Seine-et-Oise. France 1963.

Middendorff, W.: (1) Bemerkungen zur sozialen Prognose, insbesondere in bezug auf Jugendliche. In: Soziologie der Jugendkriminalität. Hrsg.: Heintz und König. Köln: Westdeutscher Verlag 1962; — (2) Die soziale Prognose und der Strafrichter. In: Gerichtliche Psychologie. Hrsg.: Blau und Müller-Luckmann. Berlin: Luchterhand 1962; — (3) Die Ursachen der Jugendkriminalität, Vorträge im Landeskriminalpolizeiamt Niedersachsen, Landeskriminalpolizeiamt Niedersachsen 1964; — (4) Kriminologie — gestern, heute, morgen. In: Kriminologie — Morgen. Hrsg.: Mergen. Hamburg: Kriminalistik Verlag 1964; — (5) Die kriminologische Prognose in Theorie und Praxis. Berlin: Luchterhand 1967.

Mollenhauer, K.: (1) Einführung in die Sozialpädagogik, 4. Aufl. Weinheim: Beltz Verlag 1968; — (2) Gesellschaftliche Bedingungen der Sozialpädagogik. In: K. Mollenhauer: Erziehung und Emanzipation, polemische Skizzen. 2. Aufl. München: Juventa Verlag 1969.

Mönkemöller, O.: Psychiatrie aus der Zwangserziehungsanstalt. Allg. Z. Psychiat. **56,** 14—71 (1899).

Moser, T.: Jugendkriminalität und Gesellschaftsstruktur. Frankfurt a. M.: Suhrkamp 1970.

Muchow, H. H.: Die Gestalt der heutigen Jugend und die sich daraus ergebenden pädagogischen Folgerungen: In: Wie kann die Heimerziehung den heutigen Jugendlichen gerecht werden? Neue Schriftenreihe des AFET, Heft 14, 1960. Stephansstift. Hannover 1960.

Munkwitz, W.: (1) Zur strafrechtlichen Beurteilung entwicklungsgehemmter jugendlicher Encephalopathen. Mschr. Krim. **37,** 170—175 (1954); — (2) Reifungsdiskrepanzen als Ursachen dissozialer oder krimineller Verhaltensweisen. Dtsch. Z. ges. gerichtl. Med. **48,** 17 (1958); — (3) Die Prognose der Frühkriminalität. Berlin: Luchterhand 1967.

Naar, R.: Research and methodology, a note on the intelligence of delinquents in Richmond. Brit. J. Crim. **5,** 82—85 (1965).

Nass, G.: (1) Der Mensch und die Kriminalität, Bd. III, Kriminalpädagogik. Köln: Heymanns 1959; — (2) Die Kriminellen. München: Deutscher Taschenbuch Verlag 1966.

Nau, E.: Schwererziehbarkeit als Ursache oder Folge von Kindesmißhandlungen, im Bericht vom 6. Kongreß des Landschaftsverbandes Rheinland: Das schwer erziehbare Kind. Düsseldorf: Rheinland Verlag GmbH 1966.

Opitz, E.: Verwahrlosung im Kindesalter. Göttingen: Hogrefe 1959.

Piecha, W.: Die Lebensbewährung der als unerziehbar entlassenen Fürsorgezöglinge. Göttingen: Otto Schwartz 1959.

Pongratz, L., Hübner, H. O.: Lebensbewährung nach öffentlicher Erziehung. Berlin: Luchterhand 1959.

Potrykus, G.: Jugendwohlfahrtsgesetz, Kommentar. 2. Aufl. München: Beck 1972.

Powers, E., Witmer, H.: The Cambridge-Somerville Youth Study — An experiment in the prevention of delinquency. New York: Columbia University Press 1951.

Prentice, N. M., Kelly, F. J.: Intelligence and delinquency: a reconsideration. J. soc. Psychol. **60,** 327—337 (1963).

Prichard, J.: A treatise on insanity. London 1835.

Quensel, S.: Sozialpsychologische Aspekte der Kriminologie. Stuttgart: Enke 1964.

Rabehl, B.: Von der antiautoritären Bewegung zur sozialistischen Opposition. In: Bergmann, Dutschke, Lefèvre, Rabehl: Rebellion der Studenten oder Die neue Opposition. Reinbek bei Hamburg: Rowohlt 1968.

Rasch, W.: Die sozialtherapeutische Aufgabe: Stellung und Einstellung der Psychiatrie. Kriminologisches Journal 2/1, 34—43 (1970).

Rattner, J.: Gruppentherapie. Frankfurt a. M.: Fischer 1973.

RECKLESS, W.: (1) Die Kriminalität in den USA und ihre Behandlung. Berlin: Walter de Gruyter Verlag 1964; — (2) The crime problem. Second edition. New York: Appleton—Century—Crofts, Inc. 1955.

REDL, F.: Erziehung schwieriger Kinder. München: Piper 1971.

REDL, F., WINEMAN, D.: Children who hate. Glencoe (Ill.): Free Press of Glencoe 1951.

REHM, M.: Das Kind in der Gesellschaft. München: Reinhardt 1925.

REMSCHMIDT, H.: Delinquenz und Prädelinquenz drogenabhängiger Jugendlicher. Recht der Jugend und des Bildungswesens **20**, 357—362 (1972).

RICHTER, D.: Schizophrenie, somatische Gesichtspunkte. Stuttgart: Thieme 1957.

RICHTER, H. E.: Die Gruppe. Hoffnung auf einen neuen Weg, sich selbst und andere zu befreien. Reinbek bei Hamburg: Rowohlt 1972.

ROHRMOSER, G.: Die Krise der Institutionen. 3. Aufl. München: Goldmann 1973.

ROLLMANN, D.: Konzeption für eine Strafvollzugsreform. In: Strafvollzug in Deutschland. Hrsg.: ROLLMANN. Frankfurt a. M.: Fischer 1967.

ROSANOFF, A., HANDY, L., ROSANOFF, I.: Criminality and delinquency in twins. J. Crimin. Law **24**, 923—934 (1934).

ROTH, D.: Modelle der Drogentherapie. psychiologie heute **3**, 15—17 (1976).

RÜCKRIEM, G.: Der gesellschaftliche Zusammenhang der Erziehung. In: KLAFKI, W., RÜCKRIEM, G., WOLF, W., FREUDENSTEIN, R., BECKMANN, H., LINGELBACH, K., IBEN, G., DIEDERICH, J.: Funk-Kolleg Erziehungswissenschaft, Bd. 1. Frankfurt a. M.: Fischer 1971.

RÜMKE, H.: Die klinische Differenzierung innerhalb der Gruppe der Schizophrenien. Nervenarzt **29**, 49—53 (1958).

SACK, F., KÖNIG, R. (Hrsg.): Kriminalsoziologie. Frankfurt a. M.: Akademische Verlagsgesellschaft 1968.

SACK, F.: Neue Perspektiven in der Kriminologie. In: Kriminalsoziologie. Hrsg.: SACK und KÖNIG. Frankfurt a. M.: Akademische Verlagsgesellschaft 1968.

SANDER, A.: Die statistische Erfassung von Behinderten in der Bundesrepublik Deutschland. In: Behindertenstatistik / Früherkennung / Frühförderung. Hrsg.: MUTH. Stuttgart: Klett 1973.

SCHAFFSTEIN, F.: Erfolg, Mißerfolg und Rückfallprognose bei jungen Straffälligen. Zschr. für d. ges. Strafrechtsw. **79**, 209—249 (1967).

SCHARFENBERG, J.: Verwahrlosung und Neurose. Wege zum Menschen **15**, 345—354 (1963).

SCHELLWORTH, W.: Der Krankheitsbegriff in medizinischer und juristischer Sicht. Der medizinische Sachverständige **52**, 10—12 (1956).

SCHELSKY, H.: Die Arbeit tun die anderen. Opladen: Westdeutscher Verlag 1975.

SCHERPNER, M.: Zeitgerechte Sozialisationshilfen – Probleme und Aspekte der Praxis. In: Aspekte zeitgerechter Sozialisationshilfen. Neue Schriftenreihen der AFET, Heft 23/1974. Stephansstift, Hannover-Kleefeld 1974.

SCHEUCH, H.: Haschisch und LSD als Modedrogen. Osnabrück: Fromm 1970.

SCHIEDT, R.: Ein Beitrag zum Problem der Rückfallsprognose. Diss. München 1936.

SCHMALOHR, E.: (1) Folgen früher sozialer Isolierung bei Mensch und Tier. Prax. Kinderpsychol. **15**, 246—252 (1966); — (2) Frühe Mutterentbehrung bei Mensch und Tier. München: Reinhardt 1968.

SCHNEIDER, H. J.: Prognostische Beurteilung des Rechtsbrechers: Die ausländische Forschung. In: Handbuch der Psychologie, 11. Bd. Hrsg.: GOTTSCHALDT, LERSCH, SANDER und THOMAE. Göttingen: Hogrefe 1967.

SCHNEIDER, K.: Klinische Psychopathologie. 8. Aufl. Stuttgart: Thieme 1967.

SCHUBENZ, S., BUCHWALD, R.: Untersuchungen zur Legasthenie, I. Z. exp. angew. Psychol. **11**, 155—168 (1964).

SCHUBENZ, S., BÖHMIG, S.: Untersuchungen zur Legasthenie, II. Z. exp. angew. Psychol. **11**, 515—523 (1964).

SCHUBERT, E.: Untersuchung über die Bewährung entlassener Fürsorgezöglinge in den Jahren 1920—1955 im Stadtkreis Schweinfurt und im Landkreis Miltenberg. Diss. Würzburg 1960.

SCHÜLER-SPRINGORUM, H., SIEVERTS, R.: Sozial auffällige Jugendliche. In: Überblick zur wissenschaftlichen Jugendkunde, Bd. V. Hrsg.: Dtsch. Jugendinstitut. München: Juventa Verlag 1964.

SCHÜNEMANN, H.: Bewährungshilfe bei Jugendlichen und Heranwachsenden. Göttingen: Otto Schwartz 1971.

SCHULTZ, P.: Zum Problem der Prognose in der Bewährungshilfe. Diss. Köln 1975.

SCHWARZMANN, J.: Die Verwahrlosung des weiblichen Jugendlichen. München: Reinhardt 1971.

SCHWITZGEBEL, R., KOLB, D.: Inducing behavior change in adolescent delinquents. Behav. Res. Ther. 1, 297—304 (1964).

SELBACH, H.: (1) Die cerebralen Anfallsleiden. In: Handbuch der Inneren Medizin, Bd. V,3, 4. Aufl. Hrsg.: VON BERGMANN et al. Springer 1953; — (2) Klinische und theoretische Aspekte der Pharmakotherapie des depressiven Syndroms, II. Regel-theoretische Ansätze. Wien. med. Wschr. 110, 264—268 (1960).

SHAW, C., MCKAY, H.: Juvenile delinquency and urban areas. Chicago: University of Chicago Press 1942.

SHELDON, W.: Varieties of delinquent youth. New York: Harper and Brothers Publishers 1949.

SHIELDS, J.: Monozygotic twins brought up apart and brought up together. London: Oxford University Press 1962.

SHULMANN, H. M.: Intelligence and delinquency. In: The problem of delinquency. Ed.: GLUECK. Boston: Houghton Mifflin Comp. 1959.

SIGRELL, B.: Einführung in die Gruppenpsychotherapie. Weinheim: Beltz 1972.

SINGH, J.: Die Wolfskinder von Midnapore. Heidelberg: 1964.

SKOWRONEK, H.: Lernen und Lernfähigkeit. 2. Aufl. München: Juventa 1970.

SPECHT, F.: Sozialpsychiatrische Gegenwartsprobleme der Jugendverwahrlosung. Stuttgart: Enke 1967.

SPIEL, W.: Die Therapie in der Kinder- und Jugendpsychiatrie. Stuttgart: Thieme 1967.

SPITZ, R.: (1) Hospitalism. Psychoanal. Stud. Child 1, 53—74 (1945); — (2) Anaclitic depression, Psychoanal. Stud. Child 2, 313—342 (1946); — (3) Die Entstehung der ersten Objektbeziehungen. Stuttgart: Klett 1957; — (4) Vom Säugling zum Kleinkind. 4. Aufl. Stuttgart: Klett 1974.

SPRANGER, E.: Psychologie des Jugendalters. 18. Aufl. Leipzig: Quelle u. Meyer Verlag 1932.

STARK, H. D.: Sexuelle Entsagung als Ursache für nichtspezifische Straftaten. In: Ätiologie und Prophylaxe der Sexualkriminalität, Forschungsberichte zur forensischen Psychologie, Heft 1. Hrsg.: NASS. Berlin: Walter de Gruyter Verlag 1965.

STEIN, H., MARTIN, J.: Swastika offenders. Social Problems 10, 57—70 (1962).

STERN, E.: Über Verhaltens- und Charakterstörungen bei Kindern und Jugendlichen. Zürich: Rascher 1953.

STOTT, D.: Delinquency and human nature. Dunfermline: Carnegie United Kingdom Trust 1950.

STRAUSS, H.: Besonderheiten der nichtpsychotischen seelischen Störungen bei Opfern der nationalsozialistischen Verfolgung und ihre Bedeutung bei der Begutachtung. Nervenarzt 28, 344—350 (1957).

STRÖMGREN, E.: Psychiatrische Genetik. In: Psychiatrie der Gegenwart, Bd. I. Hrsg.: GRUHLE, JUNG, MAYERGROSS und MÜLLER. Berlin: Springer 1967.

STUART, H., STEVENSON, S.: Physical growth and development. In: Textbook of Pediatrics. Sixth edition. Ed.: NELSON. Philadelphia: Saunders Comp. 1957.

STUMPFL, F.: Die Ursprünge des Verbrechens, dargestellt am Lebenslauf von Zwillingen. Leipzig: Thieme 1936.

STUTTE, H.: (1) Die soziale Individual-Prognose bei verwahrlosten und kriminellen Jugendlichen. In: Handbuch der Heimerziehung. Hrsg.: TROST-SCHERPNER. Frankfurt: Diesterweg 1956; — (2) Körperliche Selbstwertkonflikte als Verbrechensursache bei Jugendlichen. Mschr. Krim. 40, 71—86 (1957); — (3) Grenzen der Sozialpädagogik, Schriftenreihe des Allgemeinen Fürsorgeerziehungstages (AFET), Heft 12. Stephansstift. Hannover 1958; — (4) Die Gewaltverbrechen Heranwachsender, Schriftenreihe der Vereinigung für Jugendgerichte und Jugendgerichtshilfen, Heft 3. Berlin: Heymanns 1959; — (5) Kinder- und Jugendpsychiatrie. In: Psychiatrie der Gegenwart, Bd. II. Hrsg.: GRUHLE, JUNG, MAYERGROSS und MÜLLER. Berlin: Springer 1960; — (6) Psychopathologische Bedingungen der Jugendkriminalität. Recht der Jugend 12, 33—38 (1964); —

Resumee des Arbeitskreises I, Die Kriminalität der Kinder. In: Erstkriminalität und Frühkriminalität. Bericht vom 13. Dtsch. Jugendgerichtstag. Hamburg: Selbstverlag d. Dtsch. Vereins f. Jugendgerichte 1966.

SUTHERLAND, E.: Principles of criminology. Fourth edition. Chicago: Lippincott Company 1947.

SUTTINGER, G.: (1) Persönlichkeit und Strafvollzug. Mschr. Krim. **43**, 76—92 (1960); — (2) Die Urteils- und Entlassungsprognose aus psychologischer Sicht. In: Gerichtliche Psychologie. Hrsg.: BLAU und MÜLLER-LUCKMANN. Berlin: Luchterhand 1962; — (3) Ursachen und Funktionen des Verbrechens. Bewährungshilfe **12**, 3—23 (1965); — (4) Jugendkriminalität. In: Handwörterbuch der Kriminologie, 1. Bd., 2. Aufl. Hrsg.: SIEVERTS. Berlin: Walter de Gruyter Verlag 1965.

SZASZ, T.: Der Mythos von der seelischen Krankheit. In: Der Krankheitsmythos in der Psychopathologie. Hrsg.: KEUPP. München: Urban und Schwarzenberg 1972.

TARDE, G.: Penal philosophy (engl. Übersetz. d. franz. Textes). Boston: Little, Brown and Company 1912.

TAUSCH, R.: Gesprächspsychotherapie. 4. Aufl. Göttingen: Hogrefe 1970.

THOMAE, H.: Verantwortungsreife und strafrechtliche Verantwortlichkeit in psychologischer Sicht. In: Universitätstage 1964, Veröffentlichung der Freien Universität Berlin. Berlin: Walter de Gruyter Verlag 1964.

THOMAE, H., SCHMIDT, H. D.: Psychologische Aspekte der Schuldfähigkeit. In: Handbuch der Psychologie, 11. Bd. Hrsg.: GOTTSCHALDT, LERSCH, SANDER und THOMAE. Göttingen: Hogrefe 1967.

TRASHER, F. M.: The comics and delinquency: Cause or scapegoat. The journal of educational sociology **23**, 195—205 (1949).

TRAUTMANN, E. C.: Psychiatrische Untersuchungen an Überlebenden der nationalsozialistischen Vernichtungslager 15 Jahre nach der Befreiung. Nervenarzt **32**, 545—551 (1961).

TULCHIN, S. H.: Intelligence and crime. Chicago 1939.

TYCHO, E.: Psychoanalyse und Psychotherapie. Dynamische Psychiatrie **2**, 28—39 (1969).

VILLINGER, W.: Kriminalbiologie. Fortschr. Neurol. Psychiat. **4**, 266—288 (1932).

VOGT, H.: Strafaussetzung zur Bewährung und Bewährungshilfe bei Jugendlichen und Heranwachsenden. Diss. Göttingen 1972.

WECHSLER, D.: Die Messung der Intelligenz Erwachsener. 2. Aufl. Bern: Huber 1961.

WEINSCHENK, C.: Die erbliche Lese- und Rechtschreibeschwäche in ihrer Bedeutung für die Sozialpädagogik. In: Jugendpsychiatrische Probleme und Aufgaben in der öffentlichen Erziehungshilfe. Wiss. Informationsschriften des AFET, Heft 1. Hrsg.: STUTTE. Hannover 1967.

WEINSCHENK, C., KRUZA, J.: Über die Häufigkeit der kongenitalen Legasthenie im 2. Grundschuljahr. Psychol. Rdsch. **19**, 18—29 (1968).

WEITBRECHT, H. J.: (1) Zur Frage der Spezifität psychopathologischer Symptome. Fortschr. Neurol. **25**, 41—56 (1957); — (2) Psychiatrie im Grundriß. Berlin: Springer 1963.

WERTHAM, F.: Seduction of the innocent. New York: Holt, Rinehart and Winston 1953.

WIESENHÜTTER, E.: Soziologie der Neurosen. In: Handbuch der Neurosenlehre und Psychotherapie, Bd. 1. Hrsg.: FRANKL, VON GEBSATTEL und SCHULTZ. München: Urban u. Schwarzenberg 1959.

WILLEKE, R.: Bildungsreform und Gruppendynamik. Forum E **29**, 15—20 (1976).

WÖRNER, D.: Intelligenzuntersuchungen bei kriminellen Jugendlichen. Diss. Saarbrücken 1960.

YOSHIMASU, S.: The criminological significance of the family in the light of the studies of criminal twins. Acta criminologica et medicinae legalis Japonica **27**, 117—141 (1961).

ZULLIGER, H.: (1) Hintergründige Triebfedern zu Eigentumsdelikten. In: Soziologie der Jugendkriminalität. Hrsg.: HEINTZ und KÖNIG. Köln: Westdeutscher Verlag 1962; — (2) Über symbolische Diebstähle von Kindern und Jugendlichen. Biel: Institut für Psychohygiene (ohne Jahreszahl).

Sachverzeichnis

Abbildungsverzeichnis

Tabellenverzeichnis

E. Bleuler

Lehrbuch der Psychiatrie

13. Auflage, neubearbeitet von M. Bleuler. Unter Mitwirkung von J. Angst et al.
150 Abbildungen. XIX, 717 Seiten. 1975. Gebunden DM 88,–; US $ 36.10. ISBN 3-540-07217-9

Aus den Besprechungen der 12. Auflage: „Dies ist eine außerordentlich begrüßenswerte Neuausgabe. Das Buch wendet sich ausdrücklich an den praktizierenden Arzt und erfüllt diesen Anspruch auch durchaus. Aus jahrzehntelanger praktischer Tätigkeit und Erfahrung des Autors entstanden, führt es in klarer und unkomplizierter Sprache und übersichtlicher Gliederung in das vielseitige Gebiet der Psychiatrie ein, ohne auf theoretische Diskussionen im Detail einzugehen. Durch anschauliche Falldarstellungen wird es auch für den Fortgeschrittenen zum interessanten Nachschlagewerk.

Deutsches Ärzteblatt – Ärztliche Mitteilungen

Monographien aus dem Gesamtgebiete der Psychiatrie
Psychiatry Series
Herausgeber: H. Hippius, W. Janzarik, M. Müller

11. Band: H. Schepank

Erb- und Umweltfaktoren bei Neurosen

Tiefenpsychologische Untersuchungen an 50 Zwillingspaaren. Unter Mitarbeit von P. E. Becker et al.
1 Abbildung, 82 Tabellen. VIII, 227 Seiten. 1974. Gebunden DM 89,–; US $ 36.50.
ISBN 3-540-06647-0

Der Autor konnte anhand ausgedehnter tiefenpsychologischer Untersuchungen bei 50 Zwillingspaaren belegen, daß Erbeinflüsse bei Psycho-, Somato- oder Charakter-Neurosen von pathogenetischer Bedeutung sind. Mittels statistischer Analysen und Diskordanzanalysen eineiiger Zwillinge werden die Umwelteinflüsse nachgewiesen.

12. Band: L. Ciompi, C. Müller

Lebensweg und Alter der Schizophrenen

Eine katamnestische Langzeitstudie bis ins Senium
27 Fallbeispiele, 23 Abbildungen, 48 Tabellen. IX, 242 Seiten. 1976. Gebunden DM 88,–; US $ 36.10. ISBN 3-540-07567-4

Systematische klinische Langzeituntersuchung von fast 300 Schizophrenen bis ins höhere Alter. Längste in Weltliteratur bekannte mittl. Katamnesendauer von 37 Jahren. Ausgedehnte korrelationsstatistische Untersuchungen über Wechselwirkungen zwischen Sozial- und anderen Faktoren, Alter und Krankheitsverlauf. Mortalitäts- und Todesursachenstatistik an über 1600 Ausgangsfällen.

Soziale und angewandte Psychiatrie

Bearbeitet von zahlreichen Fachwissenschaftlern
2. Auflage. 26 Abbildungen, 54 Tabellen. IX, 1020 Seiten (davon 312 in Englisch). 1975. (Psychiatrie der Gegenwart, 3. Band). Gebunden DM 295,–; US $ 121.00
Subskriptionspreis: Gebunden DM 236,–; US $ 96.80. ISBN 3-540-07089-3

Diese 2. Auflage wurde in der Wahl der Themen und Autoren weitgehend neu konzipiert, zumal sich die Wechselwirkungen zwischen Psychiatrie und Gesellschaft im letzten Jahrzehnt intensiviert haben. Praxisorientierte, kompakte Beiträge kompetenter Autoren behandeln ein breites Spektrum von soziologisch-epidemiologischen Forschungsergebnissen bis zu praktisch-institutionellen modernen Therapieformen.

Preisänderungen vorbehalten

Springer-Verlag Berlin Heidelberg New York